I0816888

El paciente A

ERIC FRATTINI

EL PACIENTE A

LA HISTORIA MÉDICA DE ADOLF HITLER

Prólogo del Dr. José Cabrera Forneiro

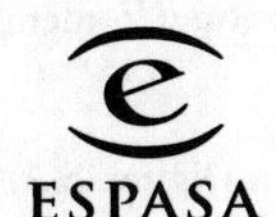

ESPASA

Obra editada en colaboración con Editorial Planeta – España

Diseño de portada: Planeta Arte & Diseño
Imagen de portada: © Three Lions / Hulton Archive / Getty Images
Fotografía del autor: © Jorge Puente
Fotografías y documentos del interior: Archivo del autor, National Archives and Records Administration (NARA), Bundesarchiv, The National Archives (UK), Federal Archival Agency of the Russian Federation, State Archive of the Russian Federation (1922-1991), FOIPA (Freedom of Information Act and the Privacy Act), Archives of FBI

Bajo el sello editorial ESPASA M.R.
Avenida Presidente Masarik núm. 111,
Piso 2, Polanco V Sección, Miguel Hidalgo
C.P. 11560, Ciudad de México
www.planetadelibros.com.mx

Primera edición impresa en España: enero de 2025
ISBN: 978-84-670-7560-1

Primera edición impresa en México: julio de 2025
ISBN: 978-607-39-2971-4

Impreso en los talleres de Impregráfica Digital, S.A. de C.V.
Av. Coyoacán 100-D, Valle Norte, Benito Juárez
Ciudad De Mexico, C.P. 03103
Impreso en México - *Printed in Mexico*

«Aunque mi mano tiemble, aunque llegara a temblarme la cabeza, mi corazón nunca temblará».

ADOLF HITLER

«Mi Führer, si hasta el presente usted hubiese sido tratado por un médico común, sus actividades se habrían visto interrumpidas durante tanto tiempo que el Reich habría corrido el riesgo de derrumbarse. He debido entonces aplicarle tratamientos cortos con elevadas dosis de medicamentos, que rozaban los límites de lo autorizado, lo que ha llevado a algunos de mis colegas a sospechar de mí. Pero acepté esta responsabilidad por usted, por Alemania, que de otra forma, en esta época trágica, habría colapsado».

THEODOR MORELL

ÍNDICE

Prólogo

«Cuida tus pensamientos porque se convertirán en tus palabras. Cuida tus palabras, porque se convertirán en tus actos. Cuida tus actos, porque se convertirán en tus hábitos. Cuida tus hábitos, porque se convertirán en tu destino». Con estas sabias reflexiones Mahatma Gandhi nos orientó respecto a nuestros propios futuros individuales, pero le faltó añadir que el destino del individuo puede condicionar el destino de millones de semejantes, para bien o para mal.

Mucho antes, los griegos hacían gala de lo mismo al decir que el carácter del hombre es su destino. Pues bien, situados en este axioma psicobiológico, mi amigo Eric Frattini me insta a prologar su magnífico libro sobre la historia médica de Adolf Hitler, el cabo austriaco que determinó el destino de millones de seres humanos cambiando el rumbo del mundo. Y acepto el encargo con cierta zozobra y vértigo, porque cada vez me cuesta más escribir, no por pereza, sino por precaución y cautela, creyendo, ingenuamente quizás, que lo escrito puede tener cierto efecto sobre la conciencia del lector y en cierta manera eso me hace corresponsable de su destino. Y es un encargo delicado, porque la obra es densa, documentada y compleja, llena de información, datos y detalles que no están al alcance del común de los mortales, y aparte del honor de prologar, me hace «cómplice» del destino del libro, a pesar de lo cual nos aventuramos en ello.

La personalidad, y por ende el carácter, sin duda determina la conducta de cada uno de nosotros, y resulta difícil definir qué grado de libertad tenemos en nuestras decisiones, sean importantes o no, incluso de hecho se debate si existe tal libertad. Por ello conviene advertir al lector, antes de que se enfrasque en los condicionantes médicos de Hitler, de qué estamos hablando. La personalidad es lo que conocemos coloquialmente como «forma de ser» y la deducimos de la conducta que cada uno tiene consigo mismo y en relación con los demás. Esta forma de ser, si lo resumimos de manera didáctica, estaría compuesta por dos parámetros claramente diferenciales: el *temperamento* y el *carácter.*

El primero, al que hemos denominado «temperamento», tendría un gran componente genético, es decir, se transmitiría a través de la herencia, procedente de ambos progenitores. El segundo sería, en cambio, básicamente adquirido en función de las relaciones y del ambiente que rodean al sujeto desde su nacimiento hasta el momento presente. Lo que vemos de la personalidad, lo que percibimos, lo que se exterioriza, es lo que llamamos *conducta* o *comportamiento.*

No hay acuerdo entre los autores y las escuelas sobre cuál de los dos elementos es más decisivo en la conducta del sujeto; hay quien dice que «la herencia determina definitivamente la conducta (idea un tanto fatalista)»; y quien, por el contrario, habla de la herencia como «una vulnerabilidad sobre la que se impresionan los acontecimientos vitales que rodean al sujeto en su vida, desde la infancia hasta la edad adulta». En cualquier caso, todos hemos visto diferentes situaciones que parecen inclinarse hacia un lado u otro de la balanza, pero cada vez son más los que opinan que, como decía Santiago Ramón y Cajal: «Todo ser humano, si se lo propone, puede ser el escultor de su propio cerebro».

Lo que conocemos como «trastornos de la personalidad» (TP), dentro de los cuales podríamos incluir el caso de Adolf Hitler, serían formas de ser y de relacionarse con uno mismo y con los demás anormales, desde un punto de vista estadístico. Se inician muy precozmente y provocan malestar al sujeto y/o a los que conviven con él. En realidad, muchos de los que denominamos «raros» sufren auténticos trastornos de la personalidad, trastornos que se patentizan de otra forma dependiendo del medio social en donde vive el sujeto.

En la práctica cotidiana, por ejemplo, es importante conocer su existencia por las dificultades y barreras que van a originar en las relaciones interpersonales y también en las sociales. Muchas veces detrás de una persona «conflictiva», de un enfermo difícil o problemático, lo que existe es un trastorno de la personalidad, trastorno que es necesario saber identificar para poder actuar correctamente y no entrar en discusiones o enfrentamientos absurdos y estériles. El simple hecho de no tener rasgos extremos en la expresión psicológica descarta naturalmente la existencia de un trastorno de la personalidad.

La personalidad queda establecida prácticamente en la adolescencia (antes en las mujeres que en los hombres) y, con este establecimiento, la persona luego enriquece y modela esta estructura. Es ese carácter, forjado con las vivencias, enfermedades y experiencias en general, el que define al individuo, y en esto Adolf Hitler es una acumulación de elementos que finalmente podrían explicar su conducta desproporcionada y extrema, «la historia de un resentimiento» como diría Gregorio Marañón del emperador romano Tiberio.

Pesan sobre él la muerte de 17 millones de personas, sin contar el resto de los millones de muertes que se originaron en todos los campos de batalla de la Segunda Guerra Mundial. Fue presidente y canciller de Alemania entre 1933 y 1945. Llevó al poder al Partido Nacionalsocialista Obrero Alemán, liderando un régimen totalitario durante el periodo conocido como Tercer Reich o Alemania nazi. Además, fue quien dirigió a Alemania durante la Segunda Guerra Mundial, iniciada por él con el único propósito principal de vengarse de la humillación de la Primera Guerra Mundial y cumplir sus planes expansionistas en Europa, bajo la idea anómala de que la raza aria era una raza superior. Bajo la dirección de Hitler, en 1941 las fuerzas alemanas y sus aliados ocuparon la mayor parte de Europa y África del Norte. Esas ganancias territoriales decrecieron paulatinamente después de la batalla de Stalingrado (23 de agosto de 1942 a 2 de febrero de 1943), y hasta 1945, cuando los ejércitos aliados derrotaron a la Wehrmacht.

Por motivos puramente raciales, o quizás escondiendo en ellos su fracaso para sacar a Alemania de la recesión, Hitler fue causa directa de la muerte de 17 millones de personas, incluyendo seis millones de judíos y unos 220.000 gitanos europeos —de una población estimada en torno al millón antes de la guerra— que fueron asesinados por los nazis o sus colaboradores. Pero antes de llegar a esta situación, Hitler fue un niño, nacido en Austria, sin problemas, salvo ser ilegítimo, sentimiento que arrastró toda su vida, y a lo que él achacaba el hecho de haber sido duramente castigado por su padre en los años de infancia, aprendiendo entonces a no llorar con los azotes.

Su juventud escolar transcurrió sin pena ni gloria, con suspensos, con alguna repetición de curso, lo que acabó con su formación colegial sin título alguno, pero nada más. Si acaso de la lectura obsesiva de literatura pangermánica en la que se defendía una gran Alemania unificada como idea frente a una Europa disgregada fue naciendo ahí su odio al Imperio austrohúngaro, como un mosaico de razas y su aversión a la dinastía de los Habsburgo.

Hizo sus pinitos como pintor malo; intentó estudiar arquitectura; pero fracasó en todo, y tuvo que mendigar trabajos básicos en su primera juventud llegando a pasar verdadera hambre. Sus primeros años en Viena, según él mismo cuenta en su biografía, le enseñaron todo lo que necesitaba, desarrollando con esa ciudad una enorme ambivalencia: la odiaba pero al mismo tiempo decía que era «la perla de su juventud».

Tras esquivar el servicio militar obligatorio durante años, fue finalmente llamado a filas, aunque declarado «no apto» médicamente. En 1914 fue el año de su «vocación patriótica», alistándose voluntario en el Ejército Imperial Alemán del káiser Guillermo, y sirviendo de mensajero, por cierto con gran valentía durante esos años, en los que fue incluso condecorado.

No tuvo casi amigos en la contienda, por no decir ninguno, era un solitario que llevaba a sus últimas consecuencias el respeto a ciegas del mando. La derrota de Alemania en noviembre de 1918 le hundió en la desesperación, y ya en aquellos tiempos echó la culpa a judíos y comunistas de aquella catástrofe.

Tras la abdicación del káiser y la instauración de la República de Weimar, Hitler trabajó de espía para detectar comunistas y socialistas infiltrados en la Administración, lo cual se le dio muy bien, ya que fue ascendido en el rango de los servicios de espionaje, y es en esa época en la que va posicionándose políticamente. Fue en la política donde encontró su vocación definitiva y sus primeros discursos apasionados y claros llamaron la atención de algunos líderes del entonces Partido Obrero Alemán (DAP).

Después de un golpe de mano que intentó en 1923, llamado el «Putsch de Múnich», en el que, aprovechando la debilidad de las autoridades de Baviera, intentó tomar el poder, pasó por la cárcel casi un año, donde forjó sus verdaderas intenciones y escribió parcialmente su libro nuclear, *Mi lucha* (*Mein Kampf*), en el que sostenía que el pueblo alemán por su superioridad racial y moral debía gobernar el mundo.

En 1933, tras organizar un fuerte Partido Nazi, llega al poder, y proclama que hay que suspender los pagos de las sanciones por la Primera Guerra Mundial; generar empleo; combatir la corrupción; y controlar a los ricos. En su discurso, cada vez con más frecuencia, empezó a introducir a los judíos como responsables, junto a los comunistas, de los desastres de la gran depresión en el país, y la idea prendió como la pólvora. Ya en el poder, los acontecimientos se sucedieron tal y como los relatan los libros de historia, hasta la declaración de guerra total que llevaría a uno de los mayores desastres de la historia cercana.

Pero ¿cómo pudo un hombre insignificante llegar a este extremo de poder? Un hombre solitario, sin amigos, sin formación y solo con conocimientos políticos de los movimientos sociales, con un discurso brillante lleno de pasión y convicción que sedujo al pueblo alemán, pero no solo a la gente sencilla, sino también a intelectuales, profesionales, técnicos, economistas, banqueros y militares de alta graduación, y que le dijo al oído a cada alemán: «Eres un ser especial por tu raza y te mereces dominar el mundo»; y no nos engañemos, la gente le creyó y le siguió.

El Führer jamás visitó un hospital, ni un campo de concentración, ni una ciudad bombardeada. Hacía su vida en el despacho de la lujosa Cancillería de la Vossstrasse, sus residencias o en los actos multitudinarios, en los que se veía absolutamente identificado. Siempre se acusó a Hitler de ser la encarnación del mal, pero él solo no pudo ser el responsable de todo. Los ejecutores de sus planes megalómanos fueron sus cómplices necesarios en la destrucción sin ética ni contemplaciones de millones de personas. Solo a modo de ejemplo, la mitad de los catedráticos de Psiquiatría alemanes de la época, los mejores del mundo, creyeron ciegamente en la superioridad de la raza aria y la argumentaron, aunque hoy todo el mundo esconda la mano.

¿Era Hitler un paranoico? ¿Un enfermo mental? ¿Un trastornado? Da igual los libros que leas, y las películas que veas, al final nos encontramos con un sujeto aferrado a unos objetivos que para él eran fundamentales, y no se apartó un ápice de su ambición y sus sueños de grandeza, y nada nos hace pensar que estuviera enajenado. Se marcó un plan y lo ejecutó, poniendo al mundo al borde del abismo. El 30 de abril de 1945, en pleno sitio de Berlín y viendo su captura inminente, se suicidó junto con gran parte de su cúpula en su Führerbunker de la Cancillería.

Hoy podemos asomarnos a su historial médico de la mano de Eric Frattini: sus dolencias, los tratamientos que tomó a lo largo de sus años de líder nazi; podemos leer documentación descubierta en mil sitios recónditos, papeles desclasificados, trabajos inéditos de su médico personal, el doctor Theodor Morell, y todo ello de forma minuciosa para tratar de entender en qué medida sus afecciones, dolores o circunstancias psíquicas le convirtieron en lo que fue.

Podremos asomarnos en este libro «de culto» a las drogas o sustancias farmacéuticas que se usaron en aquella Alemania, y que Hitler consumió sin descanso, por ejemplo la metanfetamina (el famoso Pervitin) y que hoy aún asola a miles de personas y que causa cuadros de psicosis paranoide (la misma que se achacó al Führer); o a los complejos vitamínicos que le prescribía el oscuro Morell para complementar su poco higiénica dieta. Y así un sinfín de medicaciones y terapias que trataron de contrarrestar sus trastornos.

Se habló de insomnio pertinaz, crisis de irritabilidad, dolores de tripa por un colon irritable, problemas respiratorios y otras enfermedades. Se escribió mucho al respecto de su sexualidad y a la necesidad de ponerse testosterona por ausencia de libido, así como la compatibilidad entre su frialdad ante el Holocausto y el cariño y ternura hacia sus perros y seres más cercanos. Todo en este personaje, encarnación del despropósito, es apasionante, y faltaba un análisis minucioso del dictador como «enfermo», como «paciente», y cómo estas enfermedades físicas o psíquicas condicionaron su carácter y así su destino junto a millones de personas que murieron en esa encarnizada contienda que hoy aún nos asombra, la Segunda Guerra Mundial.

Leer el libro de Eric Frattini es una inmersión en el pasado que puede explicar muchas cosas del presente y lo más importante, muchas cosas de nosotros mismos, de en qué medida lo que vivimos, padecemos, aprendemos y sentimos nos forja un carácter que a su vez nos dirige inexorablemente hacia un destino concreto.

Doctor José Cabrera Forneiro
Médico militar, psiquiatra y especialista en medicina legal, académico de número de la Academia Médico Quirúrgica Española

Introducción

Hace ahora medio siglo, el gran biógrafo de Adolf Hitler, el insigne periodista Joachim Fest, publicó una de las más importantes biografías sobre el dictador alemán, titulada *Hitler*. En declaraciones a la revista *Der Spiegel* en 1974, el propio Fest afirmó: «Esta es la versión más completa de los acontecimientos, que incluye todas las facetas de la vida de Adolf Hitler. [...] esta es la última palabra sobre este hombre, porque no habrá nuevas revelaciones sobre Hitler que aún no hayan sido de dominio público». ¿Qué nueva información podría investigarse o revelarse y que cambiase la visión sobre este personaje? La llamada «ley de divulgación de crímenes de guerra nazis» de 1998 ayudaba a ocultar ciertos documentos acogiéndose a la «seguridad nacional».

Lo cierto es que, en el último mes de la guerra, la Oficina de Servicios Estratégicos (OSS) y el Cuerpo de Contrainteligencia militar (CIC) consiguieron hacerse con millones de páginas de documentos del Tercer Reich y los mantuvieron ocultos en tres grandes archivos: dos en Alemania y uno en los National Archives and Records Administration (NARA) de Washington DC. Los documentos fueron etiquetados y registrados desde 1947 hasta 1996. En el año 2007, el llamado Grupo de Trabajo de Crímenes de Guerra Nazis y del Gobierno Imperial Japonés (IWG, en sus siglas en inglés), acogiéndose a la ley de divulgación de crímenes de guerra nazis, emitió un informe al Congreso, exigiendo la completa «desclasificación» de todos los documentos de alto valor histórico relacionados con la Alemania nazi. Por vez primera, los investigadores podíamos acceder a 8.237.000 páginas de registros, más 114.211 pertenecientes a la CIA, 435.920 del FBI y 21.474 correspondientes al Cuerpo de Contrainteligencia (CIC). Varios investigadores se pusieron manos a la obra y se sumergieron en la inmensa cantidad de documentos desclasificados. Al final, muchos de aquellos documentos de páginas amarillentas y microfilmadas se habían convertido en una auténtica «caja de Pandora». Miles de páginas podían ahora demostrar gracias al trabajo de investigadores, historiadores, politólogos y periodistas, si Fest estaba en lo cierto o no.

Habían pasado cincuenta años desde la afirmación del historiador y periodista alemán, pero lo que sí se demostraba era que la fascinación de la opinión pública por la figura de Hitler y la historia de la Segunda Guerra Mundial nunca se ha desvanecido. Entre tantos millones de páginas, los investigadores descubrieron varios registros que hablaban sobre la salud del Führer y sobre la adicción a las drogas por parte de los miembros del ejército alemán y del propio Adolf Hitler.

A pesar de que Hitler era un firme crítico con respecto al abuso de drogas, los documentos desclasificados hacían evidente que «ciertas drogas» podían ser beneficiosas para aumentar la fuerza, resistencia y eficiencia de las unidades de combate de la Wehrmacht. Esta teoría, defendida por la mayor parte de los líderes del Reich, provocó, a finales de la década de los treinta, la producción en masa de un fármaco que el pueblo alemán llegó a calificar como «milagroso»: el Pervitin. Producida por Temmler Pharmaceutical Company, la droga se convirtió en «norma social» en todos los sectores de Alemania. Incluso se podía comprar sin receta en cualquier farmacia hasta finales de 1941. Por ejemplo, el doctor Karl Brandt, comisario general para la Salud Pública y Sanidad del Reich y médico de Hitler desde 1934 a octubre de 1944, aseguró que un amplio estudio llevado a cabo por el Alto Mando de la Wehrmacht (Oberkommando der Wehrmacht) entre 2000 soldados, demostraba que los que habían consumido Pervitin en zonas de combate «desarrollaban tolerancia y se volvían adictos a esta droga». El mismo informe de Brandt, revelaba que «los soldados en el frente están informando de resultados positivos a los efectos de la droga y a sus interacciones con el enemigo».

A medida que avanzaba la guerra, Temmler produjo cerca de 900.000 píldoras por día y millones de dosis de Pervitin fueron enviadas a todos los frentes de guerra. Según un informe de la propia compañía fabricante, la Temmler Pharmaceutical Company, en un solo año se produjo más de 300 millones de dosis, convirtiendo a los alemanes, militares y civiles, en auténticos adictos a un medicamento absolutamente necesario para sobrevivir. Otro documento de Temmler asegura que, entre abril y julio de 1940, se enviaron 35 millones de dosis a la Wehrmacht y la Luftwaffe. Tras la derrota en Stalingrado, en febrero de 1943, Temmler aumentó los envíos.

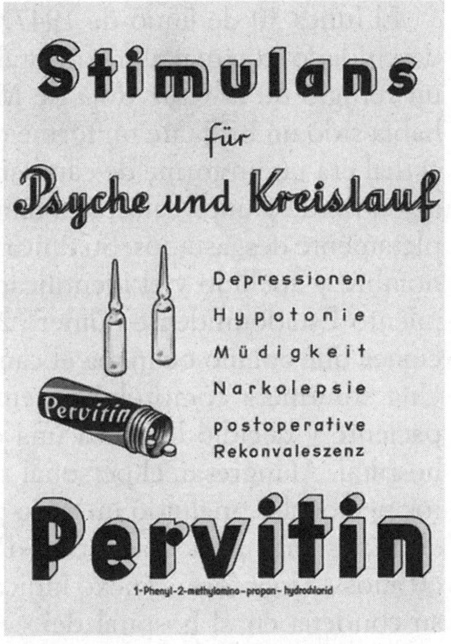

Publicidad del Pervitin (1938).

El Tercer Reich declaró entonces el Pervitin como «arma de guerra» y «droga de combate» necesaria para la subsistencia de sus fuerzas armadas. Desde 1941, el Pervitin fue prohibido en la sociedad civil y solo se permitía su administración a los soldados que se encontraran en zonas de combate. Lo cierto es que hoy en día el uso de sustancias en la sociedad es bien conocido, así como sus efectos, pero en la época de la Segunda Guerra Mundial es difícil averiguar su alcance real. Aunque la opinión pública en general, y la alemana en particular, se planteó diversos interrogantes tras la publicación de la biografía escrita por Joachim Fest, lo que es bien cierto, y en defensa del famoso periodista alemán, es que en 1973, año en el que Fest escribió la biografía de Hitler, aún no se había establecido ni confirmado de forma fehaciente el consumo intensivo de metanfetamina y otras sustancias en el Tercer Reich y entre sus fuerzas armadas. Tampoco era posible comprobar o demostrar la afición de Hitler a las drogas. Esto es fácil de verificar debido a que, en las casi 1200 páginas del manuscrito de Fest, el nombre del doctor Theodor Morell rara vez aparece en todo el texto y la única vez en que es nombrado se le menciona, en la página 737, como «un simple compañero del líder del Partido Nazi», pero esta afirmación no es en absoluto cierta. El doctor Theodor Morell era mucho más que eso, y así lo demuestran sus diarios.

El lunes 30 de junio de 1947, un hombre obeso, de pálida tez, descuidado, con mal olor corporal y avejentado, yacía en un catre en un refugio de la Cruz Roja de Múnich. Su vestimenta hasta 1945 había sido un brillante uniforme del Partido Nazi. Su indumentaria actual era un uniforme de campaña estadounidense que le quedaba algo grande y unos calcetines también del ejército americano completamente desgastados. Su única identificación era un carné con su nombre y apellido y el identificador del «Campo Civil de Internamiento Estadounidense número 29», situado en las mismas instalaciones que antaño ocupaba el campo de concentración de Dachau. Una enfermera comprobó la temperatura y constantes vitales del paciente y decidió llamar a una ambulancia para trasladarlo a un hospital. Al ingresar, el personal administrativo comprobó los objetos personales, incluido un viejo pasaporte de la Alemania nazi. Al abrir sus páginas podía leerse: «Profesor Theodor Morell, médico, 60 años». Un informe anexo indicaba que el médico había cumplido su condena en el hospital del «campo 29» de Dachau. El mismo documento señalaba que el paciente Morell sufría de una grave insuficiencia cardíaca que lo inhabilitaba para trabajar y un grave trastorno «afásico» que le impedía el habla. Al final del documento, sellado por la autoridad militar estadounidense, aparecía escrita a mano la frase: «Médico personal de Adolf Hitler». Aquel hombre fallecería el 26 de mayo de 1948, a las 4:10 de la madrugada. Todos sus documentos serían incautados por el CIC.

Un año después de publicarse la biografía de Hitler escrita por Fest, fue cuando se encontró el primer indicio de la existencia de varios documentos referidos a Morell, incluidos los interrogatorios de la inteligencia británica y la estadounidense. Entre la documentación del médico, tras su fallecimiento, se encontraban las fichas médicas, electrocardiogramas, radiografías de cráneo, análisis de orina, serologías, informes neurológicos y estudios dentales de un paciente bautizado como «Paciente A», «M. F.» o «Adolf Müller».

Los llamados *Diarios de Morell* venían a demostrar que la afirmación de Fest sobre que «[...] no habrá nuevas revelaciones sobre Hitler que aún no hayan sido de dominio público» era desacertada.

Los cuadernos manuscritos del médico de Hitler salieron sanos y salvos de Berlín en el baúl de un oficial de las SS destinado en la Cancillería rumbo a Bad Reichenhall, un balneario en la Alta Baviera y muy cercano a Berchtesgaden, el valle donde se encontraba el Berg-

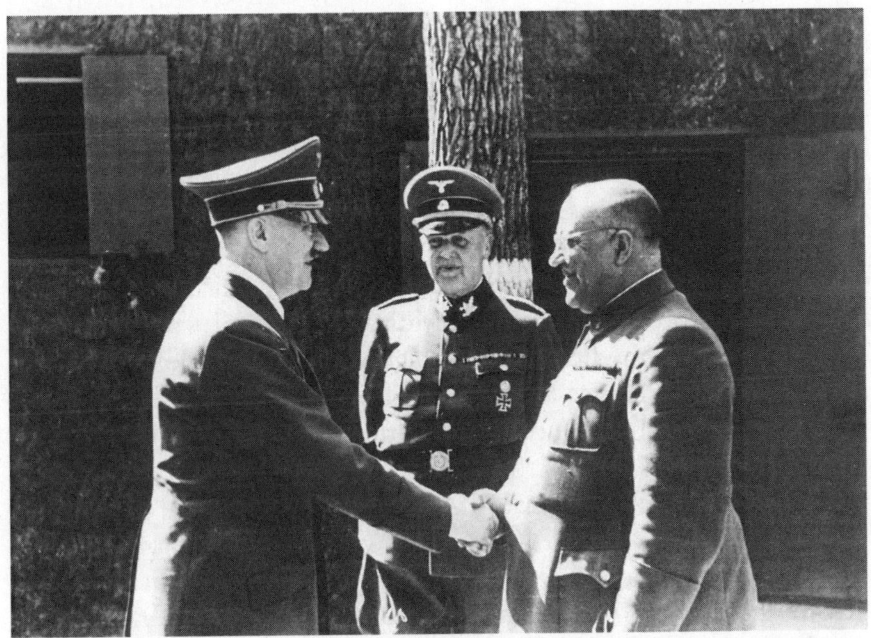

Hitler y el doctor Theodor Morell en su cuartel general de la Guarida del Lobo (Polonia).

hof de Hitler. En una pared cercana a un búnker fueron enterrados y puestos bajo vigilancia de un médico local llamado Josef Riedel. Posteriormente, Riedel, interrogado por la inteligencia estadounidense, confirmó que, en días posteriores a mayo de 1945, Rudolf Stelzer, chófer de Morell, llegó a Bad Reichenhall con varias cajas que contenían valiosos objetos de arte, alfombras persas y otros objetos personales que fueron almacenados en el mismo búnker abandonado. La contrainteligencia estadounidense ya había rastreado sin demasiado éxito la zona en busca del tesoro de Theodor Morell.

Al parecer, el médico Riedel había conseguido que las cajas de Morell pasasen el control de la inteligencia aliada sin demasiados problemas burocráticos. Finalmente, se sabe que los documentos fueron desenterrados y entregados por un «desconocido» al CIC en su cuartel general en Oberursel, en Hesse. Posteriormente los diarios fueron enviados a Estados Unidos, donde «desaparecieron» al igual que los diarios de Eva Braun, su correspondencia con Hitler, así como los diarios personales de personajes del Tercer Reich como Hans Heinrich Lammers, famoso jurista, Obergruppenführer de las SS y jefe de la Cancillería desde 1933 a 1945; o Karl Wolff, Oberstgruppenführer de las SS, general de las Waffen-SS y ayudante personal de Heinrich Himmler.

Los documentos del médico de Hitler fueron enviados al comandante Robert G. Seelig, responsable de la sección de documentos militares alemanes dentro de la División de Inteligencia Militar en el Pentágono. Al ver que era documentación relacionada con la salud, Seelig la remitió, el 28 de junio de 1946, al departamento del inspector general médico militar. El 4 de octubre del mismo año, Seelig envió documentos adicionales de Morell al doctor Turner, miembro de la inteligencia médica en el Pentágono, y este a su vez los cedió a la Biblioteca y Archivos Médicos del Departamento de Defensa, en Bethesda (Maryland). Durante los siguientes treinta y cinco años los diarios personales del doctor Theodor Morell permanecieron en la más absoluta oscuridad, hasta 1981.

El 9 de marzo de 1981, George F. Wagner, responsable máximo de la sección de documentos militares en los Archivos Nacionales en Washington, recibió una llamada de Richard S. Schweiker, entonces secretario de Salud y Servicios Humanitarios durante la Administración Reagan, para informarle de que el archivero jefe del departamento había encontrado los papeles del doctor Theodor Morell y que los ponían a disposición de los Archivos Nacionales. El 18 de marzo, el doctor John Blake, director del Departamento de Historia de Medicina, comenzó a transferir los documentos, incluidos los cuadernos escritos día a día por el médico de cabecera de Hitler[1].

En septiembre de 1981, los «Documentos Morell» fueron microfilmados por los National Archives and Records Administration (NARA)[2]. La primera parte microfilmada contenía correspondencia del propio Morell con otros jerarcas nazis y con su familia, pero también un archivo especial del Paciente A compuesto por 122 páginas sobre la salud del Führer desde julio de 1942 a abril de 1945. También se incluía un informe médico de Benito Mussolini, desde noviembre de 1944 a marzo de 1945. Una segunda parte de los documentos incluía un calendario de mesa con anotaciones de Morell, desde el 13 de noviembre de 1944 hasta el final de la guerra y un

---

[1] David Irving, *Adolph Hitler: The Medical Diaries. The Private Diaries of Dr. Theo Morell*, Sigwick & Jackson Limited, Londres, 1983.

[2] Documentos Morell, Microscopia T-253, Película 62, National Archives, Washington DC.

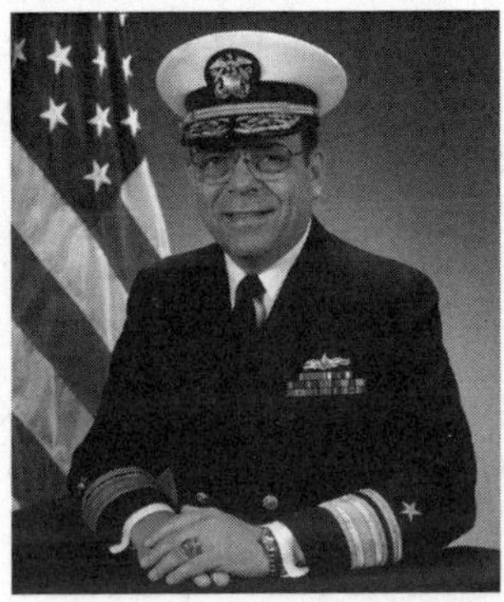

George F. Wagner.

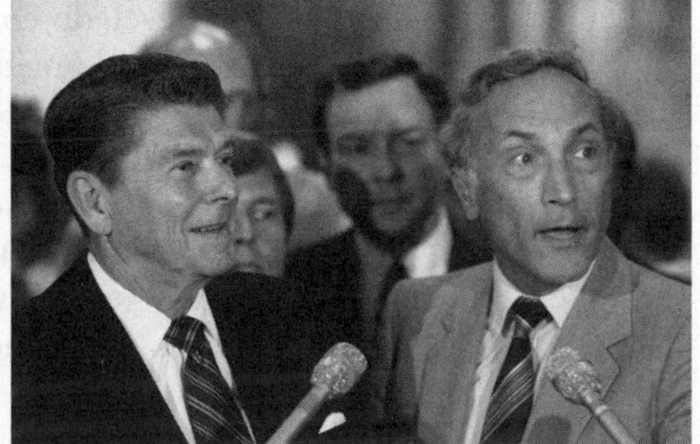

Richard S. Schweiker junto al presidente Reagan.

gran número de fichas sueltas en las que Theodor Morell anotaba de forma minuciosa las sesiones a las que sometía al Paciente A, desde 1942 a 1944. No se llegó jamás a microfilmar un gran número de fichas en las que aparecía día a día la dieta de Adolf Hitler de 1943 a 1945. Todo lo descubierto en esta gran base documental del médico del líder del Tercer Reich venía a demostrar no solo los enormes y graves problemas de salud que acuciaban a Hitler, sino también los expeditivos tratamientos que le imponía el propio doctor Morell.

Los datos son esclarecedores y sin duda aportan mucha más información sobre Adolf Hitler de lo que Joachim Fest pensaba. Hitler tenía una relación muy estrecha con sus médicos. Theodor Morell mantuvo una confianza muy estrecha con el Führer desde el invierno de 1936 hasta casi los últimos días del colapso del Reich de los Mil Años. Las últimas palabras de Hitler a su médico, mientras fuera de la Cancillería se oía ya la artillería soviética aproximándose, fueron: «Quítese ese uniforme y vuelva a ser ese médico de Kurfürstendamm».

Todavía hoy en día persiste la idea de que Adolf Hitler era un auténtico adicto a las drogas administradas por Morell, y lo verdaderamente cierto es que las palabras de Joachim Fest fueron incorrectas y la figura de Hitler aún da mucho que investigar y mucho de qué hablar, aunque yo no caeré en la misma trampa que el periodista alemán. La llamada «ley de divulgación de crímenes de guerra nazis» del año 1998 aún sigue revelando valiosos y sorprendentes datos sobre el hombre que arrastró a Europa a una guerra con millones de muertos.

Estaba claro, a la luz de lo revelado en la biografía de Fest, que Hitler era algo más que un enajenado mental. Hasta los veinticinco años demostró ser un vago, carecía por completo de sentido de la identidad, se sentía a gusto viviendo en la miseria, no tenía ninguna ambición, tan solo trabajaba cuando se sentía obligado a hacerlo, pasaba la mayor parte de su tiempo soñando con ser un famoso artista y se definía a sí mismo como un consumado *antiestablishment*, lo que le llevaba a ser un violento alborotador callejero. Incluso tras el inicio de la Primera Guerra Mundial, en la que Hitler se presentaría voluntario siendo destinado a la 6.ª División de Reserva Bávara, da testimonio de una cierta incompetencia. Después de servir cuatro años en una unidad diezmada en la batalla de Ypres, no ascendió más allá del grado de cabo; pero pocos años después, aquel cabo austríaco de aspecto gris había conseguido introducirse en las más altas esferas políticas, sortear las reticencias de políticos mucho más experimentados, convertir a millones de cultos alemanes en bárbaros, construir y dirigir una de las maquinarias bélicas más poderosas jamás vistas y sumergir a todo un continente en una de las guerras más devastadoras de la historia.

El 13 de octubre de 1918 Hitler resultó atrapado en un ataque de gas realizado por los británicos en las cercanías de Ypres, quedando temporalmente ciego debido a las emanaciones tóxicas. Mientras se recuperaba en un hospital militar, se enteró de la proclamación de la República de Weimar y la firma del armisticio al día siguiente. «Todo se volvió negro de nuevo ante mis ojos», dijo a su médico. Una investigación llevada a cabo en aquellos años por el psicoanalista alemán Bernhard Hostmann sobre la figura de Hitler revelaba que su ceguera temporal había sido resultado de una «reacción histérica» a la derrota alemana. Hitler explicó que durante aquella experiencia, al quitarse la venda de los ojos, fue cuando descubrió que el objetivo de su vida sería lograr la salvación de Alemania[3]. En el hospital militar fue tratado por un médico militar y por un psiquiatra que diagnosticó al cabo Hitler como «incompetente para comandar tropas», «peligrosamente psicótico» y que «nunca se debía promover a este histérico»[4].

---

[3] Ian Kershaw, *Hitler: 1889-1936. Hubris*, W. W. Norton & Company, Nueva York, 2000.

[4] Walter C. Langer, *The Mind of Adolf Hitler*, Basic Books, Nueva York, 1972.

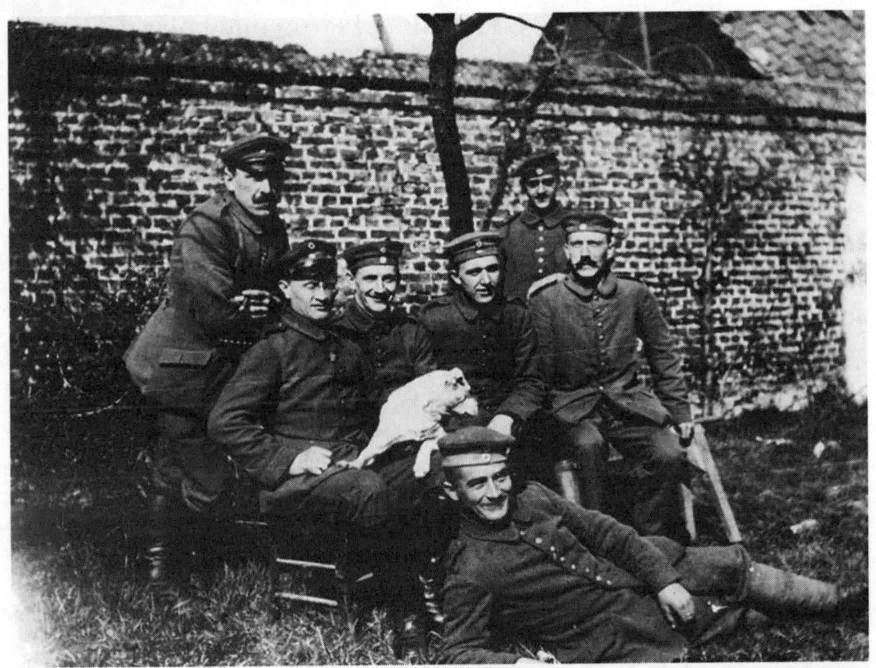

Adolf Hitler con compañeros de batallón en la Primera Guerra Mundial.

El mundo ha llegado a conocer a Adolf Hitler a través de innumerables obras, por su insaciable ansia de poder, su rudeza, su crueldad, su total falta de sentimientos, su desprecio a las instituciones democráticas de entonces y su falta de restricciones morales. En el curso de los años anteriores a la Segunda Guerra Mundial, Hitler se las ingenió para usurpar tan grandes poderes que con unas pocas amenazas, acusaciones e insinuaciones consiguió que el mundo temblara. En abierto desafió tratados, ocupó territorios sin disparar un solo tiro y, cuando el mundo quiso darse cuenta, ya era demasiado tarde. Hitler, para entonces, había ya desatado la más brutal y devastadora guerra del siglo XX. La vida y el sufrimiento humano parecieron no tocar a este individuo a medida que se introducía en el camino que creía que estaba predestinado a tomar, incluso por la fuerza.

En los principios de su carrera, el mundo en general y la prensa en particular lo habían observado con cierto regocijo, incluso son sorna. A ello ayudó la imagen que dio de él el actor y director de cine Charles Chaplin en su famosa producción de 1940, *El gran dictador*. Mucha gente se negó a tomarlo en serio basándose en que aquel «hombrecillo» poco podía durar. Pero, a diferencia del humilde barbero judío interpretado por Chaplin que tenía un gran parecido con el dictador de Tomania, un tirano que culpaba a los judíos de la crítica situación que atravesaba el país, Hitler no tenía nada de «ficción», y la famosa escena en la que Adenoid Hynkel juega con un gran globo terráqueo suponía una ajustada alegoría con lo que el propio Führer iba a hacer con Europa o, mejor dicho, lo que ya estaba haciendo el líder nazi con el continente. A medida que Hitler iba consiguiendo un éxito tras otro, político y militar, la incredulidad iba dando paso a la sorpresa, y la sorpresa al temor.

Para la mayoría de las naciones desarrolladas parecía inconcebible que semejantes cosas pudieran ocurrir en la vieja y civilizada Europa. Al final, aquel ridículo cabo de pequeño bigote llegó a convertirse en un loco inhumano. El famoso psicoanalista estadounidense Walter Langer, en su informe sobre la figura de Adolf Hitler encargado por la Oficina de Servicios Estratégicos (OSS), destacaba que para la sociedad civilizada calificar a un enemigo como «loco» podía ayudar a la sociedad a asimilar a un tipo como el Führer. «Esto le da la sensación de satisfacción al lograr encasillar a un individuo incomprensible en una u otra categoría y, después de clasificarlo de esta manera, cree que el problema está resuelto. [...] Todo lo que necesitamos hacer es eliminar al loco de la escena y reemplazarlo

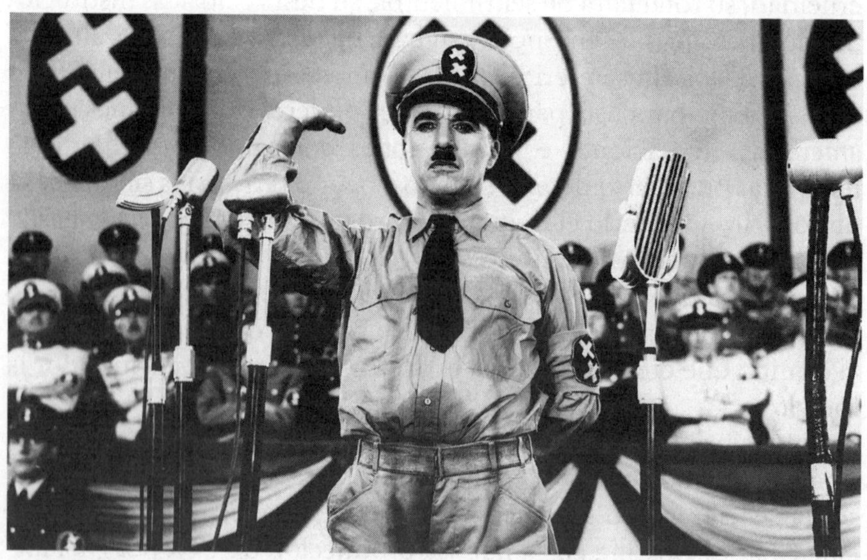

Charlie Chaplin en *El gran dictador* (1940).

por un individuo sano: el mundo volverá entonces a su estado de cosas, normal y pacífico»[5].

Este simple enfoque sirve para que la sociedad se convenza sobre cómo un tipo como Hitler llegó a conquistar Europa con sus tanques, pero para los hombres que debieron conducir la guerra contra Alemania, se trataba de un planteamiento sencillamente ingenuo. Ellos comprendieron rápidamente que la locura de un hombre se convirtió también en la locura de toda una nación. Comprendieron que la guerra de agresión contra otros pueblos y naciones no eran solo acciones de un solo hombre, sino que existía una relación intrínseca entre Führer y nación, que la locura de uno contagió a todos, pero también que la locura de una Alemania de posguerra (de la Primera Guerra Mundial) creó a Hitler. El historiador Ian Kershaw, en su biografía publicada en dos volúmenes *Hitler: 1889-1936. Hubris* y *Hitler: 1936-1945. Nemesis*, asegura que «eliminar a Hitler fue un primer paso necesario, pero no significaría la cura, [...] debemos evitar erupciones similares en el futuro sin contentarnos con eliminar, simplemente, las manifestaciones abiertas de la enfermedad. Por el contrario, debemos descubrir e intentar corregir los factores subyacentes que produjeron el desagradable fenómeno [del nazismo]. Debemos descubrir las corrientes psicológicas que alimentaron ese estado de ánimo destructivo con el objeto de poder derivarlas a canales que permitan una mejor evolución de nuestra forma de civilización»[6].

Este libro no trata tan solo de Adolf Hitler y de los problemas de salud que sufría y que le hacían, en muchas ocasiones, tomar nefastas decisiones con respecto a las operaciones militares que llevaba a cabo la Wehrmacht. Por ejemplo, durante la operación Barbarroja, en el verano de 1941, Hitler pasó gran parte de su tiempo en cama debilitado por disentería; también debido a su adicción a los somníferos e hipnóticos, nadie se atrevió a despertarle en la noche del 5 al 6 de junio de 1944, mientras miles de soldados aliados se lanzaban en paracaídas o desembarcaban en las playas de Normandía; o en diciembre de 1944, en plena ofensiva en los bosques de las Ardenas,

---

[5] *Ibidem.*

[6] Ian Kershaw, *Hitler: 1889-1936 Hubris*, W. W. Norton & Company, Nueva York, 2000 y *Hitler: 1936-1945 Nemesis*, W. W. Norton & Company, Nueva York, 2001.

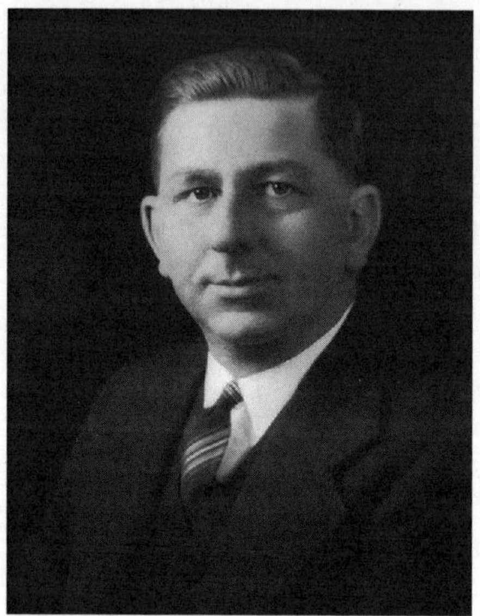

Walter C. Langer redactó el mejor estudio psicológico sobre Hitler, por orden de la OSS.

nuevamente se vio abocado a guardar reposo afectado por una hepatitis. Si Hitler no hubiera sido un adicto a los somníferos, y si alguien le hubiera despertado en las primeras horas del desembarco, tal vez, y solo tal vez, la ofensiva aliada no hubiera sido tan rápida y eficaz, o al menos la Wehrmacht lo habría puesto más difícil de lo que ya de por sí lo puso. Tal vez esa simple píldora somnífera que el doctor Theodor Morell administró a Hitler la noche del 5 al 6 de junio ayudó a que las bajas aliadas fueran menores. Los achaques y enfermedades de Hitler provocaron serios retrasos en las decisiones militares durante momentos decisivos de la Segunda Guerra Mundial[7].

Este libro no trata sobre si Adolf Hitler estaba loco o no, tampoco es una biografía; sin embargo, sí trata sobre su vida y, en particular, sobre un aspecto importante de ella, su salud, sus adicciones, su sexualidad, sus neuras. También trata sobre las influencias que pudo tener para convertirse en el monstruo en el que se convirtió. Como afirma Walter Langer, sería interesante explicar cómo un joven holgazán de Viena que no estaba dispuesto a trabajar se convirtió en un enérgico político que fue capaz de embaucar a millones de alemanes. Por más eruditas biografías, precisos estudios psicológicos y médicos o secretos informes de inteligencia que leamos sobre el personaje, ninguno podrá darnos una explicación racional.

Stefan Zweig, en su extraordinario ensayo *The Right to Heresy: Castellio Against Calvin*, realizó la radiografía psicológica del carácter totalitario en la figura del reformador protestante Juan Calvino, que impuso un régimen teocrático de terror en Ginebra a mediados del siglo XVI. Zweig publicó el libro en 1936 con la mente puesta en

---

[7] David Irving, *Adolph Hitler: The Medical Diaries…*, *op. cit.*

Hitler y su ascenso. El gran autor llegó a escribir entonces: «Sabía que a la inconcebible borrachera colectiva del nazismo le seguiría la más gigantesca resaca del mundo»[8] y sin duda alguna iba a tener toda la razón. Es interesante destacar el informe de la OSS redactado por Walter Langer y el año en el que se redactó, exactamente en el verano de 1943, casi dos años antes del suicidio del Führer. Langer termina su informe advirtiendo a William Donovan, jefe de la Oficina de Servicios Estratégicos, en tres puntos concretos:

> 1. [...] podemos estar razonablemente seguros de que, a medida que Alemania sufra sucesivas derrotas, Hitler se volverá cada vez más neurótico. Cada derrota hará tambalear aún más su confianza y limitará las oportunidades de demostrarse a sí mismo su propia grandeza. Probablemente intentará compensar su vulnerabilidad enfatizando de manera continua su brutalidad y crueldad.
>
> 2. Sus apariciones públicas serán cada vez más espaciadas, porque, como hemos visto, es incapaz de enfrentarse a su público crítico. Es probable que busque la soledad en su Nido del Águila del Kehlstein, cerca de Berchtesgaden. [...] Entre tanto, es probable que sus pesadillas aumenten en frecuencia e intensidad y lo aproximen más a un colapso nervioso. No es del todo improbable que, por último, se encierre en esta simbólica vagina y desafíe al mundo a que lo capture.
>
> 3. En cualquier caso, sus condiciones mentales continuarán deteriorándose. Luchará mientras pueda con cualquier arma o técnica que pueda ser conjurada para enfrentar la emergencia. El curso que elija será, casi con certeza, el que él considere el camino más seguro a la inmortalidad y el que al mismo tiempo aseste la mayor venganza al mundo que desprecia.

Sin duda, el psicoanalista Walter Langer acertó de pleno en las tres recomendaciones a la OSS y que se confirmarían tan solo dos años después. Las predicciones básicas de Langer acerca de los últimos días de Hitler resultaron extraordinariamente atinadas. Estas fueron unas convincentes evidencias de la validez de su estudio para la inteligencia estadounidense sobre la personalidad de Hitler.

---

[8] Stefan Zweig, *The Right to Heresy: Castellio Against Calvin*, Plunkett Lake Press, Lexington, Massachusetts, 2013.

Este es mi cuarto ensayo sobre Hitler y el nacionalsocialismo, tras *¿Murió Hitler en el búnker?* (2015), *La huida de las ratas* (2018) y *Los científicos de Hitler. Historia de la Ahnenerbe* (2021), pero con este libro no pretendo contar la vida del Führer. Ya hay magníficas biografías escritas sobre el personaje. Mis tres ensayos anteriores, alguno de los cuales tuvo varias ediciones y fueron traducidos a varias lenguas, demuestra que setenta y nueve años después del suicidio de Adolf Hitler el gran público sigue teniendo interés en su figura y en el mundo que lo rodeó. A pesar de haber sido uno de los personajes más abominables de la historia, tampoco podemos o debemos condenarlo a «no-persona», algo que George Orwell en su *1984* atribuía a aquellos cuya existencia era negada o ignorada oficialmente. Aunque Hitler fue realmente un líder que gobernó tan solo doce años, su nombre es sinónimo de guerra mundial, de Holocausto, de campos de concentración, de antisemitismo, de exterminio. Pero ¿qué clase de persona era? o ¿qué le impulsaba a ser tan criminal? Ian Kershaw explica en su famosa obra sobre Hitler, que abarca desde el año 1889 a 1945, que «si se abstrae su efecto político, de él no queda nada, o casi nada. [...] Hitler era un hombre sin atributos para quien la esfera pública lo era todo y que carecía de vida privada».

Allan Bullock, historiador británico y exasesor científico en los procesos de Núremberg, en su obra *Hitler, A Study in Tyranny*[9], lo define como «un fenómeno inédito, una persona poderosa, capaz de seducir a las masas y de hacer estremecer al mundo, pero absolutamente vacía de espíritu y de carácter, un auténtico engendro desechable que debió su ascenso político a un encadenamiento desgraciado de determinadas circunstancias, la erosión de las estructuras sociales tras la Primera Guerra Mundial y a la fatalidad de una época oscura en la que los engendros como Hitler podían ser catapultados a la esfera política». El historiador húngaro-estadounidense John Lukacs ya lo sentenció en su *The Hitler of History*[10] cuando afirmó: «Todavía no hemos acabado de entender a Hitler». Curiosa reflexión para un historiador que consiguió en 1997 poner orden a los más de 120.000 títulos que se habían escrito sobre la figura de

[9] Allan Bullock, *Hitler, A Study in Tyranny,* Harper Perennial, Nueva York, 1991.

[10] John Lukacs, *The Hitler of History,* Vintage Books, Nueva York, 2011.

Adolf Hitler. Incluso el periodista estadounidense Ron Rosembaum, en su magnífico *Explaining Hitler: The Search for the Origins of His Evil*[11], quizás el estudio más serio sobre quién fue Hitler y la búsqueda del origen del mal, sostiene que «aunque buscó el origen del mal en el personaje, lo único que consiguió con su estudio fue la "inexplicabilidad" del propio personaje».

Aunque existen innumerables obras sobre Adolf Hitler y todo lo que abarcó el nacionalsocialismo, poco hay publicado sobre las circunstancias psicológicas o médicas del Führer. Hasta que no se desclasificaron los *Diarios de Morell*, redactados por el propio médico de Hitler, o el *Informe Hitler* realizado por Walter Langer para la Oficina de Servicios Estratégicos (OSS), no pudimos conocer aspectos íntimos del dictador. Se sentía muy bien rodeado de bellas mujeres, pero probablemente era sifilítico e impotente. Ingería gran cantidad de vegetales. Sufría de dolores de estómago y de insomnio. Le gustaba Wagner, las bellas mujeres —pero a la vez poco inteligentes—, las tartas de manzana, los perros, las flores, las películas superficiales o la arquitectura. No le gustaba que le llevaran la contraria, irse temprano a la cama, el alcohol, el humo del cigarrillo o el arte moderno al que definía como «arte degenerado». Lo que Bullock escribió en 1953, *Hitler, A Study in Tyranny*, dista mucho del retrato que mostró en su magna obra *Hitler and Stalin: Parallel Lives*. En esta última muestra a un hombre mucho más complejo que el sencillo y vulgar tirano retratado en su primera obra.

Ahora sabemos mucho sobre su salud y atención médica, no solo por los diarios de su médico, sino por varias biografías y las observaciones registradas de sus colegas más cercanos, así como por las transcripciones de los juicios de Núremberg. Aparentemente, fue un hipocondríaco toda su vida, temía el cáncer y estaba seguro de que, como su padre, sufriría una muerte prematura. Cuando cumplió cincuenta años y todavía gozaba de una salud razonablemente buena, comentó: «Dentro de unos años ya no estaré físicamente, y tal vez también mentalmente, a la altura de esto». Nunca viajaba sin su botiquín personal y, normalmente, iba acompañado de un médico. Según su propio relato al doctor Theodor Morell, desde niño había sufrido cólicos abdominales con alternancia de diarreas y es-

[11] Ron Rosembaum, *Explaining Hitler: The Search for the Origins of His Evil*, HarperCollins, Nueva York, 1999.

treñimiento, y describió como «gases, claramente relacionados con episodios de estrés o crisis nerviosas».

Las características clínicas sugieren colon espástico o síndrome de intestino irritable, pero tales términos no aparecen en los registros. Hitler trató la afección con un medicamento patentado cuya base era un aceite para limpiar armas, utilizado en las trincheras de la Primera Guerra Mundial y que posteriormente se descubrió que era tóxico y le producía fuertes migrañas, diplopía, mareos y tinnitus. En estas ocasiones tenía eccema, principalmente en las piernas, y durante toda su vida sufrió de insomnio, depresión y ataques de pánico y, a partir de 1921, una inflamación ocular recurrente de algún tipo[12].

Algunos han sugerido que tenía sífilis terciaria, lo que explica su elección de Morell, un experto venereólogo, como su médico personal, pero las pruebas serológicas realizadas por Morell no lo confirmaron. Hay dudas incluso sobre su capacidad sexual y su libido, en parte porque mantuvo su amistad con Eva Braun en secreto hasta las últimas semanas de vida, y muy a menudo pasaba meses sin hacer ningún esfuerzo por estar con ella, nunca permitía que la vieran en público con él, a veces no le pedía que se uniese a los invitados en su retiro bávaro, y en parte porque Morell le administraba regularmente inyecciones de testosterona. Durante un interrogatorio al final de la guerra del propio Morell por parte de la inteligencia aliada, el médico confesó que Eva Braun le había insistido con frecuencia en que fomentara con estimulantes el deseo sexual de Hitler, cuya libido había disminuido en los últimos años de su vida[13]. No fumador y abstemio, en cuanto a su comida, aunque no era vegetariano en su juventud, se volvió vegano después del suicidio de su sobrina Geli Raubal y, según su cocinera Constanze Manziarly, llevaba incluso peor dieta después de ponerse bajo los cuidados del doctor Morell, a partir de 1936.

Adolf Hitler era un hombre reconocido por muchos como poseedor de un considerable carisma e incluso encanto, particularmente con mujeres y niños; era testarudo, pero, al mismo tiempo, lo

---

[12] David Doyle, *Adolf Hitler's Medical Care*, Royal College of Physicians of Edinburgh, Edimburgo, 2005.

[13] Werner Maser, *Hitler: Legend, Myth & Reality*, Harper & Row, Nueva York, 1973.

suficientemente inseguro como para rodearse de «prosélitos» a quienes exigía incondicional obediencia y lealtad. Temía morir antes de haber completado lo que consideraba su misión mesiánica para Alemania. Era un hombre capaz de romper a llorar ante la muerte de su chófer, Julius Schreck, o de su perro favorito, pero sin emoción alguna ante la muerte de millones de personas. Como el psiquiatra Hasselbach ha dicho de él, «podía odiar ferozmente y al mismo tiempo ser totalmente indulgente con aquellos a quienes amaba»[14].

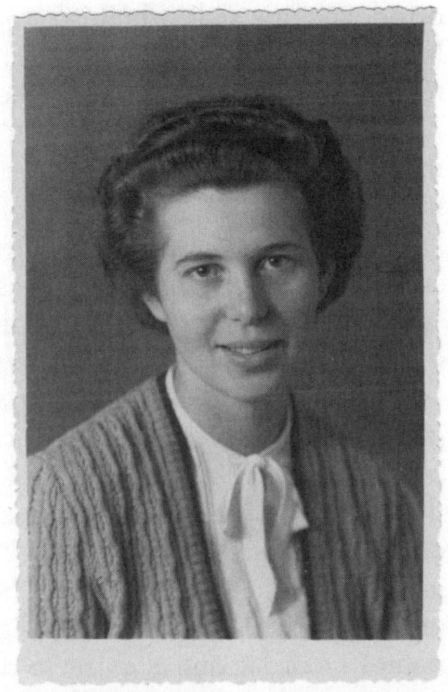

Constanze Manziarly, cocinera de Hitler hasta el final de sus días en el búnker.

Fue durante uno de estos episodios de cólico abdominal, eccema y miedo a la muerte cuando conoció al doctor Theodor Morell y lo invitó a ser su médico personal. Desde ese día de 1936 hasta poco antes de su muerte, Morell estuvo a su entera disposición todos los días, responsable no solo del Führer, sino también atendiendo a otros líderes nazis y visitantes distinguidos. Trató a Albert Speer, Reinhard Heydrich y Joseph Goebbels y recomendó un médico para Mussolini. Cuando el doctor Emil Hácha, presidente del Estado checo, se desmayó tras ser intimidado por Hitler y Göring, fue Morell quien lo resucitó con una de sus milagrosas inyecciones.

Durante los últimos nueve años de su vida, Adolf Hitler, un hipocondríaco en toda regla, tuvo como médico al doctor Theodor Morell. Los cambios de humor de Hitler, la enfermedad de Parkinson que sufría, los síntomas gastrointestinales, los problemas de la piel y su constante declive hasta su suicidio en abril de 1945 están documentados por observadores e historiadores fiables y en los minuciosos diarios del propio Morell. Los medicamentos extraños y poco

[14] Ian Kershaw, *Hitler: 1936-1945 Nemesis*, *op. cit.*

ortodoxos que se le administraron, a menudo por razones no reveladas, incluyeron cocaína tópica, anfetaminas inyectadas, glucosa, testosterona, estradiol y corticosteroides. Además, le dieron un preparado a base de un limpiador de armas, un compuesto de estricnina y atropina, un extracto de vesículas seminales y numerosas vitaminas y «tónicos». Parece posible que parte del comportamiento, las enfermedades y el sufrimiento de Hitler puedan atribuirse a su atención médica, pero también es cierto que aceptó ciegamente de su médico, Theodor Morell, medicamentos muy poco ortodoxos, lo que le llevó a un gran declive físico y mental en tan solo nueve años[15].

¿Era Morell el médico charlatán, personalmente ambicioso y profesionalmente de segunda categoría que los registros históricos podrían sugerir? El hecho de que no fuera físicamente atractivo no debería afectar nuestro juicio, como tampoco el que fuera miembro del Partido Nazi. Tampoco debemos juzgarlo por el uso de medicamentos que no solo no se usan hoy en día, sino que ahora se sabe que eran ineficaces e incluso peligrosos para la salud. Tal vez deberíamos recordar que el extracto de hígado, la vitamina B_{12}, los bromuros y los barbitúricos todavía se utilizaban en la práctica médica de la Alemania de los años treinta y cuarenta. En los años anteriores a los antibióticos, las sulfonamidas estaban naciendo, aunque cabe preguntarse si Theodor Morell usaba Ultraseptyl porque tenía una participación mayoritaria en la empresa con sede en Budapest, por lo que la prefería a la sulfonamida más comúnmente empleada en la época, Tibatin, fabricada por su competencia, la poderosa IG Farben[16]. Los enemas a base de hierbas y el lavado de colon, así como las terapias de *spa*, todavía eran populares y se pensaba que eran útiles para la salud. Se consumían entonces innumerables tónicos y muchas personas buscaban «el elixir de la juventud» en preparaciones de glándulas animales. Las pastillas multivitamínicas eran tan populares entonces como lo son hoy en día. Los extractos de belladona, como el Homburg-680 de Morell, se usaban comúnmente para aliviar algunos de los malestares provocados por la enfermedad de Parkinson.

---

15 Walter C. Langer, *The Mind of Adolf…*, *op. cit.*

16 La empresa Hamma, con sede en Olmütz, era una pequeña farmacéutica propiedad de Theodor Morell. Se sabía que tenía intereses en otras empresas farmacéuticas, incluida Chinion de Budapest.

No era probable que las gotas de cocaína para los ojos condujeran a la adicción, pero el uso frecuente y prolongado de gotas nasales de este alcaloide habría sido peligroso, ya que sí habría provocado dependencia, comportamiento psicótico, hipertensión e isquemia miocárdica. Más difícil de entender es el uso de testosterona por parte de Morell. ¿Fue por sus propiedades anabólicas o androgénicas? ¿Qué le llevó a creer que el estradiol mejoraba la circulación en la mucosa gástrica? Igualmente desconcertante es su uso de adrenocorticosteroides. ¿Eran «tónicos», estimulantes del apetito o eufóricos? ¿Morell creía que administrar calcio y multivitaminas revertiría la desmineralización inducida por esteroides?[17].

Si Morell tenía alguna libertad clínica, entonces se comportó de manera poco profesional al intentar abordar un espectro tan diverso de problemas para los cuales no se podía esperar que ningún médico tuviera las habilidades y conocimientos necesarios, ni entonces ni ahora; por no cooperar y ser abierto con sus colegas médicos; por no buscar ni aceptar sus consejos; y por no cuestionar si alguno de los síntomas de su paciente podría ser efecto adverso de los medicamentos que le administraba.

Conociendo las importantes decisiones que afectaban a millones de personas y que Hitler estaba tomando durante el tiempo en que Morell fue su médico personal, cabe preguntarse cómo esa toma de decisiones se vio afectada por los numerosos medicamentos que se le administraban, desde estimulantes hasta sedantes, desde hormonas hasta multivitaminas, desde esteroides hasta belladona y cocaína. ¿Los medicamentos de Morell empeoraron el estado mental o la personalidad de Hitler? La mayoría de los historiadores y biógrafos están de acuerdo en que no fue así. ¿Prorrogaron su vida de modo que el sufrimiento del mundo se prolongara más de lo que hubiera sido el caso de otra manera? No hay nada que sugiera eso y mucho menos lo contrario. De hecho, sus cuidados, si bien no aceleraron el fin de Adolf Hitler, sí hicieron que sus últimos meses de vida fueran más desagradables, dolorosos y tortuosos[18].

---

17 «Hitler as Seen by his Doctors», Military Intelligence Service Center, United States Forces European Theater HQ, APO 757, November 29, 1945 y David Doyle, *Adolf Hitler's Medical Care…*, *op. cit.*

18 Alan Bullock, *Hitler, A Study in Tyranny…*, *op. cit.*

Antes de criticar sus métodos y recetas, es bueno recordar que, históricamente y de forma documental, dependemos en gran medida de su diario y se sabe poco sobre las dosis que administraba, la frecuencia de la administración y las razones para prescribirlas al Paciente A. Tampoco sabemos hasta qué punto tuvo que prescribir lo que Hitler exigía o si realmente era un adicto. Si Hitler no era un adicto a las anfetaminas, es difícil entender por qué Morell le recetó tantas a lo largo de los años, principalmente desde 1940. Quizás lo hiciese para reducir el cansancio, pero Hitler experimentó fuertes dolores de cabeza, palpitaciones, mareos, agitación, elevación de la presión sistólica y diastólica y aumento de la aprensión. Quizás por eso Morell tuvo que recetarle bromuros y barbitúricos para bajarle los efectos de las anfetaminas. No hay manera de saber si Hitler era dependiente de los barbitúricos porque tampoco conocemos qué dosis le administraba, ni durante cuánto tiempo. ¿Podemos suponer que Adolf Hitler a veces estaba demasiado sedado, lo que hizo que Morell le administrara Coramine por vía intravenosa?[19].

¿Por qué el Hitler exigente, inseguro y despótico hipocondríaco, que podría haber elegido a cualquiera de los cientos de distinguidos médicos alemanes, se decantó por un mediocre como Theodor Morell? ¿Tal vez porque no representaba ninguna amenaza política o intelectual para él? ¿O porque era obediente, incondicional y ciegamente leal? ¿Porque Morell, como el propio Hitler, no era una figura del *establishment*, era también poco ortodoxo en su profesión y básicamente un solitario al igual que el Führer? Nunca lo sabremos. Quizás sea incluso una estupidez plantear la pregunta. Después de todo, historiadores, biógrafos y estudiosos de la figura de Hitler cuestionan todavía en pleno siglo XXI y probablemente seguirán haciéndolo en los siglos venideros, por qué Hitler hizo lo que hizo. Quizás Theodor Morell no fue muy diferente a otros a los que Hitler eligió como «aplaudidores» y «sicofantes», pero también es cierto que se mantuvo en el búnker en los últimos días del Reich y ya con los soviéticos en las puertas de Berlín, hasta que el propio Hitler le ordenó salir de la ciudad sitiada. Se sabe que Theodor Morell escapó de la capital del Reich en uno de los últimos vuelos que despegaron de la ciudad, pero fue capturado por los estadounidenses y formalmente detenido el 17 de julio de 1945. Fue interrogado como

---

[19] «Hitler as Seen by his Doctors»..., *op. cit.*

CONFIDENTIAL

OI - PIR/9
14 Sep 45

1089
27-9-45

HEADQUARTERS
UNITED STATES FORCES EUROPEAN THEATER
MILITARY INTELLIGENCE SERVICE CENTER
APO 757

OI PRELIMINARY INTERROGATION REPORT (PIR) No.9

PRISONER: Dr. MORELL, Theodor POSITION: Hitler's Doctor

1. PERSONAL DATA

PW was HITLER's private doctor from 1936 until April 1945. During this time he saw HITLER at least every second day. His position also brought about a variety of associations with the personalities in high Nazi circles.

2. ADMINISTRATIVE DATA

MORELL was interned at BAD REICHENHALL, transferred to Third Army and from there to M.I.S. Center at latter's request.

3. KNOWLEDGE BRIEF

a. HITLER's physical and mental state.
b. Penicillin production in Germany.
c. Medical details regarding MUSSOLINI.

4. INTERROGATION PLAN

Prisoner is being interrogated at the present time on 3. a. above. Further interrogation will follow on the basis of para 5 below.

5. COMMENTS AND RECOMMENDATIONS

Prisoner is one of the most unwholesome persons this center has housed, but has shown some willingness to cooperate.

At the present time PW is being brought into contact with other doctors who attended HITLER in order to obtain as clear a picture of that man as possible. It is recommended that steps be taken to locate Dr. von EICKEN, last known to be at the Charite Hospital in BERLIN; STUMPFEGGER, last known to be at a hospital at HOHENLYCHEN near BERLIN; and BLASCHKE, HITLER's dentist last seen at the Reichskanzlei in April 1945.

The recipients of this report are requested to submit special briefs of any subjects upon which this prisoner should be interrogated and to indicate the desirable distribution of the resultant report.

WHG,HM (Ed.JKV)

For the AC of S, G-2, U.S.F.E.T:

R E Berger, Capt

For WILLIAM R. PHILP
Colonel, F.A.,
Commandant

Distribution "D"

CONFIDENTIAL

- 1 -

REGRADED UNCLASSIFIED
ORDER SEC ARMY BY TAG PER 90264

DOWNGRADED AT 12 YEAR INTERVALS; NOT AUTOMATICALLY DECLASSIFIED DOD DIR 5200.10

Informe preliminar de interrogatorio de Theodor Morell.

médico personal de Hitler, pero nunca llegó a ser acusado por crímenes de guerra[20].

Lo cierto es que no podemos sino preguntarnos si el doctor Theodor Gilbert Morell supo alguna vez hasta qué punto su atención y sus recetas afectaron indirectamente a tantas vidas. Seguro que hasta su muerte el 26 de mayo de 1948, en la más absoluta pobreza y víctima de un ictus, jamás se lo llegó a plantear.

---

[20] Hugh Trevor-Roper, *Last Days of Hitler*, Palgrave McMillan, Londres, 2014.

1
El médico

Muchos historiadores que han estudiado a Hitler le han dado mayor o menor importancia a esa figura en la sombra que fue su omnipresente médico personal: Theodor Morell. Como hemos dicho anteriormente, Joachin Fest lo cita en una sola ocasión en su voluminosa biografía sobre el Führer. El historiador alemán Lothar Machtan en su obra *The Hidden Hitler* no lo menciona ni una sola vez. Allan Bullock en su monumental obra de más de 1700 páginas *Hitler and Stalin: Parallel Lives*, tan solo se refiere al médico en cinco ocasiones y Albert Speer, en sus memorias, poco más. Robert Payne también, en su obra *The Life and Death of Adolph Hitler*, alude a Theodor Morell en seis ocasiones. Tampoco los grandes biógrafos de los más famosos líderes del Reich dan demasiada importancia al doctor Morell. La historiadora Heike B. Görtemaker en su biografía *Eva Braun. Una vida con Hitler*, nombra al médico tan solo en la parte final de la vida de la pareja en el búnker. Peter Padfield en su magnífica biografía sobre el Reichsführer de las SS, Heinrich Himmler, alude a él únicamente en cuatro ocasiones. Emilie Christa Schroeder, fiel secretaria de Hitler, en sus memorias tituladas *He Was My Chief. The Memoirs of Adolf Hitler's Secretary*, no cita el nombre de Theodor Morell ni una vez.

¿Es que en los años en los que se escribieron estas biografías no se sabía todavía el verdadero papel jugado por Morell en la vida privada de Hitler? ¿Es que los grandes líderes del Tercer Reich no daban importancia alguna a ese obeso médico que acompañaba siempre al Führer? ¿Es que los grandes biógrafos y estudiosos de aquella época no supieron sobre el verdadero papel jugado por Morell? Lo cierto es que, aunque estos magníficos biógrafos no hayan dado suficiente valor a la figura de aquel personaje con gafas de concha que aparecía siempre fotografiado detrás de Hitler, el NKVD, la inteligencia soviética, sí lo detectó. En el llamado «Dosier Hitler», informe secreto redactado para el mismísimo Stalin basándose en los interrogatorios de Otto Günsche y Heinz Linge, ambos ayudantes del Führer, se cita el nombre del doctor Morell hasta en cuarenta y una ocasiones[1].

La verdad es que los poderosos de todas las épocas han visto influenciado su poder y sus decisiones políticas y militares por su estado físico y/o mental. Por ello, los «médicos oficiales» se convirtieron en piezas fundamentales de su poder. Le ocurrió a Theodor Morell, médico de Hitler, pero también a lord Charles Moran Wilson, médico de Winston Churchill; a Georg Zachariae, médico de Benito Mussolini; a Vladimir Vinogradov, médico de Iósif Stalin; o a Li Zhisui, médico del líder chino Mao Zedong.

Hasta la aparición de Morell, el médico de cabecera del Führer era el joven cirujano Karl Brandt, Gruppenführer de las SS y comisario del Reich para la Sanidad y la Higiene Pública[2]. Brandt intentaba convencer a Hitler sin demasiado éxito para que se sometiera a diversas pruebas médicas. A pesar de que su círculo más cercano se lo recomendaba también, Hitler era reacio a ponerse en manos de un médico de reconocido prestigio[3]. Albert Speer en sus famosas memorias relata que fueron barajados diversos nombres incluso de profesionales célebres o académicos, sin embargo, cuando llegaba el momento de elegir, Hitler los rechazaba a todos.

El mayor problema era que el propio Führer se negaba a admitir que él mismo fuera un enfermo y que por lo tanto necesitara un médico. Hitler llegó a decirle a Speer que si el pueblo alemán veía en

---

[1] Henrik Eberle y Matthias Uhl, *The Hitler Book: The Secret Dossier Prepared for Stalin from the Interrogations of Otto Guensche and Heinze Linge, Hitler's Closest Personal Aides*, Bristol Park Books, Nueva York, 2014.

[2] Karl Brandt sería acusado de crímenes de guerra durante el llamado «juicio a los médicos» de 1947 y condenado a muerte. Su ejecución se llevó a cabo mediante ahorcamiento en la prisión de Landsberg, el 2 de junio de 1948. Brandt tenía cuarenta y cuatro años.

[3] Ulf Schmidt, *Karl Brandt: The Nazi Doctor: Medicine and Power in the Third Reich*, Bloomsbury, Nueva York, 2007.

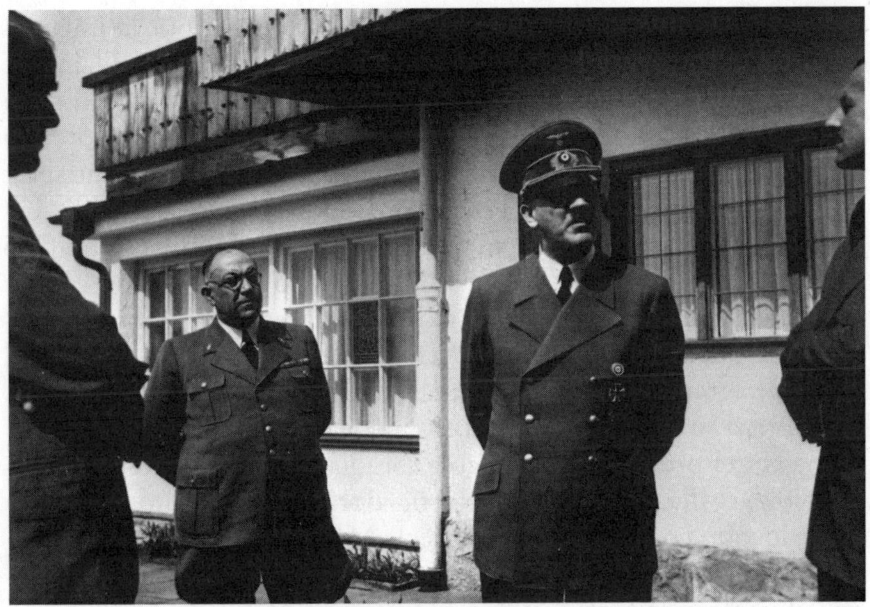

El doctor Morell y Adolf Hitler en la terraza del Berghof (1940).

su líder a un enfermo eso debilitaría su posición política, especialmente ante los Gobiernos extranjeros. Incluso se negó a que un médico le visitase a escondidas. El arquitecto de Hitler escribe: «Por lo que sé, en aquella época no era sometido a reconocimiento serio alguno, sino que se cuidaba de acuerdo con teorías que fundamentaba en sus síntomas; cosa que, por lo demás, respondía a su carácter de aficionado en todos los campos»[4]. Lo que sí se sabe es que fue el propio Hitler quien requirió los servicios del famoso otorrinolaringólogo berlinés, el profesor Carl Otto von Eicken. Hitler estaba preocupado por una severa afonía cada vez más acentuada. «Realmente, él [Hitler] pensaba que tenía algún tipo de cáncer de garganta», escribe Speer. El doctor Von Eicken no encontró el menor rastro de cáncer, pero sí de un inofensivo nódulo, que incluso el cirujano extirpó en la misma residencia del enfermo[5].

En 1936, Heinrich Hoffmann, amigo y fotógrafo personal de Hitler y aficionado a las prostitutas, pero mucho más a los clandestinos clubes homosexuales de Berlín, sufrió de blenorragia, una en-

[4] Albert Speer, *Inside the Third Reich: Memoirs*, Ishi Press, Nueva York, 2009.

[5] Von Eicken extraería un pólipo de la garganta de Hitler en mayo de 1935 y nuevamente en noviembre de 1944.

fermedad de transmisión sexual que se caracteriza por la inflamación de las vías urinarias y genitales. Esa dolencia era sencillamente gonorrea[6]. Hoffmann acudió entonces a un médico amigo suyo llamado Theodor Morell. En poco tiempo, el fotógrafo mejoró, en parte gracias al tratamiento con sulfamidas traídas desde Budapest que le administró Morell. El milagroso medicamento se llamaba Ultraseptyl. Desde ese mismo momento, Heinrich Hoffmann no dejó de hablar a Hitler sobre «ese increíble médico que lo trató y curó, y que incluso le había salvado la vida»[7]. Seguramente Hoffmann hablaba de buena fe porque una de las características que tenía Morell era la de agravar la enfermedad del paciente para luego, tras curarle, resaltar así su arte y conocimientos médicos y científicos.

Según el propio médico, había estudiado con el famosísimo microbiólogo Iliá Méchnikov, investigador en el Instituto Pasteur y galardonado con el Premio Nobel de Medicina en 1908 por su trabajo sobre la fagocitosis e inmunidad. El científico le había enseñado, al parecer, la forma de combatir las enfermedades bacterianas. Finalmente, en el otoño de 1936, Adolf Hitler se dejó convencer por Hoffmann para someterse a un amplio chequeo médico por parte de Theodor Morell. Según Albert Speer, Hitler quedó encantado con el resultado y se manifestó convencido de la necesidad de tener un médico siempre a su lado. «Todavía nadie me había dicho con tanta claridad y precisión lo que me ocurre. [...] Su camino para llegar a la curación discurre de una manera tan lógica que este doctor me hace concebir las mayores esperanzas. Me atendré exactamente a lo que me ha recetado», le dijo Hitler a Speer, que lo recogió en sus memorias. Hitler había revelado a Theodor Morell sus problemas estomacales y le mostró sus piernas vendadas. El médico pudo comprobar que el Führer sufría de terribles dolores debido a los supurantes eccemas que invadían sus piernas y parte de los pies[8]. También encontró a un Hitler completamente agotado y con grave estreñimiento, probablemente debido a una sobrecarga de tipo nervioso. El tratamiento fue inyectar al Führer un complemento vitamí-

---

[6] Anna Maria Sigmund, *Las mujeres de los nazis*, Plaza & Janés Editores, Barcelona, 2000.

[7] Heinrich Hoffmann, *Hitler Was My Friend. The Memoirs of Hitler's Photographer*, Frontline Books, Nueva York, 2012.

[8] Tania Crasnianski, *Le pouvoir sur ordonnance. Ces drogués qui ont fait le XXème siècle*, Grasset, París, 2017.

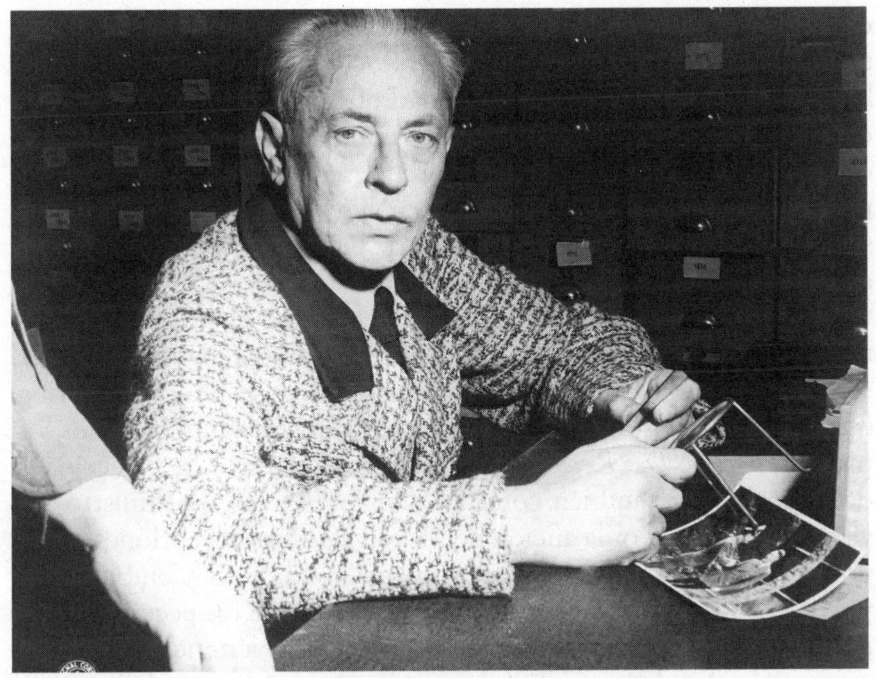

Heinrich Hoffmann presentó a Morell a Hitler.

nico, hormonas, fósforo y glucosa. Morell dijo a Hitler que el tratamiento tenía que durar un año y que «debía ser controlado de forma exhaustiva», algo que ayudó a que Hitler quisiera tener siempre al médico dentro de su estrecho círculo.

La mayor parte de los medicamentos recetados o inyectados, incluidas las dosis suministradas por Morell a Hitler, eran un misterio para todos, menos para él mismo. A partir de 1937, Morell se convirtió en la sombra de Hitler. Allí donde estaba el Führer, detrás estaba siempre aquella imagen rechoncha y sonriente de su médico personal. La descripción de su pasaporte indicaba «constitución media, cara ovalada, ojos grises y peso entre cien y ciento cinco kilos»[9].

La mayor parte de las sustancias inyectadas o recetadas al Führer eran cápsulas con bacterias intestinales bajo el nombre de Mutaflor y que, según Morell, él mismo fabricaba a través de «los mejores cultivos de un campesino búlgaro». Fuera cierto o no, la verdad es

[9] Ottmar Katz, *Théo Morell, médecin de Hitler*, Éditions France-Empire, París, 1986.

que provocó un gran recelo no solo entre los médicos que hasta entonces le habían tratado, incluido el doctor Karl Brandt, sino también en el férreo aparato de seguridad que rodeaba a Hitler. Brandt decidió entonces hacer indagaciones entre sus colegas. Todos coincidían en que los métodos de Morell eran «atrevidos, rechazados por falta de investigación y de gran peligro, que su administración supone debido a que la mayor parte de ellos provocarán una fuerte adicción».

También altos cargos del Tercer Reich, como el mismísimo Herman Göring, se dedicaban a desprestigiar a Morell. Albert Speer relata que un día, durante un fin de semana en el Berghof, Göring ofendió gravemente al médico denominándole delante de todos los presentes como *Der Reichsspritzenmeister*, «Maestro de Inyecciones del Reich» pero también como «Canciller Aguja» o «Ministro Inyector», en parte por la afición de Morell a utilizar inyecciones cuando se enfrentaba a cualquier problema médico. Sin embargo, al poco de iniciar el tratamiento, la mayor parte de los eccemas desaparecieron de los pies y piernas de Hitler. También mejoró su estómago y al cabo de unos días comenzó a comer platos más fuertes y en mayores cantidades, y a ganar peso. Los dolores y retortijones de estómago habían desaparecido. Feliz de ello, Adolf Hitler paga una fuerte suma de dinero a Morell, la cual le permite adquirir una casa

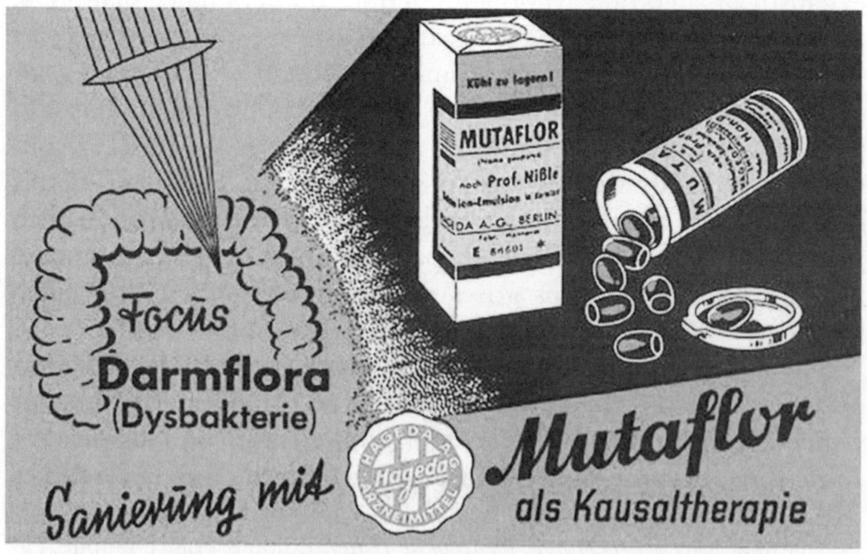

Publicidad de Mutaflor.

en un elegante barrio de Berlín. «Menos mal que he encontrado a Morell. Me ha salvado la vida. Su ayuda ha sido realmente maravillosa», confesó Hitler a Speer[10].

Para octubre de 1937, Hitler vuelve a estar débil y aumenta su hipocondría. «Hitler estaba convencido de que su vida sería corta y que su misión antes de ello sería restaurar la gloria de Alemania», aseguraría el propio Theodor Morell a Michael Musmanno, juez del Tribunal Internacional de Crímenes de Guerra de Núremberg[11].

El doctor Theodor Gilbert Morell nació el 22 de junio de 1886 en el pequeño pueblo de Trais-Münzenberg, en el Alto Hesse. Segundo hijo de un humilde profesor, su familia de origen hugonote se había trasladado desde Die, un pueblo cerca de Grenoble a Alemania a finales del siglo XVII, huyendo de las guerras de religión. Morell, al igual que su Paciente A, era de salud frágil. Desde su más tierna infancia había sufrido de dolores de pecho y calambres de estómago. Su madre procedía de una rica familia de granjeros de Hesse.

Tras cursar en la escuela elemental en Friedberg y en la escuela superior de Giessen, el joven Morell trabaja en diferentes empleos entre los dieciséis y los diecinueve años: repartidor, vendedor de pan, mecánico, cartero y, finalmente, maestro, profesión que abandona para matricularse en la Facultad de Medicina. En Francia, asiste a las clases del premio nobel Iliá Ilich Méchnikov en el prestigioso Instituto Pasteur, donde entre 1909 y 1910 estudia Parasitología que compagina con estudios de Obstetricia y Ginecología en el Instituto de Obstetricia Tornier de París, al que acuden todas las mujeres de la alta sociedad parisina. Allí conoce al famoso profesor Paul Bar, fundador de la institución. Morell se convierte en el más estrecho colaborador de Bar, hasta que finalmente decide regresar a Alemania. En Múnich recibe su diploma de médico, el 13 de agosto de 1913[12]. Su tesis doctoral sobre obstetricia y ginecología en la Universidad de Heidelberg consigue un «excelente» por parte del tribunal examinador, y el Ministerio de Estado Real de Baviera expide

---

[10] Albert Speer, *Inside the Third Reich…*, *op. cit.*

[11] Michael A. Musmanno, *Ten Days to Die: the Authoritative and Dramatic Story of Hitlers Mad Finale Told for the First Time in this Sensational Account Drawn from Direct Eyewitnesses*, Doubleday, Nueva York, 1950.

[12] David Irving, *Adolph Hitler: The Medical Diaries…*, *op. cit.*

su título de médico general, el 23 de mayo de 1913[13]. Aburrido de la sociedad de Múnich, el doctor Theodor Morell decide abandonar la ciudad y enrolarse como médico de a bordo en las navieras Woehrmann, Hamburg-South-Amerika y Norddeutscher Lloyd. Años después, el propio Morell confesaría al juez Musmanno que «los tratamientos más extraños a los que sometió al Führer fueron producto de su experiencia como médico de a bordo de los grandes cruceros que navegaban por los trópicos».

Finalmente, cansado de la vida nómada, Morell decidió regresar a Alemania e instalar una consulta en Dietzenbach. Allí trata enfermedades urinarias y venéreas. Esto último le granjea la amistad de los hombres más influyentes de la ciudad, en parte debido a la discreción con que Morell llevaba estos asuntos. Nunca extendía recetas a sus particulares pacientes, en parte para evitar que en las farmacias supieran que sus influyentes e infieles «amigos» eran aficionados a tratar con prostitutas y que por eso se habían contagiado de alguna enfermedad infecciosa. El 30 de julio de 1914, tan solo dos días después de estallar la Primera Guerra Mundial, el doctor Morell es movilizado y enviado como médico de batallón al frente occidental y, desde enero de 1918, como médico en el campo de prisioneros aliado en Ohrdruf, en Turingia. Allí permanece a salvo de los horrores de la guerra hasta que, en noviembre del mismo año, la derrota alemana y la posterior rendición provocan su desmovilización.

Los años siguientes son difíciles de rastrear. Se sabe que, en enero de 1919, Morell instala una consulta en la berlinesa Bayreuthstrasse, que permanece abierta durante los siguientes diecisiete años, exactamente hasta 1936. En 1920 conoce a una joven llamada Johanna —Honi— Möller, cantante de ópera e hija de un acomodado comerciante de telas, con quien contrae matrimonio. No llegan a tener hijos, pero ella se dedica en cuerpo y alma a ayudar a su marido a ascender en la sociedad. Son años florecientes debido a que sus pacientes son, en su mayoría, miembros destacados de la Comisión Interaliada[14]. También por la consulta del doctor Morell pasan gran

---

[13] Ottmar Katz, *Théo Morell, médecin de…*, *op. cit.*

[14] El término Comisión de Control Militar Interaliada se utilizó en una serie de tratados de paz, celebrados tras la Primera Guerra Mundial (1914-1918). Los miembros de esta comisión eran los encargados de hacer cumplir a las potencias

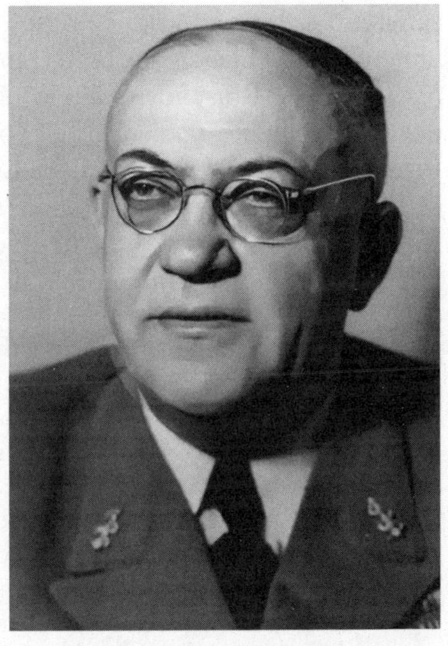
El doctor Theodor Morell.

cantidad de pacientes judíos con alto poder adquisitivo. Se dice que, para este grupo social, el oportunista Morell monta en 1925 un balneario en una villa de Heringsdorf, en la isla de Usedom, a orillas de la costa báltica, pero debido al poco éxito se ve obligado a reconvertirlo en un pequeño hotel dirigido por su propia esposa. Lo que se sabe con certeza es que Theodor Morell recibe ofertas del entonces sha de Persia, Reza Shah Pahlevi, y del rey Fernando I de Rumanía para convertirse en su médico de cabecera. Morell rechaza ambas propuestas en parte porque su consulta berlinesa se ha convertido en una auténtica mina de oro donde solo trata a aquellos que pueden abonar sus abultadas facturas[15].

A inicios de la década de los treinta Morell es ya un prominente médico con una amplia consulta con placa de bronce en la puerta que indica «Doctor Theodor Morell. Rayos X, diatermia de alta frecuencia, radioterapia, tratamientos galvánicos, análisis de orina y serología». Sus ingresos anuales alcanzan la nada desdeñable cifra de 150.000 *Reichsmarks*. En su consulta, detrás de su mesa y enmarcada en un brillante marco de plata, destaca una fotografía dedicada de Guillermo de Prusia, príncipe heredero imperial y jefe de la casa Hohenzollern. Otros famosos que pasaron también por su consulta fueron el tenor austríaco Richard Tauber; el boxeador alemán y

centrales derrotadas (Alemania, Austria-Hungría, Turquía y Bulgaria) los términos del tratado de paz, como eran la conversión de toda la producción militar y/o relacionada con armamentos, así como la transformación de instalaciones militares en un uso puramente comercial. La decisión y el *modus operandi* para garantizar esto recayó en la Comisión de Control Militar Interaliada. Esta dejó de operar en Alemania el 28 de febrero de 1927, seis años antes del ascenso de Hitler al poder.

[15] David Irving, *Adolph Hitler: The Medical Diaries...*, *op. cit.*

campeón del mundo de los pesos pesados Max Schmeling; la cantante y actriz chilena Rosita Serrano, conocida como *die chilenische Nachtigall* (el Ruiseñor Chileno); el pianista austríaco Peter Kreuder; el arquitecto y escultor Arno Breker; e incluso la amante de Joseph Goebbels, la actriz checa Lída Baarová. Se sabe por sus propias memorias, escritas tras la guerra, que la famosa directora Leni Riefenstahl fue también paciente de Morell o, al menos, el propio Hitler le ofreció ser tratada por su médico de cabecera:

> A los pocos días volvió a dejarse sentir mi terrible enfermedad, un cólico tras otro. Como no tolero la morfina ni otros calmantes estaba indefensa ante aquellos terribles ataques. [...] Los dolores habían marcado demasiado mi rostro. Volví a ingresar en una clínica. Por consejo de los médicos debía someterme a tratamiento en Bad Elster, con baños de fango. [...] al cabo de un mes fui dada de alta. El profesor Kielleuthner quiso examinarme otra vez. Antes de que hubiera libre una cama en su clínica, me alojé en el hotel Rheinischer Hof, frente a la estación de ferrocarril. Allí recibí sorprendentemente una visita insólita: Hitler. [...] «¿Qué cosas hace usted?», me dijo, tras entregarme unas flores. Me infundió ánimos y me ofreció hacerme tratar por su médico, el doctor Morell[16].

Tras la llegada al poder de los nazis en 1933, Theodor Morell descubrió horrorizado una mañana que su brillante placa de bronce había sido pintada con la palabra «judío». Probablemente este particular ataque se debió a que el médico tenía una amplia clientela judía o a que, como dijo a sus interrogadores aliados tras la guerra, «pudo ser por mi complexión morena y que pudo haberme confundido con un judío». Por esta misma razón y para prever problemas futuros, el 7 de abril de 1933 decide afiliarse al NSDAP, el Partido Nazi; sin embargo, se sabe que el médico continuó tratando pacientes judíos al menos hasta 1938.

En 1936, traslada su consulta al número 216 de la elegante Kurfürstendamm, y aunque esta vez la placa indicaba «Doctor Morell. Médico general», lo cierto es que su mayor número de pacientes se acercaba a verle para ser tratados por enfermedades venéreas. La nueva consulta estaba dividida en tres zonas: la consulta, que ocupa-

---

[16] Leni Riefenstahl, *Leni Riefenstahl: A Memoir*, Picador Books, Nueva York, 1995.

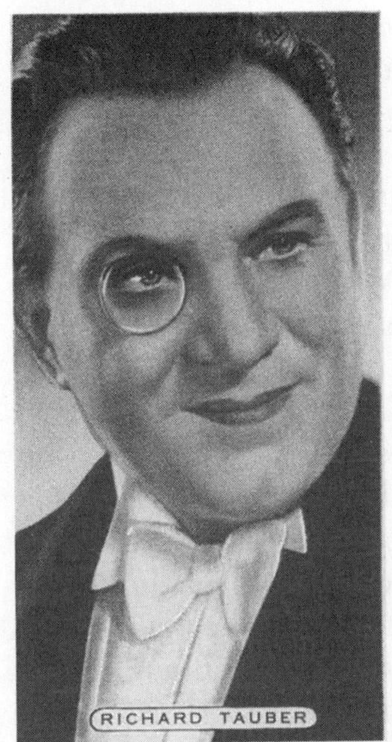

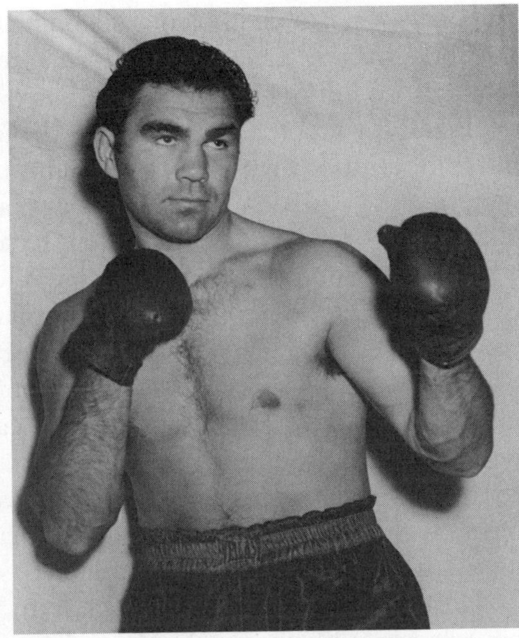

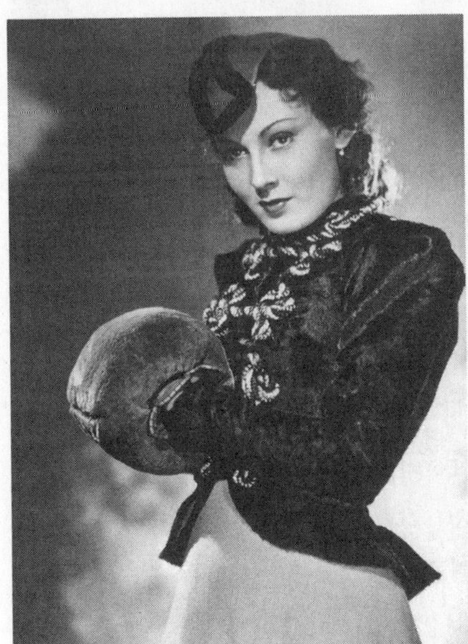

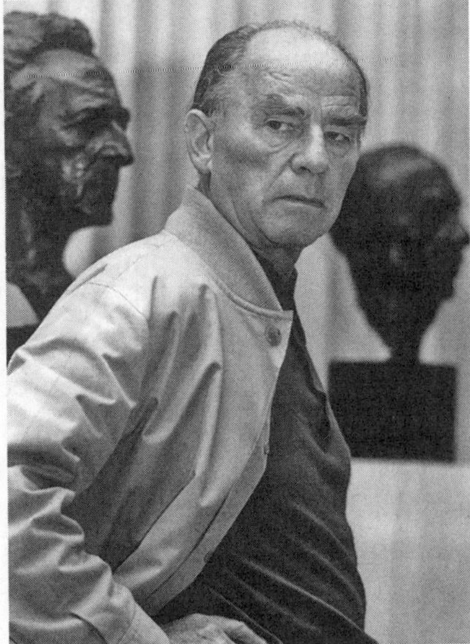

Famosos como Richard Tauber, Max Schmeling, Lída Baarová o Arno Breker fueron pacientes de Morell.

ba la mayor parte de la planta del edificio; una segunda zona, en la que tenía su residencia privada ricamente decorada con muebles diseñados por Gustav Heinrich Eberlein o bustos de mármol de Gustav Blaeser; y una tercera, en la que había instalado un gran equipo ultramoderno de rayos X, dos lámparas ultravioletas y tres aparatos diatérmicos[17]. Su vida hasta entonces era lineal. Sin ningún tipo de altibajos. Sin ninguna preocupación. Él se ocupaba de sus pacientes y del buen ritmo de su consulta, y su esposa Johanna de la administración, pero todo aquello iba a cambiar en la primavera de 1936 cuando recibe una llamada de su amigo Heinrich Hoffmann, amigo personal de Adolf Hitler y su fotógrafo oficial. El fotógrafo tenía un moderno estudio en las esquinas de las calles Amalienstrasse y Theresienstrasse en Múnich, donde se realizaban retratos de estudio en sesiones y venta de rollos y máquinas fotográficas llamado Photohaus Hoffmann. En el año 1929, Hoffmann contrató como asistentes a dos hermanas adolescentes llamadas Eva y Gretl Braun.

Hoffmann, un alcohólico empedernido, había comenzado a tener relaciones homosexuales desde la prematura muerte en 1928 de su esposa Therese Baumann, pero sabía que Morell no haría preguntas. El hecho es que la ficha del paciente «Hoffmann, Heinrich», aparecida tras la guerra, muestra que fue tratado de una «pielitis», inflamación que se produce en la pelvis renal, cuya principal función es recoger la orina[18]. Pocos días después, recibió una segunda y sorprendente llamada del fotógrafo. El agradecido paciente quería presentarle a un amigo «muy importante» en Múnich. Aunque lo hizo a regañadientes, Theodor Morell no tuvo más remedio que aceptar la invitación y más cuando el propio Hitler envió su avión y a su piloto privado Hans Baur, para recogerle y trasladarlo hasta la capital bávara. Ya no habría vuelta atrás.

Poco después, en la residencia de Hoffmann, situada en el elegante barrio muniqués de Bogenhausen, Morell estrechó la mano del canciller de Alemania, Adolf Hitler. De esta forma quedaría así sellado su destino en paralelo al del Führer del Tercer Reich. En

---

[17] Hans-Joachim Neumann y Henrik Eberle, *Was Hitler Ill? A Final Diagnosis*, Polity Press, Cambridge, 2013.

[18] Con el fin de acabar con las habladurías sobre su homosexualidad, se dice que Hitler obligó a su amigo y fotógrafo a contraer matrimonio nuevamente. La elegida fue Erna Gröbke.

esos días, Hitler sufría de una profunda depresión debido a la muerte de su conductor y amigo, Julius Schreck. También estaba preocupado por la salud de su también amigo y fotógrafo oficial, Heinrich Hoffmann.

Hitler pidió entonces a Morell que no se separase del fotógrafo durante toda su convalecencia, algo que para el médico era un absoluto problema debido a que tendría que abandonar a sus importantes pacientes que seguían acudiendo a su consulta. Durante un viaje a Venecia con Hoffmann, el médico pudo acercarse aún más a Hitler y más cuando consiguió curar al fotógrafo oficial del líder nazi. En el verano de 1936, Johanna Morell visitó a su esposo en la casa de Heinrich Hoffmann. Después de un almuerzo, el médico señaló a una rubia y le dijo a su esposa: «¿Ves a esa rubia? Es la "amiga" del Führer». Eva Braun había sido una de las principales ayudantes en el laboratorio de Heinrich Hoffmann. Johanna Morell hizo buena amistad con aquella jovencita de veinticuatro años, algo que ayudaría a establecer una relación aún más estrecha entre el propio Morell y Hitler. Pocas semanas después, Morell se había convertido también en el médico de confianza de Franziska Braun, la madre de Eva, tras tratarla de sus dolorosas y molestas migrañas. La familia Braun estaba tan encantada con el médico que fue la propia Eva quien invitó a Morell al Berghof. Incluso se sabe por las anotaciones del médico que la amante de Hitler le consultó en diversas ocasiones sobre la posible utilización de alguna inyección para quitarse el hábito de fumar[19]. Se dice también que Morell conocía un secreto de Eva Braun y que, por ese mismo motivo, la amante del Führer evitó siempre descalificar al médico abiertamente. Al parecer, Morell sabía que la joven Eva había intentado suicidarse el 28 de mayo de 1935, tomando una caja de somníferos Vanodorm. La encontró inconsciente su hermana Ilse, que le practicó los primeros auxilios y llamó a un médico. Eva había tomado veinte pastillas con alcohol. No se sabe bien cómo Theodor Morell conocía aquel incidente[20].

Morell y su esposa Johanna sabían que quien pasaba por el Berghof pertenecía desde ese mismo momento al selecto séquito de Hitler, un grupo solo parcialmente idéntico al estrato dirigente del Tercer Reich. En este grupo estaban integradas también las familias con

---

19 Anna Maria Sigmund, *Las mujeres de los nazis…*, *op. cit.*

20 *Ibidem.*

residencias permanentes en el Obersalzberg, como la de Albert Speer, Rudolf Hess o Martin Bormann, jefe de la Cancillería y verdadera *alma mater* del valle bávaro. Hermann Göring raras veces se dejaba ver en el valle. Otros invitados frecuentes en el Berghof eran Joseph Goebbels y su familia o el fotógrafo Heinrich Hoffmann. También siempre presentes estaban los dos médicos de confianza del Führer, Karl Brandt y Theodor Morell. Heinrich Himmler o Reinhard Heydrich iban en raras ocasiones, en parte porque Eva Braun prefería en el Berghof un ambiente de artistas, actores o deportistas que aquellos toscos militares y miembros de las SS, con los que no tenía nada en común.

Para Albert Speer Morell no era un charlatán, sino más bien un fanático poseído por el amor a su profesión y la pasión por el dinero: «Era un médico que no había logrado una aceptación unánime en el entorno del Führer, tanto por su físico poco saludable y sus modales groseros como por su influencia real o supuesta». El arquitecto de Hitler escribe en sus memorias sobre el diagnóstico y tratamiento fallido que le impuso a él mismo el doctor Morell:

> En 1936, cuando mi circulación y mi estómago se rebelaron, llamé al consultorio privado de Morell. Después de un examen superficial, Morell me recetó tabletas de bacterias intestinales,

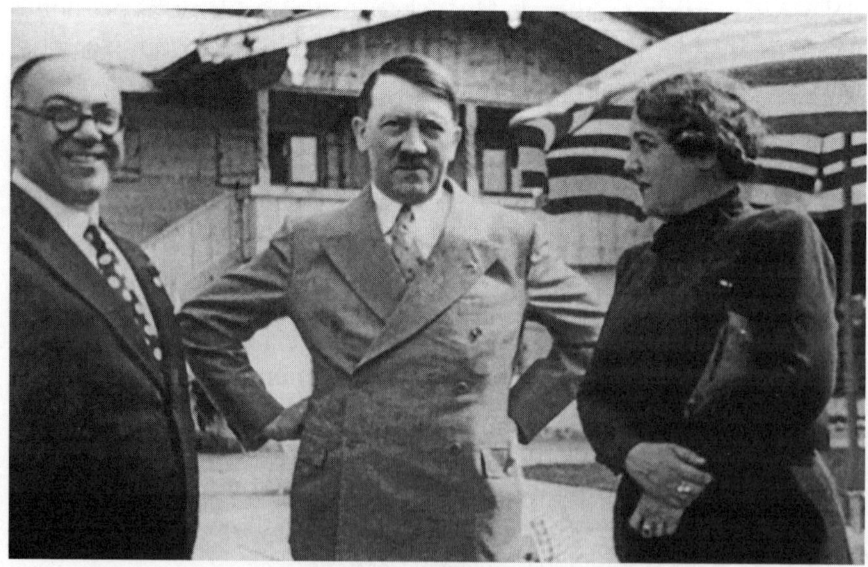

Morell, Hitler y Johanna Morell en el Berghof.

dextrosa, vitaminas y hormonas. Por razones de seguridad, el profesor Von Bergmann, especialista en medicina interna de la Universidad de Berlín, me hizo un examen minucioso. No sufría ningún problema orgánico, concluyó, sino solo síntomas nerviosos causados por el exceso de trabajo. Reduje el ritmo lo mejor que pude y los síntomas disminuyeron. Para no ofender a Hitler, fingí que seguía cuidadosamente las instrucciones de Morell y, como mi salud mejoró, me convertí durante un tiempo en la «obra maestra» de Morell[21].

Freytag von Loringhoven, ayudante de campo del general Heinz Guderian, el padre de la guerra relámpago, afirmaba: «Con el pretexto de ser el médico personal de Hitler, Morell era solamente un aprovechado de la guerra». Karl Wilhem Krause, guardaespaldas de Hitler, dijo a sus interrogadores estadounidenses tras el fin de la guerra: «¡Las muchas inyecciones que [Morell] le ponía a Hitler casi diariamente tienen que consumir a un hombre! Hitler tomaba pastillas en cantidades industriales».

Todos criticaban los diagnósticos de Morell, incluso los tratamientos a los que sometía a Hitler, pero nadie conocía realmente lo que contenían aquellas jeringuillas. Solo lo sabía Theodor Morell. «Ni yo ni los otros médicos sabemos qué contenían sus pinchazos. [...] Sigo estupefacto por la influencia que ejercía sobre Hitler en cuestiones médicas», señalaba el doctor Karl Brandt, Gruppenführer de las SS y ejecutado en la horca en junio de 1948 por crímenes de guerra y crímenes de lesa humanidad. El historiador y exmiembro de la inteligencia británica Hugh Trevor-Roper describía a Theodor Morell como «un hombre viejo doblegado por los modales serviles, con un lenguaje incoherente y con rutinas de higiene propias de un cerdo. [...] Era imposible vislumbrar cómo un hombre que no cultivaba el más mínimo respeto por sí mismo podía ser elegido médico personal, incluso por una persona que tuviera una capacidad de elección limitada»[22]. Emilie Christa Schroeder, una de las secretarias personales de Hitler, describía para sus interrogadores aliados al médico de Hitler: «Tenía las orejas y los puños cubiertos de pelo. En los dedos más grandes llevaba exóticos anillos que había comprado durante sus viajes por el extranjero. Allí también

---

21 Albert Speer, *Inside the Third Reich...*, *op. cit.*

22 Hugh Trevor-Roper, *Last Days of Hitler...*, *op. cit.*

había incorporado algunos hábitos alimentarios, como no pelar la naranja, sino clavarle directamente los dientes con cáscara y todo hasta que salga el jugo. También era muy vanidoso. Si un fotógrafo se acercaba con su cámara, Morell se situaba inmediatamente al costado de Hitler».

Karl Brandt, el que fuera médico de Hitler, describía así a su «archienemigo»: «Morell nació en no sé qué localidad de las cercanías de Darmstadt. Tendrá unos cincuenta años, es muy gordo, calvo, tiene el rostro redondo y mofletudo, la tez muy oscura y los ojos marrones, es miope y usa gafas. Tiene las manos y el torso muy peludos. Mide aproximadamente un metro setenta»[23]. Eva Braun, la amante del Führer, a pesar de saber que había curado a su propia madre de sus migrañas, aseguraba que el médico era tan sucio que le provocaba náuseas, en parte por su olor corporal. Ante las continuas quejas de su compañera, Hitler afirmaba de forma tajante: «Yo no empleo a Morell por su aroma, sino para que cuide de mi salud».

Lo cierto es que, ya para las Navidades de 1936, Heinrich Hoffmann invitó a Morell y a su esposa a pasar unos días en el Obersalzberg, el valle en el que se asentaba el Berghof de Hitler, cerca de Berchtesgaden. Johanna Morell recuerda un día cuando todo el mundo estaba reunido en la bolera de la residencia de descanso del Führer y fue una Navidad que el matrimonio Morell jamás olvidaría:

> Yo estaba con mi marido cuando Hitler vino hacia nosotros y le dijo: «¿Dispone usted de un momento, Morell?». Los dos se fueron a dar una vuelta juntos. [...] Bormann y Brandt llegaron. Evidentemente, algo se olían. Ambos hombres entraron precipitadamente en el lugar en el que estaban Hitler y mi marido. Pero Hitler les echó con gritos. ¡Y entonces fue cuando enganchó a mi marido![24].

El acuerdo establecido entre ambos fue que el médico se encargaría de cuidar de la salud del hombre más poderoso de Europa. Lo más curioso de todo es que, a inicios de 1937, Adolf Hitler no sufría de ningún problema serio de estómago y hasta ese momento ningún médico parecía haber podido curarle sus molestias estomacales, aunque lo más probable es que estas dolencias fueran tan solo estrés

---

[23] Ulf Schmidt, *Karl Brandt: The Nazi Doctor...*, *op. cit.*

[24] David Irving, *Adolph Hitler: The Medical Diaries...*, *op. cit.*

y nervios. Theodor Morell lo sospechó desde el primer momento. En sus diarios personales hay varias anotaciones al respecto, pero la verdadera razón por la que Morell se convirtió en médico personal del Führer sería el eccema severo que sufría el líder alemán. El eccema le afectaba a ambas piernas y era tan molesto que los médicos tenían que cubrírselas con gruesos vendajes que le impedían incluso poder calzarse las botas. Hitler le dijo a Morell que si era capaz de curarle semejante molestia le regalaría una propiedad en la ciudad y barrio que él eligiese. Johanna Morell recordaría años después a sus interrogadores aliados que aquel regalo no le entusiasmó demasiado. Aquella casa iba a significar el fin de la libertad de su esposo como médico y como ciudadano anónimo.

> Le dije a mi esposo, cuando regresó de su encuentro con Hitler, que para qué necesitábamos todo aquello. ¿Por qué vinimos aquí [Berghof], en vez de ir a cualquier otro sitio? Conseguiremos una vida espléndida en Berlín sin necesidad de estar en el estrecho círculo del Führer. Sin embargo, a mi esposo le perdió la tentación de estar cerca del poder, aunque yo le intentase convencer de que jamás formaría parte de aquella élite. El inicio del final fue sin duda al día siguiente de su encuentro, cuando mi esposo confirmó a Hitler que él le pondría en perfecto estado de salud en menos de un año. Entonces ya no había vuelta atrás[25].

Hitler tenía hasta 1937 una buena constitución. Había padecido unos pequeños problemas pulmonares cuando era pequeño, pero habían desaparecido con el tiempo. «Nunca estuve enfermo», solía decir el propio Hitler a su entorno. Morell apuntó en su diario que Hitler tenía una cicatriz en su muslo izquierdo, resultado de una herida sufrida durante la Primera Guerra Mundial. El doctor Erwin Giesing, especialista en otorrinolaringología, escribió en su diario en noviembre de 1945 que el Führer tenía una «vieja cicatriz ovalada del tamaño de una habichuela y muy arrugada, de la Primera Guerra Mundial, con su eje mayor vertical. [...] Hitler no supo decirme si aún quedaba dentro alguna esquirla»[26].

Cuando Theodor Morell le propuso hacerle un chequeo general para realizar una historia médica, Hitler se negó en rotundo. El

[25] Anna Maria Sigmund, *Las mujeres de los nazis...*, *op. cit.*

[26] Hans-Joachim Neumann y Henrik Eberle, *Was Hitler Ill?...*, *op. cit.*

31 de marzo de 1945, el médico apuntó en su diario la negativa del Führer: «Nunca he estado enfermo, por lo tanto no hay nada que escribir», le dijo. La verdad es que esta afirmación no era del todo cierta. Morell sabía que durante el Putsch de Múnich, en noviembre de 1923, Hitler sufrió una caída hiriéndose la clavícula izquierda y el hombro del mismo lado. Durante un tiempo tuvo que llevar el brazo en cabestrillo. Morell anotó en su diario: «El Paciente A se fracturó el omóplato izquierdo por la parte inferior de la cavidad glenoidea. [...] el grado de abducción y rotación del hombro izquierdo quedó limitado algunos años». De todas formas, Adolf Hitler siguió insistiendo ante su médico que no había nada que escribir porque con el tiempo fue capaz de recobrar por completo la movilidad de su hombro y brazo, y aunque seguía defendiendo este mismo debate de forma vehemente, se sabe, por ejemplo, que en julio de 1941 sufrió un ataque de disentería que le obligó a meterse en la cama.

Lo cierto es que Theodor Morell consiguió ir recopilando datos y declaraciones de médicos y compañeros que le ayudaron a crear un historial médico. El 1 de diciembre de 1941, tras inyectarle un compuesto de glucosa, Vitamultin y extracto de hígado, el médico escribió en su diario: «Siempre dice [Hitler] que los peores espasmos estomacales los ha sufrido tras violentos trastornos emocionales». Durante el juicio de 1924, con posible condena a la pena capital; en 1929, debido a las fuertes deudas acumuladas por el periódico *Völkischer Beobachter* y la editorial Eher; en 1935 y 1936, por la falta de fiabilidad en los altos mandos militares; en 1943, justo antes de su encuentro con Benito Mussolini en la ciudad de Feltre, cuando ya se esperaba la traición del ejército italiano y su posterior rendición a los aliados; o después de julio de 1944, tras su intento de asesinato en la llamada operación Valkiria.

El 3 de octubre de 1944, Morell vuelve a escribir en su diario:

> Podría decir cómo el Führer comentó esa tarde que había tenido espasmos estomacales y meteorismo desde 1929, como resultado de los trastornos de entonces. [...] También sufrió violentos espasmos después de tomar unas píldoras recomendadas por el doctor Brückner durante un largo periodo de tiempo. El doctor Grawitz pudo comprobar la presencia de alcohol metílico en las cápsulas. Desde entonces han venido sucediéndose los espasmos

una y otra vez, tras periodos de máxima tensión, como los muchos que viene sufriendo últimamente[27].

Cuando Theodor Morell se convirtió en el médico oficial del canciller alemán en 1936, Hitler era ya un vegetariano radical. No comía pescado, ni pollo, ni huevos, y mucho menos carne de ningún tipo. Walther Darré, entonces ministro de Alimentación y Agricultura del Reich, aseguró en sus memorias que su conversión al vegetarianismo llegó a la vida de Hitler en septiembre de 1931 tras el suicidio de su sobrina Geli Raubal[28]. Erwin Geising declaró a sus interrogadores tras la guerra que probablemente un Hitler culpable pensase que debía reprimir su apetito sexual abandonando el consumo de carne. Anni Winter, la fiel ama de llaves del propio Führer, pensaba lo mismo: «Dejó de comer carne tras la muerte de su sobrina Geli. [...] Disfrutaba comiendo pasteles, fruta y vegetales, pero cuando el profesor Morell llegó a ser su médico sus hábitos alimenticios fueron realmente a peor, llegando a ser insanos y anormales». La propia Winter llegó a revelar a un historiador alemán en 1952 que «Morell tenía una influencia demoníaca sobre Hitler y había ido lenta, pero sistemáticamente, arruinando la salud de Hitler. Había matado de hambre al Führer y luego le mantuvo vivo artificialmente con sus inyecciones y píldoras misteriosas»[29].

La verdad es que durante sus primeros años como político Hitler y los médicos no se llevaban del todo bien, hasta que en el verano de 1933 todo cambió. El 15 de agosto, Hitler y su séquito se dirigían a la ciudad de Reit im Winkl. Uno de los vehículos sufrió un terrible accidente, llegando a volcar. Brückner, edecán del Führer, quedó malherido. Fractura de su pierna izquierda y también de cráneo. El doctor Karl Brandt, que viajaba en el séquito, pudo trasladar a Brückner hasta el hospital de Traunstein y salvarle la vida. En ese mismo momento, Hitler decidió que era necesario para él viajar siempre acompañado de un médico en todo momento. Cuando Hitler se reunió en Venecia con Mussolini, al año siguiente, Karl Brandt figuraba en el séquito.

---

[27] Kurt Kruger, *I was Hitler's doctor: From the German of Kurt Krueger*, Biltmore Publishers Company, Asheville, Carolina del Norte, 1943.

[28] Anna Bramwell, *Blood and Soil: Richard Walther Darré and Hitler's «Green Party»*, Kensal Press, Londres, 1985.

[29] Christa Schroeder, *He Was My Chief...*, *op. cit.*

Brandt era un hombre apuesto nacido en Mülhausen (Alsacia) el 8 de enero de 1904. Estudió Cirugía en Jena, Friburgo, Múnich y Berlín justo antes de comenzar sus prácticas con el prestigioso médico y profesor de medicina, Georg Magnus, en el Hospital Minero de Bochum. En el verano de 1932, vio por vez primera a Adolf Hitler cerca de Essen y se afilió al Partido Nacionalsocialista una semana después de que este llegara al poder. Cuando el profesor Magnus fue enviado en el invierno de 1933 a la Universidad de Berlín, pidió a Brandt que se uniera a su joven equipo de cirujanos en el Departamento de Cirugía del Hospital Universitario. No está muy claro cómo Brandt se incorporó al círculo de Hitler, pero algunos aseguran que fue a través de la bella campeona de natación Anni Rehborn. Emile Maurice, el que fuera el fiel chófer del Führer, había visto una fotografía de ella cuando estaban recluidos en la fortaleza-prisión de Landsberg en 1924. Este, a su vez, le habló a Hitler de la joven y cuando el Partido Nazi subió al poder, Rehborn entró en el círculo de confianza del nuevo canciller. Al parecer, la deportista conoció a Brandt a través de amigos comunes y ambos terminaron casándose, lo que hizo que Karl Brandt se moviera desde ese momento en el círculo íntimo de Adolf Hitler y más tarde como su médico de confianza.

Theodor Morell escribió también en su informe médico sobre el Paciente A que durante la Noche de los Cuchillos Largos, en junio de 1934, en el que fueron purgados y ejecutados todos los miembros de las SA, incluido su máximo líder, Ernst Röhm, Hitler le dijo al doctor Carl von Eicken, que había sufrido de tinnitus, un continuo zumbido en los oídos por «causa de todas las preocupaciones de ese día». También a través del profesor Ernst-Günther Schenck, Morell pudo saber que su paciente había padecido fuertes dolores gastrointestinales durante la Primera Guerra Mundial.

El cabo Hitler llegó a automedicarse con un producto llamado Neo-Ballistol, y que no era otra cosa que aceite para la limpieza de armas. Se había corrido la voz en las trincheras de que el Ballistol era un «medicamento» eficaz para los dolores de estómago y un hombre de negocios decidió comercializarlo sin ningún tipo de control. Un compañero de armas le dijo al cabo Hitler que le ayudaría a mejorar sus continuos dolores de estómago, pero el problema era que el Ballistol contenía altas dosis de alcohol amílico, lo que suponía intoxicación segura. Años después, el Neo-Ballistol sería prohibido por la

Agencia de Salud del Reich. Morell descubrió que tras medicarse con este producto Hitler comenzó a sufrir terribles migrañas, diplopía o visión doble, pequeños desvanecimientos y un continuo zumbido en ambos oídos. Lo que pasaba realmente era que Hitler se estaba intoxicando con el alcohol amílico. El doctor Grawitz le trató por envenenamiento severo.

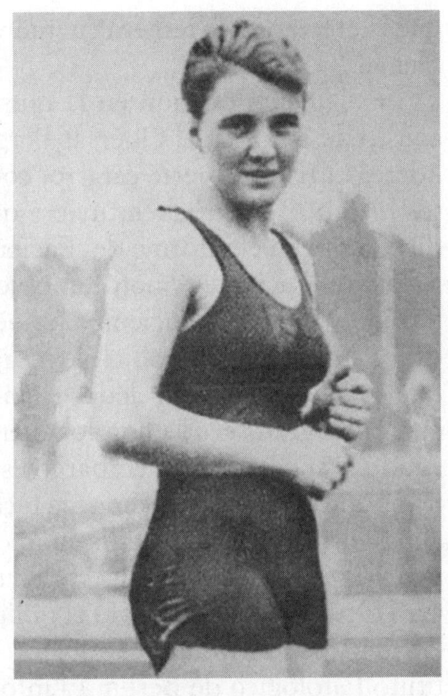
Anni Rehborn, campeona de natación y esposa de Karl Brandt, consiguió que este entrara en el círculo de Hitler.

El doctor Carl Otto von Eicken, el más importante especialista en otorrinolaringología y que ejercía en la prestigiosa clínica de La Charitè de Berlín, le contó a Morell que en la primavera de 1935 Adolf Hitler se alarmó cuando, durante un discurso que pronunciaba en Múnich, comenzó a carraspear sin parar e incluso sintió como si algo en su garganta le taponase el orificio. Rudolf Hess confesó al médico que de vez en cuando Hitler soltaba algún sonido estridente, algo que le molestaba sobremanera. Aquello suponía una mancha en su estudiada imagen de sano líder de Alemania. Al parecer, el canciller sufría de un tumor maligno en la garganta, o eso creía él. El 13 de mayo, Von Eicken fue trasladado en secreto en un vehículo de las SS hasta la Cancillería y allí se vio obligado a tener que intervenir al Führer, ya que este se negaba a ser trasladado hasta La Charitè. Hitler no deseaba que nadie se enterase de que el Führer del Tercer Reich pudiera llegar a estar enfermo. Aquello podría suponer un signo de debilidad que no estaba dispuesto a mostrar a nadie ni ante nadie. «*Herr* profesor, ¿cree usted que voy a morir? Al emperador Federico se lo comunicaron y yo necesito buscar un sucesor», dijo Hitler. «No», respondió el famoso médico. Von Eicken descubrió que lo que provocaba aquel sonido estridente en su voz no era otra cosa que un sencillo pólipo en la laringe y que le afectaba a la tercera cuerda vocal. Lo extirpó sin ningún problema.

La siguiente ocasión en la que fue llevado ante Hitler sería en agosto de 1935, en el Obersalzberg, el valle donde descansaban los líderes nazis. Un fuerte catarro, con dolor de garganta y una severa tos hizo que Von Eicken tuviera que desplazarse a Baviera. El médico anotó en el informe del Paciente A: «En la segunda semana de agosto, el Paciente A notó un objeto extraño y muy molesto en su faringe. [...] A los pacientes les ocurre que, al centrar su atención en los síntomas de un objeto extraño tragado, recuerdan una espina que se les clavó en un dedo, cuando llevaban un ramo de flores y cuando logran sacarla con los dientes se la tragan, notan un dolor agudo al tragarla, y sin embargo eso no les molesta más». El otorrino apuntó también en la misma fecha: «Se percibe mucosidad en las amígdalas con una faringitis aguda. Toques faríngeos con nitrato de plata al 2,5 %». Mientras Hitler seguía el tratamiento, el doctor Carl Otto von Eicken envió el pólipo que le había extirpado al «Paciente A: Adolf Müller» al doctor Rössle, famoso patólogo del Instituto Patológico de Berlín. El informe le es remitido el 21 de agosto de 1935:

> Es un pólipo de la cuerda vocal (papiloma). Es benigno. Ha sido completamente extirpado; presenta signos de inflamación crónica, con pequeñas hemorragias y restos hemáticos en los tejidos, como suelen encontrarse siempre en tales pólipos[30].

De la etapa de 1936, Morell consiguió reunir más información médica sobre su importante paciente. Aunque ese año fue una época de grandes avances políticos y militares —como el importante resurgimiento de la Wehrmacht o la remilitarización de la región de Renania en el mes de marzo, incluso desoyendo los consejos del grupo de generales—, Hitler sufrió un duro golpe, cuando el 16 de mayo Julius Schreck, su chófer personal, murió tras una penosa y larga enfermedad. El 20 de mayo, el vehículo de las SS se plantaba nuevamente en la puerta de La Charitè. El doctor Carl Otto von Eicken escribió: «Ha tenido un zumbido en sus oídos otra vez du-

---

[30] Morris Leikind, *Studies in Pathography II. Adolph Hitler*, CIA, January 1, 1968.

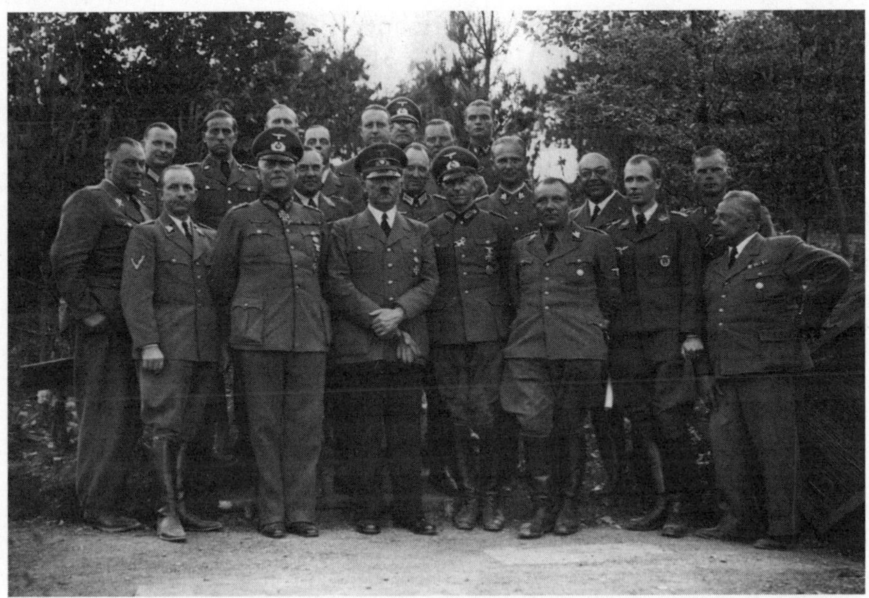

Theodor Morell (cuarto por la izquierda), junto a los hombres más cercanos a Hitler.

rante varios días. Por la noche le suena como un timbre metálico agudo en su oído izquierdo. [...] su audición es normal en ambos lados y oyendo a más de seis metros. Obviamente, exceso de trabajo. Preocupado por su conductor (Schreck) no consigue dormirse y entonces duerme poco. Recomiendo al paciente que dé largos paseos por la tarde, tome baños calientes y fríos en los pies, sedantes ligeros y que haga un alto en el trabajo». Hitler, muy dado al autodiagnóstico, respondió a Von Eicken: «Siempre duermo mejor en el Obersalzberg que en Berlín. [...] Nací a una altitud de 390 metros y creo que un hombre debe vivir en la altitud que ha nacido»[31].

Fiel a Hitler hasta días antes del suicidio de este, ambos hombres llegaron a establecer una buena relación de amistad. Hitler se sentía a gusto con Morell y viceversa. Muchas veces, Adolf Hitler aparecía por sorpresa en la casa de los Morell a tomar el té y a comer los pasteles de almendra que hacía Johanna Morell. Aquella relación supuso para el médico un auténtico «sello de calidad». Si ese hombre atendía las necesidades médicas del Führer estaba claro que era un gran médico. A su consulta comenzaron a llegar grandes industria-

[31] David Irving, *Adolph Hitler: The Medical Diaries...*, *op. cit.*

les como Alfried Krupp o los hermanos Fritz y Heinrich Thyssen; aristócratas como Felipe de Hesse; altos mandos del ejército alemán. También se remangaron para recibir las inyecciones de Morell Joachim von Ribbentrop, Walther Funk, Robert Ley, Alfred Rosenberg, Joseph Goebbels, Erich Koch; los arquitectos Albert Speer o Hermann Giesle; e igualmente Neville Chamberlain para ser tratado por una gripe en septiembre de 1938, el checoslovaco Emil Hácha, Benito Mussolini, el mariscal Ion Antonescu o Hiroshi Oshima, embajador japonés en Berlín. Todos pasaban por la consulta de aquel rechoncho médico. Por ejemplo, fue Theodor Morell quien administró a Rudolf Hess varias dosis de Vitamultin para aguantar su vuelo hasta Escocia en mayo de 1941.

A pesar de su importancia en la estrecha esfera del Führer, Morell sigue sin ser reconocido por los altos mandos militares y de las SS que rodean a Hitler. El médico escribe a su esposa describiendo el ambiente de «camaradería militar» que rodea a los miembros del círculo de Hitler, en parte por las optimistas noticias llegadas desde todos los frentes, pero él sigue siendo rechazado por estos, que lo ven como un paria y un civil. Sus cartas a su esposa Johanna están llenas de amargura.

«Pon una hebilla de oro en el cinturón como la de los oficiales del partido. Aparentemente, aquí hay serias objeciones a que porte las hebillas de las SS. [...] Brandt lleva desde hoy las hombreras de Obersturmbannführer [teniente coronel]», escribe Morell a su esposa no sin cierta envidia. Pero la guerra psicológica de Brandt sobre Morell no iba a quedarse solo ahí. El médico definía a todos los que formaban parte del círculo de Hitler como la «banda de sicofantes»[32] y en especial al fotógrafo Heinrich Hoffmann, a Karl Brandt y al doctor Hasselbach. «Eran todos jóvenes y elegantes y vestían sus vistosos uniformes de las SS. Y allí estaba mi marido, con su uniforme gris, y antes de ese, el marrón. Eso era todo lo que tenía. Él no tenía ningún cargo en el partido», explicaba la propia Johanna Morell a un periodista en 1967.

Theodor Morell escribió una carta a su esposa, el 13 de mayo de 1940: «Cuartel general. 13 de mayo. Tengo que compartir habitación con Heini [Hoffmann]. [...] Hoy ha salido a pasear a algún

---

[32] Individuo despreciable que, a través de la adulación hacia personas influyentes, busca mejorar su posición social y alcanzar cierto prestigio.

lugar con el doctor B. [Brandt]. Veremos lo que puedo aguantarle». El médico de Hitler se mostraba molesto con el fotógrafo, pero más por una cuestión de envidia «económica» que por una cuestión personal. Morell comentó a su esposa y a otros miembros de su círculo íntimo que le incomodaba profundamente que Hoffmann siguiese ganando dinero con las imágenes de Adolf Hitler mientras él se veía obligado a perder buenos ingresos y pacientes al no poder atender su clínica berlinesa.

Pero lo que Morell no dice a su esposa en su lista de quejas es que el hecho de ser el «médico del Führer» le había reportado pingües beneficios. En 1935 se había hecho con un gran paquete accionarial de Hamma, una subsidiaria de los Laboratorios Nordmark. Era miembro del consejo de administración de Hageda (fabricante del Mutaflor) y de Chinoin de Budapest, y que durante la guerra fabricaba sulfamidas de baja calidad bajo el nombre de Ultraseptyl. También formó la Walter Haupt & Co., adquirió una fábrica de productos farmacéuticos situada en los Sudetes y que había quebrado y allí fundó la Kosolup Farben AG[33].

Morell escribía a su esposa el 3 de junio de 1940 sobre sus planes de fabricación de nuevos medicamentos, pero también sobre Hoffmann:

> Heini [Hoffmann] quiere una parte de todo y no acaba de entender cómo alguien quiere ganar dinero sin su participación, y luego por no hacer absolutamente nada de nada. [...] Si nuestros proyectos químicos salen adelante, al fin y al cabo tengo cincuenta y cuatro años, las villas de Heringsdorf no se pagan y solo podemos mantener Schwanenwerder si mis ingresos siguen altos; así, debo ganar mucho dinero como médico (aunque mi energía flaquee), o conseguir alguna clase de ingreso de los productos químicos y farmacéuticos[34].

«Theodor Morell era un hombre absolutamente ambicioso y que jamás se mostraba de acuerdo con los ingresos que esa posición le daba. [...] Creía que su cercanía a Hitler le daba derecho a hacerse rico con el trabajo de otros y lo más rápidamente posible. [...] Esa posición la consiguió gracias a mí, pero jamás estuvo dispuesto a

---

[33] Heinrich Hoffmann, *Hitler Was My Friend...*, *op. cit.*

[34] David Irving, *Adolph Hitler: The Medical Diaries...*, *op. cit.*

compartir una parte de las ganancias que recibía por los medicamentos y productos farmacéuticos que fabricaba y que recetaba a todo el séquito de Hitler», explicaba el propio Hoffmann a los agentes de la Oficina de Servicios Estratégicos (OSS) que le sometieron a interrogatorio en la ciudad austríaca de Altaussee, entre el 8 y 28 de junio de 1945[35]. En el mismo interrogatorio ante los agentes de la OSS, tal vez Hoffmann dio algunas pistas sobre su animadversión por Morell en los últimos años de la guerra:

> La estrecha amistad entre Hitler y yo comenzó a diluirse poco a poco con la aparición de Martin Bormann. El distanciamiento fue gradual y pudo deberse en parte al hecho de que mi esposa y, en menor grado, yo mismo habíamos criticado abiertamente ciertas políticas nazis. Así todo, Bormann se convirtió en mi principal enemigo. Bormann, de forma deliberada, se inventó en 1944 la idea de que yo tenía una enfermedad llamada «paratifus», y eso hizo que se me prohibiese acercarme al Führer. El resultado fue que fui puesto bajo observación médica y obligado a permanecer en Viena y a someterme a varios test por un periodo de nueve meses. [...] Durante este periodo perdí todo contacto con Hitler, lo que hizo que su actitud hacia mí cambiara completamente. Yo lo atribuyo a la salud del Führer y a las inyecciones que recibía y a que Eva Braun y Bormann eran los únicos seres humanos que podían ver a Hitler.

El fotógrafo acusaba directamente a Theodor Morell de no haber intercedido por él ante Hitler y haber «cerrado los ojos» cuando fue desterrado por Martin Bormann del círculo de confianza del Führer durante los nueve meses que pasó en una supuesta «observación médica» en Austria. «[Morell] miraba los céntimos hasta niveles enfermizos. Ese amor al dinero le granjeó incluso la enemistad de muchos miembros del cuartel general del Führer. Recuerdo que el edecán de la Luftwaffe, [Nicolaus] von Below, me dijo que los ayudantes de campo de Hitler estaban molestos con Morell porque este les había pasado una factura por sus honorarios médicos y que Von Below, tras consultar con Wilhelm Brückner en persona, le devolvió la factura», comentó Hoffmann a los interrogadores aliados. A pesar

[35] *Interrogation Report N.1 Heinrich Hoffmann*. July 1, 1945, Office of Strategic Services (OSS).

de este incidente, el propio Von Below relataba en 1950: «El profesor Morell vivía muy modestamente y trabajaba sin descanso en sus estudios científicos. Se desprende de mis propias observaciones que era un serio investigador y con éxito. [...] Como médico, disfrutó de la plena confianza de sus pacientes. A mí me trató dos veces por una gripe y por un fuerte ataque de reuma. Cierto que algunos pacientes debían confiar en las agujas del doctor Morell, debido a que las limpiaba con un sencillo trapo y que había limpiado antes muchas otras»[36].

En mayo de 1940, Theodor Morell escribía a su esposa Johanna sobre las comisiones que recibía de las más grandes e importantes farmacias de Alemania: «En la farmacia Kurfürstendamm me dan el 20 %, pero no dejes que lo sepa la farmacia Fontane. La farmacia Wittenberg además me da un 15 %, quizás un 20. El 10 % que me da Fontane es demasiado poco». El doctor Karl Brandt realizó una descripción poco favorable de su colega a sus interrogadores tras la Segunda Guerra Mundial, un año antes de ser ejecutado en la horca el 2 de junio de 1948: «[Theodor Morell] era un hombre de negocios, no un médico. Era tacaño y codicioso. Trataba a sus subordinados miserablemente. Una vez vino Morell a proponer enviarme a pacientes sanos para que los operase y que yo se los devolvería para que él se ocupase del tratamiento posoperatorio. Era un acuerdo puro y simplemente comercial. Me negué»[37].

A Theodor Morell solo le preocupaba su imperio comercial farmacéutico. El médico escribe a su esposa el 22 de octubre de 1942: «A menudo estoy muy cansado después de los viajes a Zhitomir. [...] Conduzco 320 km cada dos días y algunas veces todos los días, por unas carreteras rusas muy mal construidas. Hoy me duelen mucho los riñones. Debe de ser la albúmina otra vez (mi Paciente A padece de lo mismo). Si consigo volver a Berlín durante algunos días, reconoceré a Lammers y al príncipe de Hesse». Sus pacientes pertenecientes a la élite social de la Alemania nazi iban aportando su grano de arena a la cuenta bancaria del matrimonio Morell, pero era su pequeño imperio lo que hacía del médico un hombre rico.

---

[36] Anton Joachimsthaler, *The Last Days of Hitler: The Legends, Evidence, and Truth*, Brockhampton Press, Leicester, 1995.

[37] Ulf Schmidt, *Karl Brandt: The Nazi Doctor...*, *op. cit.*

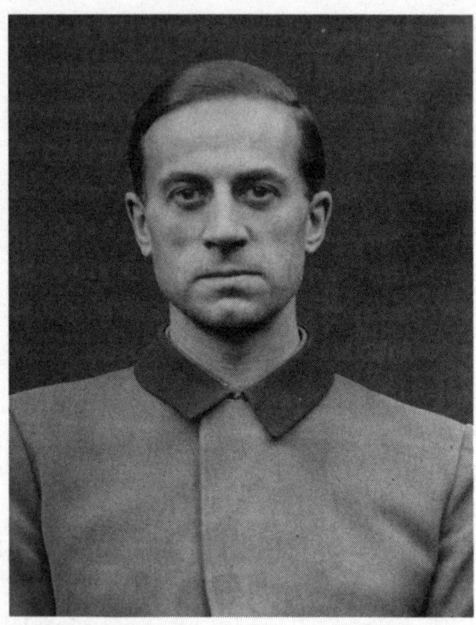

El doctor Karl Brandt se convirtió en el mayor enemigo de Morell.

Un día, en una reunión del Gauleiter Erich Koch, Reichskommissariat Ostland (comisario del Reich para los territorios del Este), con Alfred Rosenberg, ministro de los Territorios Ocupados del Este, decidieron que las fábricas de Morell obtendrían el monopolio absoluto de la explotación de subproductos de los mataderos ucranianos. La posición de Theodor Morell junto a Hitler le protegía de muchos problemas y de las maniobras de posibles competidores. Al hacerse pública la decisión, varias compañías alemanas presentaron diversas demandas contra el médico, reclamando varios millones de *Reichsmarks* en concepto de daños y perjuicios. La decisión de Koch y Rosenberg bloqueaba su acceso a órganos animales procedentes de Ucrania.

El abogado de Theodor Morell escribió a los abogados de las compañías demandantes: «Mi cliente es intocable». Todos sabían que el doctor Morell solo tenía que apelar al Führer, y cualquier pleito, demanda o denuncia contra él o su imperio quedaba paralizado al instante. Lo que nadie de su competencia sabía tampoco es que Koch había ofrecido a Morell la propiedad del Instituto Endocrinológico en la ciudad ucraniana de Járkov. «No quiero que se diga nada de este asunto todavía», escribió el propio Morell en su diario el 29 de julio de 1942.

Ya no cabía la menor duda de que el mejor negocio de Morell era haberse convertido en el médico de cabecera de Adolf Hitler y que ello le iba a proporcionar pingües beneficios. El historiador David Irving, en su obra *Adolph Hitler: The Medical Diaries. The Private Diaries of Dr. Theo Morell*, demuestra claramente esta teoría. «Entre 1937 y 1940, el doctor Morell recibió del Führer la cantidad de 300.000 *Reichsmarks*, más 24.000 en concepto de gastos. Este último pago incluía el tratamiento médico a los ayudantes de campo de

Hitler y al personal del cuartel general del Führer. Además, la Cancillería le ingresaba todos los meses la cantidad de 5000 *Reichsmarks*», según Alois Becker, contable y amigo personal del médico. En junio de 1944, el doctor Richard Weber, ayudante de Morell en su consulta de Kurfürstendamm, le avisó que, debido a los continuos bombardeos en Berlín, los ingresos y beneficios habían caído. «Habrá que reclamar al doctor Goebbels y al doctor Walther Funk, ministro de Economía y presidente del Reichsbank, para que nos abonen las deudas de ambos ministerios y que suman la cifra de 100.000 *Reichsmarks*», recomendó Weber a Theodor Morell. Al médico no le preocupaba demasiado reclamar la deuda, ya que al fin y al cabo su mayor fuente de ingresos era el Vitamultin.

El 12 de enero de 1942, el propio Reichsführer Heinrich Himmler escribía a Morell indicándole que «el Führer ha ordenado que desde este momento se suministren productos vitamínicos adecuados a las unidades de las Waffen-SS en el frente del Este. [...] La firma Hamma de Hamburgo queda encargada de la fabricación de estos productos vitamínicos para las SS». En la primera semana de noviembre de 1942, Morell había entregado a las SS 38 millones de barras de Vitamultin. Cuatro meses después, en marzo de 1943, Theodor Morell sirvió un segundo pedido de 43 millones de barras. El contable Alois Becker desveló el imperio de Morell a sus interrogadores aliados tras la guerra: «A finales de 1943, Morell comenzó su propia producción de Vitamultin, que hasta entonces se hacía bajo licencia de Nordmark. [...] Hamma se hizo con un edificio vacío y comenzó ahí la producción. El 6 de junio de 1944, Hamma-Olmütz daba trabajo a 930 hombres y mujeres. En el departamento "Vitamultin", 256 empleados; en el de polvo para piojos, "Russla", 55; Hamma, 94; otras divisiones como el de margarinas, vinagres o jabón, 425 empleados; personal de oficina y administración, 100»[38].

Mientras tanto, Theodor Morell libraba su particular batalla para impedir que sus trabajadores fueran reclutados y enviados al frente. El médico recurría para ello al mismísimo Keitel y, si era necesario, a Martin Bormann y el Führer. Morell quería que sus trabajadores fueran calificados por Albert Speer, entonces ministro de Armamento y Producción de Guerra, como «trabajadores indispensables» para el esfuerzo bélico del Tercer Reich y por lo tanto «intocables».

---

[38] Ottmar Katz, *Théo Morell, médecin de...*, *op. cit.*

«El problema fue que Morell quiso crecer demasiado rápido y se vio inmerso en una montaña de créditos, y concretamente con el Banco de Trabajo alemán, que administraba las pensiones y ahorros de los miembros del Servicio de Trabajo del Reich (Reichsarbeitsdienst). A finales de 1944, los créditos aún no habían sido aprobados, por lo que Morell se vio obligado a tener que avalar toda la aventura del Vitamultin con su propio capital. No sacó ni un solo *Reichsmark* de beneficio. Si hubiera durado más la guerra tal vez podría haberse hecho con un buen capital, pero la guerra duró cinco meses más», relató Becker.

Desde su posición de poder, Theodor Morell había intentado presionar a Konstantin Hierl, líder del Reichsarbeitsdienst, con respecto a los créditos paralizados por el Banco de Trabajo alemán. El médico creía que Hierl estaba obstaculizando la concesión de los créditos por algún motivo personal y para intentar liberarlos recurrió a Bormann. Morell no sabía que Hierl tenía una gran y estrecha amistad con el Führer desde los años en los que el líder de los trabajadores alemanes lideraba el departamento político de la organización militar Reichswehr en Múnich y decidió enviar al excabo Adolf Hitler a infiltrarse en el Partido Obrero Alemán (DAP). Hitler tenía como misión el descubrir si, bajo esas siglas teóricamente de izquierdas, la ideología real era de extrema derecha. Al final, y con lo descubierto por el cabo Hitler, el DAP terminaría convirtiéndose en el núcleo de lo que sería el Partido Nacionalsocialista Alemán de los Trabajadores (NSDAP)[39]. Morell descubrió que Konstantin Hierl era «intocable», al menos tanto como él.

Otro de los temas a discutir era la calidad de los productos que fabricaba Morell. La controversia comenzó con su producto estrella, el Vitamultin. Los ingredientes que él declaraba no coincidían en absoluto con los registrados en el *Gehes Codex*. Aunque Hierl no quisiese abrir los fondos de los trabajadores alemanes a Morell, sí que hizo un fuerte pedido de Vitamultin, cercano a los 390 millones de tabletas. Pero el departamento del Tercer Reich que seguía resistiéndose a adquirir los fármacos de Theodor Morell era la Luftwaffe. El principal enemigo del médico era el doctor Erich Hippke, perteneciente al Frente de Trabajo y adscrito a la Luftwa-

---

[39] Kiran Klaus Patel, *Soldiers of Labor*, Cambridge University Press, Nueva York, 2005.

ffe. Hippke escribió un amplio informe sobre el Vitamultin, dirigido a Hermann Göring. En el escrito se especificaba la baja calidad del fármaco menospreciando el poder que podría tener Morell. «Mi producto contiene, aparte de vitaminas B_1 y C sintéticas, las de los complejos B y K de procedencia natural (germen de trigo y limones)», escribió Morell a Göring, el 31 de julio de 1942. Pero Hippke no se dejó impresionar y puntualizó en un segundo informe dirigido al mariscal que «serían necesarias al menos siete tabletas al día para conseguir las necesidades diarias de nuestro personal de tierra y pilotos. Tomar una única pastilla es completamente inútil». Theodor Morell volvió a protestar, pero esta vez directamente a Konstantin Hierl, líder del Frente de Trabajo. Lo que menos quería Hierl era entrar en una guerra abierta con el médico de confianza del Führer, así es que el propio Hierl envió una carta directamente a Göring: «Los científicos exactos, profesores Steep, Scheubner, Kollath y Bommer, se han expresado a favor de la operación vitamina». Hermann Göring, que tampoco quería un conflicto con la Cancillería, decidió despedir al doctor Hippke y abrir la Luftwaffe a las pastillas de Theodor Morell.

Gracias a la entrada de pedidos de la Luftwaffe, Morell ordenó aumentar la producción de Vitamultin. Para finales de 1943, el imperio farmacéutico de Theodor Morell fabricaba miles de millones de tabletas. El 23 de enero de 1944 su director médico, el doctor Kurt Mulli, le dijo a Morell por carta: «Hemos facturado por valor de 460 millones de *Reichsmarks*, y todavía esperamos nuevos pedidos. […] Intentaría meter el producto en el Protectorado, lo que expandiría aún más el mercado en unos 70 millones de *Reichsmarks* o más. Ahora tenemos pedidos por 480 millones. La operación probablemente alcanzará la cota de 560 millones. Tendremos alrededor de cuatro toneladas de ácido ascórbico sobrante, más las cuatro toneladas de la cuota de la Wehrmacht»[40]. El 29 de abril de 1944, Mulli describía a Morell con gran entusiasmo: «Los pedidos han alcanzado la sorprendente cantidad de 696.164.616 tabletas, de las cuales ya se han entregado 657.230.800».

Otra de las controversias que generaron los productos fabricados por Theodor Morell sería con el polvo antipiojos para las tropas, y

---

[40] Ernst Günther Schenck, *Dr. Morell. Hitlers Leibarzt und sein Pharmaimperium: Biographie*, Lindenbaum Verlag, Schnellbach, 2019.

en esta ocasión tuvo menos suerte que con el Vitamultin. Durante una comida en el Berghof, Hitler había comentado que le preocupaba que una epidemia de tifus pudiera extenderse por todos los frentes. Morell, que asistía a aquel almuerzo, intentó resolver el problema creando un polvo antipiojos con xantogenato potásico, un ingrediente famoso por la peste que emitía y que se utilizaba para el tintado de telas. El 15 de marzo de 1942, Adolf Hitler había ordenado que la fábrica de margarina Heikorn en Olmütz se vendiese a Morell para que este pudiera fabricar el «Polvo Russla». Durante varios meses, el NSDAP paralizó la venta de la fábrica a Morell, hasta que este protestó formalmente acusando a varios de sus líderes de «desobedecer» una orden explícita del Führer. El médico, entonces, utilizando el nombre de su jefe tal y como hacía siempre, envió una carta al general de las SS Kurt Daluege, que se había convertido en Reichsprotektor de Bohemia y Moravia, tras el asesinato de Reinhard Heydrich. «Como usted bien sabe, la empresa S. Heikorn me ha sido adjudicada por orden del Führer. Espero y deseo no tener más trabas por parte de nadie y que esto no suponga un retraso en el pedido que me ha hecho el Führer en persona de comenzar a fabricar el polvo Russla antipiojos. El Führer me ha hecho esta petición en persona por su profunda preocupación sobre la transmisión del tifus entre nuestras tropas de combate», escribió Morell a Daluege[41]. Por supuesto, la carta surtió el efecto esperado y Morell pudo comenzar con la fabricación de su Russla Anti-Läuse-Pulver. El negocio iba viento en popa, dirigido por Alois Becker y Johanna Morell,

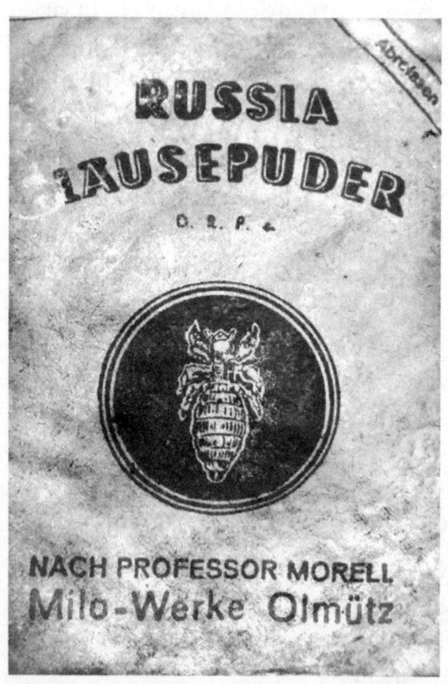

Russla Lausepuder (Polvo Antipiojos) fabricado por Morell, que no tenía efecto alguno.

[41] David Irving, *Adolph Hitler: The Medical Diaries…*, *op. cit.*

con una producción diaria de un cuarto de millón de paquetes, que eran enviados a la Wehrmacht, pero en agosto de 1943 la Inspección Médica Militar anunció que tenían sus depósitos llenos y que ya no podían recibir más cargamentos. Poco después, comenzaron los comentarios e informes negativos sobre el producto fabricado por Theodor Morell.

El médico explicó a Hitler que las críticas recibidas no eran por la fiabilidad o calidad del producto, sino porque los soldados no aplicaban bien el polvo en sus ropas y equipamientos. «El doctor Walther Schreiber[42] estaba a favor del método de la impregnación, mientras que el doctor Johann Bickert quería un polvo. Fabricamos polvo, y es cien por cien un éxito, si se aplica apropiadamente. El problema es el olor, que es pestilente. Con eso, y la pereza general de las tropas, no se ha aplicado apropiadamente casi en ninguna parte del frente. Ahora la inspección quiere volver a la impregnación», explicó el propio Morell al Führer. El doctor Theodor Morell escribe en su diario:

> Tan pronto como di el primer paso, las grandes industrias se alertaron. I. G. Farben ha comenzado a fabricar su propio producto patentado en Suiza: no es malo, pero no puede sobrepasar la cota de las 400.000. Otra empresa ha presentado a la inspección un impregnante, pero su base es la misma que la mía, el xantogenato potásico; su patente no está abierta a la inspección porque todo se guarda en secreto en tiempo de guerra; aun así, yo sé que su sustancia es la misma que la mía. Lo que quiero es que la inspección me conceda la mitad de la acción, y en este asunto el Führer falló en mi favor. [...] También puntualicé que en Alemania solo los procesos [invenciones] pueden ser patentados, pero no los «descubrimientos», como en otros países. Sin embargo, como yo fui el primero en fabricar esta sustancia, he reclamado la mitad del pedido[43].

---

42 El doctor Walther Schreiber era experto en agentes biológicos, plagas y tifus. En el año 1951 fue reclutado por la CIA dentro de la operación Paperclip y trasladado a los Estados Unidos junto a su familia. Schreiber ayudó al Departamento de Defensa a desarrollar sus programas de armas biológicas y de defensa biológica.

43 Theodor Morell, *The Diaries 1941-1945*, National Archives and Records Administration (NARA), Washington DC, 1983.

La anotación de Morell demuestra el secreto con el que protegía su imperio. Russla supuso un negocio colosal. «El 27 de marzo de 1944, se notificó que la Wehrmacht renovaría contrato con Russla al ritmo existente de 9 millones de porciones mensuales. El 13 de marzo de 1944 se determinaba que 5 millones de porciones se habían entregado desde enero hasta esa fecha, con alrededor de 21.600.000 más todavía pendientes de entrega, pero entonces todo se hundió», relata el contable Becker a los investigadores aliados.

El 9 de marzo de 1944, el reputado doctor Günther Schulenburg, perteneciente a la Inspección Médica del Frente del Trabajo, envió una requisitoria a Heikorn, la compañía propiedad de Theodor Morell, exigiendo «un análisis a gran escala del Russla Anti-Läuse-Pulver (Polvo Russla Antipiojos). Además de que le presumo enterado de que la eficacia de sus productos es, por lo menos, controvertida». El doctor Kurt Mulli fue el receptor de la petición oficial, pero Morell le ordenó que respondiera con claras evasivas, ya que nadie se atrevería a meter la nariz en los asuntos del «médico del Führer». Pero con lo que no contaba Morell era con la insistencia del doctor Schulenburg. Finalmente, el equipo de la División de Salud y Seguridad Pública del Frente del Trabajo redactó un informe que fue remitido con carácter de urgencia a Herbert Backe, ministro de Agricultura; Franz Seldte, ministro de Trabajo; Albert Speer, ministro de Armamento y Producción de Guerra; y a Konstantin Hierl, líder del Frente de Trabajo. «Hicimos el siguiente ensayo con más de un centenar de dosis del Polvo Russla Antipiojos. Lo esparcimos en varias cajas con piojos. Pasadas veinticuatro horas los piojos salieron andando, vivos y muy alegres (sic)», precisaba el informe de los expertos[44]. Lo verdaderamente cierto es que, a pesar de haber manejado millones de *Reichsmarks* en un momento en el que el pueblo alemán solo intentaba sobrevivir, Theodor Morell no consiguió hacerse rico. Muy al contrario. Su contable Alois Becker declaró entonces tras la guerra que «[Morell] nunca ganó un céntimo de su imperio de negocios farmacéuticos. Esto es, en gran medida, cierto. Los documentos bancarios encontrados entre sus papeles demuestran que en

[44] Ernst Günther Schenck, *Dr. Morell. Hitlers Leibarzt...*, *op. cit.* y Ottmar Katz, *Théo Morell, médecin de...*, *op. cit.*

1944, su mejor año en los negocios, él solo sacaba 2000 *Reichsmarks* mensuales de Olmütz, con una deducción de impuestos de 596,70 *Reichsmarks*. Morell jamás se hizo rico».

Tras la rendición de Alemania, los aliados comenzaron a detener a los médicos. El doctor Hanskarl von Hasselbach fue apresado el 13 de abril de 1945 por los estadounidenses, en la localidad de Albrechtshaus. El doctor Erwin Giesing, el 23 de abril, y así comenzarían a caer en manos de los aliados, tanto estadounidenses como británicos y soviéticos. A la una de la mañana de ese mismo día fue cuando el doctor Morell abordó un avión de la flota personal del Führer para volar desde el Berlín asediado hacia el sur.

El corto vuelo no sentó muy bien al obeso galeno, que parece que estuvo a punto de sufrir un ataque cardíaco. Nada más tocar tierra, un equipo médico lo trasladó a un hospital militar de la Wehrmacht en la ciudad de Bad Reichenhall. Dos días después, las primeras tropas estadounidenses hacían acto de presencia en sus calles. Johanna, la esposa de Morell, había llegado a la ciudad acompañada de su amigo Alois Becker. En la puerta del hospital se encontró con un médico que le anunció: «Su marido está muy enfermo. Le está tratando el doctor Kühne. Le sugiero que vaya a verle».

«Mi marido estaba en una sucia cama llorando. Era una figura rota. Lloraba desconsoladamente mientras me decía que el Führer le había echado de su lado. Se quejó de su corazón, que había estado dándole muchos problemas durante los últimos años», describe la propia Johanna Morell durante un interrogatorio en octubre de 1945. De hecho, un enviado del alcalde de la ciudad invitó al doctor Morell y a su esposa a abandonar cuanto antes la ciudad. Estaba ya claro que la derrota iba a ser amarga para el matrimonio que hasta hacía poco tiempo formaba parte del estrecho círculo de confianza de Adolf Hitler.

Aún en la cama, el 18 de mayo de 1945 Theodor Morell recibió la visita de cuatro oficiales de inteligencia del Tercer Ejército de los Estados Unidos al mando del general George Patton. Los agentes buscaban en los hospitales a miembros de las SS. El informe de inteligencia que se redactó tras su primer interrogatorio explica:

> El doctor Theodor Morell alega que su principal actividad durante la guerra era la investigación científica. Con este propósito estuvo colaborando con un tal doctor Riedel, un químico. El prin-

> cipal propósito de Morell era trabajar por su cuenta, con el fin de poder escapar del permanente escrutinio de las SS y Gestapo. Como el mismo doctor Morell dice, fue un amigo de los judíos y por eso estaba sometido a constante observación[45].

Pero ahora, los doctores represaliados por Hitler, tras haber vertido acusaciones contra él en 1944, se tomaban la revancha. El doctor Karl Brandt, detenido por los británicos el 23 de mayo, fue interrogado en diversas ocasiones en las que dio todo tipo de informaciones. Los agentes de la inteligencia militar británica describían a Brandt como «bien parecido en el sentido masculino de la palabra. Estaba relajado durante los interrogatorios y muy complacido al ser interrogado por médicos militares y no por oficiales de inteligencia del ejército británico. Por ejemplo, Karl Brandt mintió al asegurar a sus interrogadores que el doctor Morell sufría una fuerte adicción a las drogas, algo que no era cierto». «Me enteré por el profesor Müller-Hess, un médico judicial de Berlín, de que Morell era probablemente un adicto a la morfina. Una de sus secretarias se vio implicada en un juicio por falsificación de recetas de morfina. En realidad, esas recetas las hizo Morell», aseguró Brandt.

El 21 de mayo de 1945, la periodista y corresponsal del *The New York Times*, Tania Long, consiguió localizar y entrevistar a Theodor Morell. «Encontré a un hombre atemorizado. Al principio, sus ojos vagaban alrededor de la habitación como si fuera un animal acosado y me dijo que él sabía que "ellos" [Himmler y la Gestapo] lo estaban buscando», escribió Long. Finalmente, el antiguo médico del Führer se abrió a la famosa corresponsal y le habló sobre su estrecha relación con Hitler. «El Führer fue un paciente muy difícil que rehusaba estudios radiológicos e incluso ante mi muy razonable petición de llevar a cabo una completa revisión médica», afirmó Morell a la entrevistadora. En un momento de la entrevista Tania Long llegó preguntarle si alguna vez había llegado a administrarle a Hitler algo más fuerte que la cafeína, por ejemplo el Pervitin, la metanfetamina implicada en el suicidio del general Ernst Udet. Morell lo negó rotundamente, llegando incluso a declarar que los temblores de Hitler habían desaparecido repentinamente el pasado septiembre (de

---

[45] David Irving, *Adolph Hitler: The Medical Diaries…*, *op. cit.*

1944) después de una violenta discusión con su número dos, el mariscal Hermann Göring[46].

Dos meses después de la entrevista con el rotativo estadounidense, Theodor Morell fue detenido el 17 de julio de 1945, trasladado a la prisión de Bad Reichenhall y encerrado en una pequeña celda con barrotes en las ventanas. Seis meses después, con una fuerte escolta militar, sería trasladado nuevamente, esta vez al campo de prisioneros de guerra de Dachau. Allí, y por cuestión de la casualidad, sería recluido en una celda que compartiría con el doctor Karl Brandt, su antiguo enemigo.

El 13 de septiembre de 1945, el entonces agente de la inteligencia británica Hugh Trevor-Roper lo visitó en el centro de interrogatorio de prisioneros de guerra. El agente y aún no conocido historiador escribió: «Theodor Morell parece físicamente acabado, y mentalmente también, no estaba seguro de muchos de los datos que me dio, y probablemente genuinamente inseguro». Brandt, por su parte, dijo a uno de sus interrogadores: «Con respecto a su psique, M. [Morell] actualmente está inestable y, en general, también en ese aspecto está en desintegración. Su antiguo y muy pronunciado bullir, ir y venir, y la búsqueda asociada de admiración ya han desaparecido».

En vista de su estado, el médico de Hitler fue trasladado a un campo menos severo en el antiguo centro de interrogatorio de la Luftwaffe en Oberursel. Después fue transferido a Darmstadt, Kornwestheim, Ludwigsburg y, nuevamente, a Dachau. Su esposa Johanna lo localizó en el centro de interrogatorio estadounidense en Furth, cerca de Núremberg. Los americanos estaban furiosos con el médico porque se negaba a declarar alegando que no recordaba nada. El 13 de febrero de 1946, Johanna Morell escribió una carta al gobernador militar, general Joseph T. McNarney, que decía lo siguiente:

> Sé que mi marido está gravemente enfermo. Particularmente me alarmó el estado de nervios que tenía cuando le visité por últi-

---

[46] Tania Long, «Doctor Describes Hitler Injections; Says He Used Caffeine, Glucose and Vitamins to Restore Energy of Chancellor Describes Final Meeting Tremor Developed in Limbs Split with Goering on Planes», *The New York Times*, 22 de mayo de 1945.

> ma vez en Reichenhall. Su habla estaba alterada incluso entonces, que sugerí que lo trasladasen a un hospital mental. Entretanto, sus propias agencias de investigación deben haber llegado a la conclusión de que mi marido solamente era un médico, y que era ajeno a cualquier clase de actividad política[47].

McNarney no hizo ningún caso al escrito y ni siquiera respondió, pero misteriosamente en julio de 1946 fue transferido al hospital de la prisión. Los episodios cardíacos que ya le habían dado algún susto durante la Segunda Guerra Mundial volvieron de forma cada vez más frecuente. En una carta a su esposa fechada el 1 de julio de 1946, el médico afirma:

> A menudo sueño con nuestras hermosas casas de antes. Estoy permanentemente en cama en el hospital, pero me siento mejor otra vez, desde que ya no tengo esos latidos en la cabeza. En tres semanas cumpliré sesenta. ¡Qué deprisa han pasado los años, y es triste decir que no he sido capaz de dedicarme más a ti! A menudo desearía volver al punto de partida de nuevo. [...] ¡Cuánto añoraba esas épocas anteriores, prehitlerianas! Mi mente vuelve una y otra vez a aquellos años, sobre 1920 o algo así. Incluso aunque tenía que trabajar de la mañana a la noche y tú solías venir conmigo a las visitas a lugares como Spandau, fueron tiempos felices. Luego envejecí y me cansé, y solo podía seguir adelante con dificultad debido a mi salud, y mi corazón reclamaba paz y tranquilidad, y ya no las pude tener en nuestro idílico hogar en Schwanenwerder, donde a tu lado podía aún haber pasado unos pocos años más de felicidad y paz. Achaco todos mis males a esta maldita guerra.

Está claro, analizando esta carta, que Theodor Morell seguía sin entender absolutamente nada. El médico atribuye todos sus males a «la maldita guerra» y no a Adolf Hitler, que, en su política de agresión, había provocado una de las más desoladoras y devastadoras contiendas que jamás habían asolado el planeta.

El «juicio a los médicos» debía iniciarse en Núremberg el 9 de diciembre de 1946 contra veintitrés médicos acusados de planear y llevar a cabo el asesinato masivo de gente estigmatizada, como ancianos, débiles, insanos, enfermos incurables, entre otros, mediante

---

[47] David Irving, *Adolph Hitler: The Medical Diaries...*, *op. cit.*

gaseamiento, inyecciones letales, desnutrición y otros medios, en residencias, asilos, hospitales y otras instituciones médicas, durante el llamado «Programa de eutanasia». También fueron acusados de participar y colaborar en el asesinato masivo de personas internadas en los campos de concentración y exterminio. «Tendremos que esperar y ver qué es lo que quieren de mí, aparte de mi labor con Hitler», le confesó Morell a su esposa. Pero como Morell jamás había participado en ningún programa criminal ni siquiera fue llamado a declarar. El veredicto del juicio, que concluyó el 20 de agosto de 1947, acabó dictando siete condenas a morir en la horca, incluido el doctor Karl Brandt, el archienemigo de Morell[48].

A finales de 1946 Theodor Morell intentó escribir una nueva carta a su esposa Johanna, pero no pudo acabarla debido a su debilidad. Su lado derecho estaba ya paralizado. El 17 de julio de 1947 perdió también el habla. Finalmente, los estadounidenses comprendieron que aquel anciano enfermo era más un estorbo que un posible testigo de las acusaciones en Núremberg, así que, un buen día, dos policías militares le entregaron, el 20 de junio de 1947, un certificado de «desnazificación» con el número 52.160 y lo pusieron en libertad tras declararlo «no implicado en crímenes de guerra». Junto a un grupo de desplazados polacos fue subido a un camión y trasladado a la ciudad de Múnich. No podía ni dar un paso, por lo que el mismo transporte lo dejó en un hospital de la Cruz Roja. Allí le diagnosticaron una arterioesclerosis con lesión miocárdica. Desde allí su esposa Johanna consiguió llevarlo a un hospital en Alpenhof. Los médicos volvieron a dar un diagnóstico muy pesimista. Ya tampoco era capaz de leer ni escribir[49].

Cuando el doctor Theodor Morell falleció, el 26 de mayo de 1948, obeso y sufriendo de impedimento en el habla por causa de un ictus, en su bolsillo tenía tan solo dos billetes de diez dólares que le entregaron los estadounidenses al ponerle en libertad tras su paso por el «campo civil de internamiento estadounidense número 29» de Dachau. Esa era toda su riqueza. El coronel Nicolaus von Below, edecán de la Luftwaffe en la Cancillería, recuerda que casi al final de la guerra tuvo unas palabras con Morell en el «campo 29» al que

---

[48] Robert Jay Lifton, *The Nazi Doctors: Medical Killing and the Psychology of Genocide*, Basic Books, Nueva York, 1986.

[49] Ottmar Katz, *Théo Morell, médecin de…, op. cit.*

acusó de «permitir» que Hitler se llenara de pastillas y todo tipo de drogas. El médico solo le respondió: «Me gustaría verle tratar a un paciente como Hitler». El doctor Morell, que había prometido mejorar la salud del Paciente A en un año, no solo no lo consiguió, sino que hizo que su paciente entrase desde 1936 en una espiral de adicción a las sustancias estupefacientes y lo convirtió en un gran aficionado a sus misteriosas inyecciones. Tras enterarse de la muerte de Morell, el que fuera su ayudante durante muchos años, el doctor Richard Weber, dijo: «Murió como un perro abandonado».

2
El paciente

En 1933 el Partido Nazi tiene ya 107 diputados en el Reichstag. El segundo acto de su ascenso al poder tiene lugar el 30 de enero de 1933, cuando el anciano presidente Hindenburg nombra canciller a Adolf Hitler. A partir de ese momento los acontecimientos se precipitan. El discreto canciller del frac y sombrero de copa, el honorable señor Hitler, va a dar paso a un dictador enfundado en su uniforme con la cruz gamada. Aún no ha transcurrido un mes cuando el Reichstag, último baluarte de la democracia, se incendia. Hitler acusa a los comunistas y se hace conceder «poderes extraordinarios», y con ellos, el terror. Hitler está dispuesto a crear un nuevo orden no solo en Alemania, sino en toda Europa. El primer paso para ello es devolver un ejército al Reich, por lo que el 14 de octubre de 1933 Alemania se retira de la Conferencia de Desarme en Ginebra. Primera violación de los acuerdos internacionales establecidos tras el fin de la Primera Guerra Mundial, pero las «democracias» no reaccionan.

Hitler se envalentona y restablece en marzo de 1935 el servicio militar obligatorio; lleva a cabo la creación de la Luftwaffe y propicia el nacimiento de un ejército de medio millón de hombres. El nuevo Führer de Alemania anuncia a bombo y platillo la necesidad de recuperar su «espacio vital». En marzo de 1936, Renania, zona desmilitarizada, es ocupada por las tropas alemanas, violando el Pacto de Locarno de 1925. Pero, para Hitler, aún quedan muchos alemanes fuera de la «Gran Alemania». Hay que reconquistar esas tierras para reunirlas bajo una nueva bandera, «un pueblo, una nación, un líder». Aun así, las democracias siguen sin reaccionar. Hitler sabe que tiene que esperar, ya que su recién nacida Wehrmacht todavía no está preparada para combatir contra una posible alianza de ejércitos de Gran Bretaña, Francia, Polonia y Checoslovaquia. Pero el Führer tiene un amplio frente de detractores en su propio Estado Mayor. Sus mariscales y generales ven demasiado peligroso tentar a Londres y París, y esas vacilaciones hacen que Hitler decida dar la orden de ocupación por su cuenta y riesgo. Sin duda, aquellas presiones internas harán que se resienta su salud.

En el mes de julio de 1936 Hitler sufre un fuerte empeoramiento de sus dolores de estómago, y se hacen tan frecuentes que le impiden poder dormir o trabajar. El Führer los achaca a la tensión que le han generado sus «cobardes y vacilantes generales» en la cuestión de Renania. Theodor Morell escribe en su diario el 6 de diciembre de 1944:

> El Führer me mandó llamar a las doce y media. [...] Me ordenó convocar al profesor Löhlein para que le viera el ojo izquierdo. Dice que actualmente no hay necesidad real de Chaoul [radiólogo], sobre lo cual le contradigo; pero el Führer dice que se encuentra completamente libre de molestias y su apetito es bueno, ese examen radiológico sería enteramente superfluo. [...] El Führer declara que su enfermedad fue el resultado de once años de enfados con «los generales del 20 de julio»[1].

Diversos médicos hicieron lo posible por paliar sus dolores, pero todos ellos fracasaron. El doctor Ernst Grawitz lo intentó, pero no lo consiguió. El tratamiento de Grawitz debilitó aún más a su poderoso paciente. El profesor Gustav von Bergmann, de la Charité Universitätsmedizin de Berlín, intervino igualmente, pero tampoco lo logró. Cuando el renombrado médico propuso un tratamiento de choque al Paciente A, pálido e incapaz de probar bocado alguno, salió corriendo. El doctor Carl von Eicken fracasó también. Y el profesor Ernst-Günther Schenck obtuvo el mismo resultado. Tal vez ninguno de ellos tuvo éxito porque el Paciente A no era del todo fácil de tratar. Y en esto apareció Theodor Morell prometiendo a Hitler que le pondría en plena forma en tan solo un año, y el Führer se lo creyó. El doctor Erwing Giesing relató al escritor Robert Jay Liston lo que Hitler le había dicho en 1944:

---

[1] Theodor Morell, *The Diaries 1941-1945...*, *op. cit.*

> Usted nunca podrá saber cuánto le debo a Morell, me explicó patéticamente Hitler en 1944. Él me salvó la vida en 1936. Yo había llegado ya tan lejos que apenas podía andar. Me administraron muchos tratamientos incorrectos. Grawitz y Bergmann me mataban ambos de hambre. Finalmente, solo tomaba té y pastas. Entonces llegó Morell y me curó[2].

Verdaderamente, Theodor Morell convirtió poco a poco a un Adolf Hitler sano y sorprendentemente saludable para alguien que hacía tan poco ejercicio y llevaba tan mala alimentación, en alguien a quien regularmente se le administraban comprimidos e inyecciones de glucosa, hormonas, anfetaminas, cocaína, reposiciones diarias de yodo, vitaminas y calcio, extracto de hígado, así como tratamientos para el corazón. Es difícil saber hasta qué punto las prescripciones de Morell fueron por iniciativa propia o por exigencia de Hitler. Por ejemplo, no hay duda de que le administró glucosa intravenosa y Pervitin (metanfetamina) a Hitler en cualquier ocasión en que necesitaba un estímulo adicional, y especialmente antes de sus famosos discursos de «alboroto» ante miles de devotos reuni-

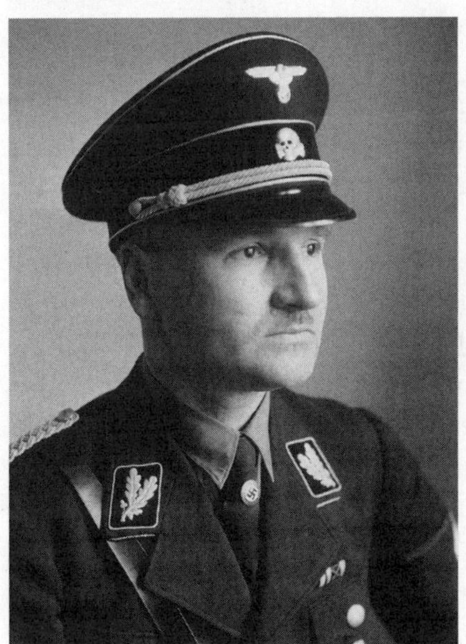
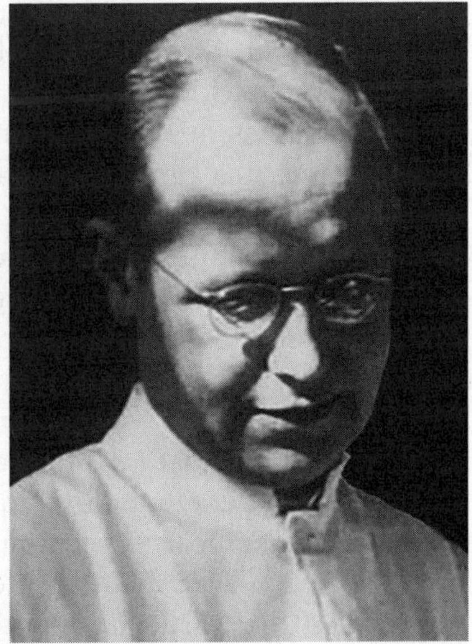

Los doctores Ernst Grawitz y Ernst-Günther Schenck no consiguieron mejorar la salud de Hitler.

[2] Robert Jay Lifton, *The Nazi Doctors…*, *op. cit.*

dos. Así lo deja reflejado el propio Morell en sus diarios. Para su insomnio y ataques de agitación le administró Brom Nervacit, un tranquilizante bromuro-barbitúrico, u otros barbitúricos. Cuando Hitler estaba demasiado sedado, Morell le ponía inyecciones de Coramine, un estimulante del SNC para la sedación con barbitúricos. En vista de la dieta inadecuada de Hitler, es comprensible que Morell le diera tantas preparaciones vitamínicas, pero también calcio, fosfatos, inyecciones de testosterona, estradiol, hipófisis y páncreas, extractos de corazón y de hígado e inyecciones de adrenocorticosteroides.

Morell trató, además, los problemas de gases del Führer con una preparación oral de estricnina y atropina, pero quizás su receta más inusual para el espasmo intestinal de Hitler fue Neo-Ballistol. Este era altamente tóxico y había sido prohibido por la Agencia de Salud del Reich, pero Morell continuó suministrándoselo. El médico registró en su diario que en una ocasión, después de usarlo, Hitler experimentó dolores de cabeza, diplopía, mareos y tinnitus. La sinusitis crónica de Hitler (se han encontrado informes radiológicos confirmatorios) la trató con gotas nasales de cocaína al 10 % y Ultraseptyl, una de las primeras sulfonamidas, pero «en una ocasión tuve que llamar a un otorrinolaringólogo para un drenaje quirúrgico», escribe. La irritación ocular que Hitler sufría desde 1921, Morell la mitigó con gotas de cocaína, aunque ninguna fotografía muestra a Hitler usando una almohadilla para los ojos o una venda después de su instilación.

Varias veces durante los últimos diez años de su vida, los electrocardiogramas del Führer mostraron «esclerosis coronaria progresiva», presumiblemente diagnosticada por el profesor Arthur Weber, un famoso cardiólogo de la clínica Bad Nauheim. Sería el propio Morell quien pidió a Weber que reconociera al Führer después de su intento de asesinato en julio de 1944, tras la llamada operación Valkiria. Weber era un famoso médico que había estudiado electrocardiografía, taquicardia reentrante, fonocardiografía, radiografía y sus usos en el diagnóstico de enfermedades cardíacas. Morell había leído varios de los artículos escritos por el especialista y sabía que, si él mismo se lo recomendaba a Hitler, tal vez aceptaría ponerse en manos del doctor Weber.

Morell prescribió entonces varias preparaciones de glucósidos cardíacos, pero, aunque su diario menciona con frecuencia la hipertensión, ninguno de los medicamentos que recetó eran antihipertensivos e incluso administró adrenocorticosteroides como complemento a pesar de que luego, ya en 1945, descubriría que Hitler sufría realmente la enfermedad de Addison. Esta afección presenta síntomas cuando las glándulas suprarrenales no producen suficientes hormonas. Suele derivarse de un problema con el sistema inmunitario, que ataca equivocadamente sus propios tejidos y daña las propias glándulas suprarrenales.

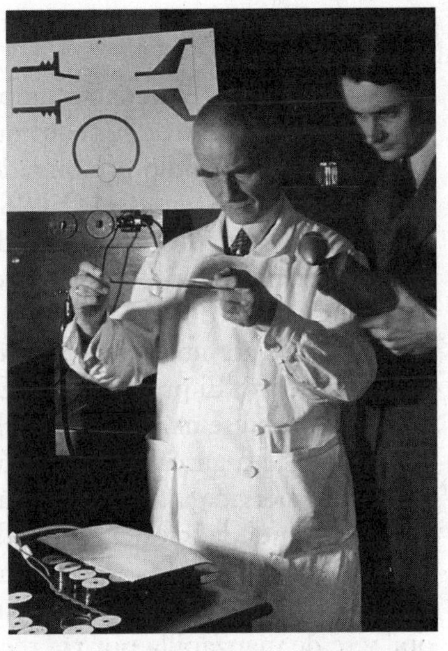

El profesor Dr. Arthur Weber diagnosticó esclerosis coronaria a Hitler.

Pero el atentado del 20 de julio de 1944 iba a traerle otros problemas a Adolf Hitler. Cuando se produjo la explosión del artefacto en el interior del búnker de la Guarida del Lobo (Wolfsschanze) en Rastenburg, Hitler estaba inclinado sobre una enorme mesa de madera que absorbió gran parte de la explosión de la bomba. No resultó gravemente herido y solo sufrió una rotura bilateral de tímpanos que empeoró su ya deteriorada audición y que continuó sangrando durante varias semanas. Theodor Morell prescribió un hemostático tópico que había ganado cierta prominencia cuando lo probaron los miembros hemofílicos de la familia real española. También sufrió múltiples abrasiones, para las cuales Morell le recetó polvo de penicilina tópica. Se sabía que unos doscientos pacientes fueron tratados con este polvo en 1943 y solo después estuvo disponible para pruebas en el ejército estadounidense, aunque aún no está claro cómo lo obtuvo Morell. Inmediatamente después de la explosión, fue atendido no por Morell, quien tuvo que ser llamado, sino por el doctor Erwin Giesing, el cirujano otorrinolaringólogo que había operado a Hitler de los senos nasales, pero, sorprendentemente, Giesing fue despedido de inmediato por orden del poderoso Martin Bormann por ser sospechoso de estar implicado en el complot, aunque nunca encontraron pruebas de ello[3].

Las únicas enfermedades importantes que se sabe que sufrió Adolf Hitler (aparte de sus continuos cólicos) fueron dos ataques de hepatitis y un episodio prolongado de disentería en el apogeo de la batalla por Rusia, en 1941. El 26 de septiembre de 1944, atacado por un cólico de inusual gravedad, se negó a levantarse y permaneció en silencio durante dos días con un revólver cargado a su lado. Theodor Morell dijo que era una recurrencia de sus problemas intestinales y le administró inyecciones de extracto de hígado, pero el dolor empeoró. El profesor Von Eicken vino desde Berlín para verlo, pero Morell se negó a permitirlo.

Cuando le sugirió medicamentos alternativos, Morell le dijo que Hitler era alérgico a todo lo demás. El doctor Giesing reconoció la importancia de la ictericia de Hitler, pero Morell la atribuyó a una «obstrucción de la vesícula biliar causada por una preocupación nerviosa y estrés». Comenzó a administrarle aceite de ricino por vía oral y té de manzanilla por vía rectal (se dice que fue solicitado por Hitler). En tres días perdió un peso considerable, pero, aunque le hicieron un análisis de sangre, Morell se negó a compartir los resultados con otros colegas. Queriendo saber si los efectos secundarios de las pequeñas «pastillas antigases» de color negro de Hitler contribuían a su enfermedad, el doctor Giesing, sin que Morell lo supiera, probó una y experimentó la misma irritabilidad, fotofobia, anorexia y calambres abdominales que habían afligido a Hitler durante más de un año. Le dijo a Adolf Hitler que, desde la batalla de Stalingrado, Morell le había estado dando estricnina y atropina en las pastillas negras. El Führer le respondió que había asumido que eran pastillas de carbón para absorber los gases, pero, sin duda, no era así[4].

Morell sospechaba que la flora intestinal de Hitler era la principal causa de los dolores de estómago que sufría el Paciente A. Incluso se había dedicado a investigar el problema. «Las bacterias intestinales son importantes por las sustancias activas que producen y la

[3] Ian Kershaw, *Hitler: 1936-1945…*, *op. cit.*

[4] Leonard D. Heston, Renate Heston y Albert Speer, *The Medical Casebook of Adolf Hitler: His Illnesses, Doctors, and Drugs*, Cooper Square Press, Nueva York, 2000.

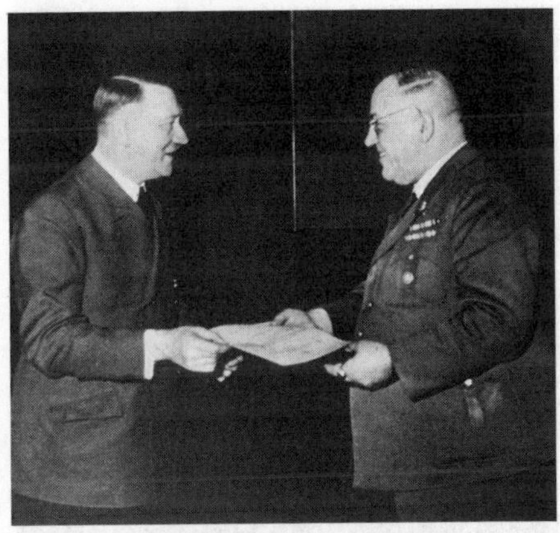
Theodor Morell evitaba cualquier acceso directo de los médicos a Hitler.

forma en que impiden la destrucción de otras sustancias en el tubo digestivo»[5]. Morell envió una muestra fecal de Hitler al profesor Alfred Nissle, un prestigioso científico que investigaba en el Instituto de Investigaciones Bacteriológicas de Friburgo. Nissle había conseguido desarrollar una cepa de *bacillus coli communis*, conocida como *Escherichia coli* Nissle 1917 (EcN) que había sido aislada de las heces de un soldado alemán en 1917, durante la Primera Guerra Mundial. Desde entonces, se estudió como un probiótico capaz de colonizar los intestinos humanos. A raíz del descubrimiento de Nissle, los laboratorios Hageda de Berlín habían comenzado a fabricar un preparado basado en la cepa EcN bajo el nombre de Mutaflor. El nombre era la unión de los términos en latín de «mutar» y «flora», con el fin de expresar la capacidad de la EcN para cambiar la microflora intestinal[6]. El doctor Ernst-Günther Schenck escribió entonces: «Nissle había desarrollado una teoría de que hay varias cepas endémicas de colibacilos en el cuerpo, algunas de las cuales promueven la digestión de nutrientes, mientras que otras dan lugar a procesos digestivos lesivos. Eso era la base de Mutaflor. La suposición era que las cepas de coli en el Mutaflor eran las benéficas y se administraban en estas cápsulas para vencer y sustituir las cepas más dañinas»[7]. Cirujano y profesor de universidad, Schenk, que alcanzó el grado de Obersturmbannführer de las SS, se había especializado en nutrición, plantas medicinales y malnutrición, hasta que fue destinado al hospital de la Cancillería. A pesar de que, tras la guerra, Ernst-Günther Schenck alegó que él solo había ejercido como «médico»,

[5] Hans-Joachim Neumann y Henrik Eberle, *Was Hitler Ill?...*, *op. cit.*

[6] Ulrich Sonnenborn, «*Escherichia coli* Strain Nissle 1917, from Bench to Bedside and Back: History of a Special *Escherichia coli* Strain with Probiotic Properties», *FEMS Microbiology Letters* 363 (19), 2016, fnw212.

[7] Ernst-Günther Schenck, *Patient Hitler*, Weltbild Verlag, Augsburgo, 1980.

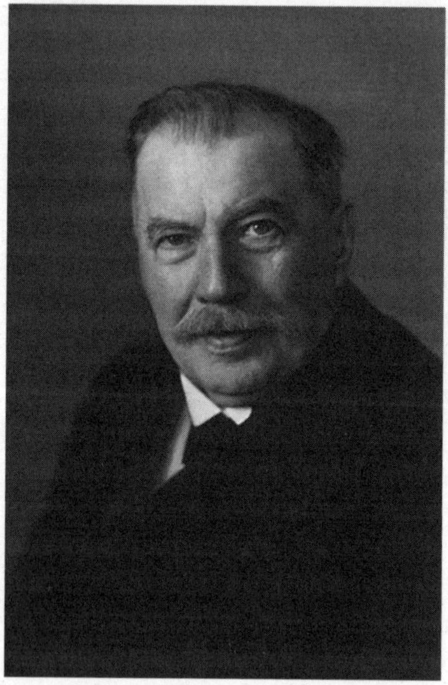

Alfred Nissle, inventor de Mutaflor.

poco después se supo que como oficial médico de las SS había participado en experimentos con seres humanos en el campo de concentración de Mauthausen-Gusen[8].

Lo que no se puede negar es que los tratamientos a los que sometía Morell a Hitler hicieron efecto en él, para bien o para mal. Los análisis de las heces fecales llevados a cabo por el propio Nissle demostraban la existencia de disbiosis en la flora intestinal de Hitler. La disbiosis es una alteración en la composición o funciones de los microorganismos que habitan en la piel y tapizan el interior de los intestinos.

Theodor Morell sabía que Hitler mostraba los principales síntomas de esta enfermedad: diarreas alternadas con estreñimiento, hinchazón abdominal, gases, digestiones pesadas, tendencia a las intolerancias alimentarias, retención de líquidos, sensación de estar cansado sin motivo, trastornos de la piel, dolores de cabeza y migrañas, tendencias a las infecciones o trastornos genitales. Morell comenzó a recetar a su paciente dos cápsulas de Mutaflor diarias después del desayuno. En seis meses Hitler podía comer normalmente, y así se lo comentó al doctor Erwin Giesing: «[Morell] me dio cápsulas de colis y grandes cantidades de vitaminas y extracto de hígado

[8] En 1953, el doctor Schenck fue liberado por los soviéticos. Antes de escribir sus memorias fue entrevistado por James O'Donnell para su libro *The Bunker: The History of the Reich Chancellery Group* (Houghton Mifflin, Boston, 1979), que registra sus recuerdos de los últimos días de Hitler. En sus propias memorias, Schenck afirmó que su único interés había sido mejorar la nutrición y luchar contra el hambre. No obstante, un informe en 1963 lo condenaba por «usar a seres humanos como objetos, como cobayas». En la República Federal de Alemania (RFA) se le prohibió continuar con su carrera médica. Falleció en la ciudad de Aquisgrán, el 21 de diciembre de 1998.

y corazón. No volví a sufrir calambres estomacales, recuperé peso, en seis meses el eccema se curó y pasados nueve meses estuve sano de nuevo». Como recompensa, el Führer entregó personalmente a Theodor Morell «invitaciones de honor» para la conmemoración del NSDAP, que se celebraría en la ciudad de Núremberg en septiembre de 1937.

Estaba claro que el profesor Alfred Nissle tenía poco de «charlatán» y llegó a escribir a Theodor Morell el 5 de agosto de 1945: «Incluso sin alardear de curaciones, encontré que era posible prolongar la vida de esos casos totalmente desahuciados y hacer su enfermedad por lo menos soportable, para que pudieran disfrutar con la posibilidad de la recuperación». Lo que Nissle no le dijo al médico de Hitler es que desde 1933 había comenzado a autodosificarse Mutaflor como forma de profilaxis anticancerígena, con bastante éxito[9].

Desde ese mismo momento Morell escribe en su diario que el Paciente A cambió de actitud hacia los futuros tratamientos que el polémico médico iba a implantarle y sus críticos alrededor del círculo del Führer ya no se ponían de acuerdo sobre si echarle a patadas del Berghof o adularle. Lo cierto es que cuando se pusieron de acuerdo en qué hacer ya era demasiado tarde y Theodor Morell ya formaba parte del cerrado séquito de Adolf Hitler.

Morell no quería medallas, posiciones en el partido o invitaciones a celebraciones o a fines de semana en el Berghof. Él, en parte también por las presiones de su esposa Johanna, quería dinero y propiedades. El primer «honorario» que recibió el médico de su poderoso paciente sería una casa en la isla de los Faisanes, en el distrito berlinés de Schwanenwerder, exactamente en el 24-26 de Inselstrasse. El precio era de 338.000 *Reichsmarks*, de los cuales Hitler le regaló 200.000 para dar la entrada. Dos años después, el Führer ordenó a Franz Gürtner, entonces ministro de Finanzas del Reich, pagar todo el resto de la propiedad en concepto de «honorarios no recibidos» por parte de Morell.

Por la agenda personal de Johanna Morell se sabe que la pareja estuvo en el Berghof entre el 30 de diciembre de 1936 y el 3 de enero de 1937. Estos cinco días fueron aprovechados por Morell para examinar a fondo al Paciente A:

---

[9] David Irving, *Adolph Hitler: The Medical Diaries…*, *op. cit.*

> Esa vez aparentaba su edad y sufría de fuertes trastornos gastrointestinales. Pesaba unos 86 kilos y medía 1,66. La temperatura, el pulso y la respiración eran normales, y siguieron dentro de los límites normales aproximadamente ocho años más. Su grupo sanguíneo era «A». Su estado psíquico era muy complejo.
>
> Su tórax era bastante pálido y normalmente sensible al calor y al frío y a las sensaciones táctiles. Ausencia de vello en pecho y espalda. Las mamilas no mostraban hipertrofia y otra patología. Las regiones supraclaviculares, supraesternal, clavicular, esternal, mamarias, inframamarias, escapular, interescapular, infraescapular, axilar e infraaxilares eran todas normales, según el examen al que sometí a Hitler. La complexión del tórax era asténica; no se midieron circunferencia y diámetros. No se observó retracción ni pulsación[10].

Según escribió Theodor Morell, el Führer era de cabeza alargada. La formación era ligeramente «dolicocéfala», un término para describir cráneos cuya anchura es menos de cuatro quintos de su longitud. Su pelo era castaño oscuro, casi negro. Sus ojos eran de un intenso azul grisáceo, que delataban un mínimo de exoftalmos, término oftalmológico para definir los ojos que sobresalen de su posición normal, popularmente conocidos como «ojos saltones». Hitler movía ambos ojos en todas direcciones. El reflejo pupilar era normal, así como la conjuntiva, córnea y esclera.

La nariz era recta, con una ligera protuberancia en el dorso; su punta era gruesa y carnosa y las narinas eran bastante prominentes. Lo labios eran rojos y delgados. Los dientes bastante defectuosos y presentaban una seria gingivitis desde finales de 1936, que la ingesta de vitamina C, recetada por Morell, fue corrigiendo. Lo peor era su lengua, bastante sucia, un síntoma de sus trastornos gástricos[11].

«El abdomen [de Hitler] era sensible en la región epigástrica y cerca del riñón derecho. A la palpación, el lóbulo izquierdo del hígado parecía agrandado y también se detectaba timpanismo, presencia de gases en el intestino y que produce en el abdomen un sonido de tambor al golpear con los dedos»[12]. «La palpación cerca del

---

[10] Declaración de Theodor Morell a sus interrogadores aliados tras la guerra.
[11] David Irving, *Adolph Hitler: The Medical Diaries…*, *op. cit.*
[12] Theodor Morell, *The Diaries 1941-1945…*, *op. cit.*

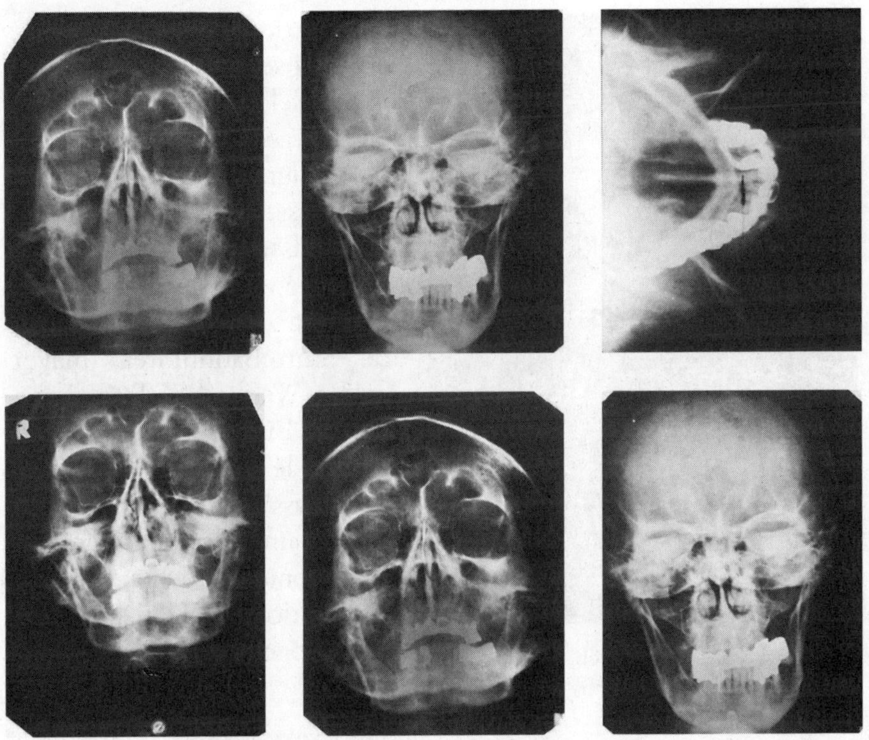

Radiografías del cráneo de Adolf Hitler.

riñón derecho le causaba dolor», recordaba el propio Theodor Morell a sus interrogadores de la contrainteligencia estadounidense. Otro de los puntos por los que fue interrogado el médico fue sobre su famosa anormalidad sexual. Morell no pudo contestar sobre este punto debido a que, probablemente, Hitler jamás dejó que su médico llegara a tal nivel de confianza.

Quien sí pudo haber llegado a ese nivel de confianza podría haber sido el cirujano de las SS Hanskarl von Hasselbach. Licenciado en Medicina en 1927 por la Universidad de Breslau, Múnich, consiguió su doctorado en la Universidad de Friburgo con un estudio sobre los fibromas del cuello. En noviembre de 1933 se incorporó al equipo de cirugía de la Charité de Berlín, donde conoció a Karl Brandt. Cuando este último se convirtió en «primer cirujano» del séquito del Führer en 1934, se llevó consigo al doctor Georg Magnus, pero cuando este dimitió por motivos de salud Brandt llamó entonces a su colega Hanskarl von Hasselbach para que se uniese al séquito. El doctor Von Hasselbach se había afiliado al NSDAP y a las SA antes incluso de la

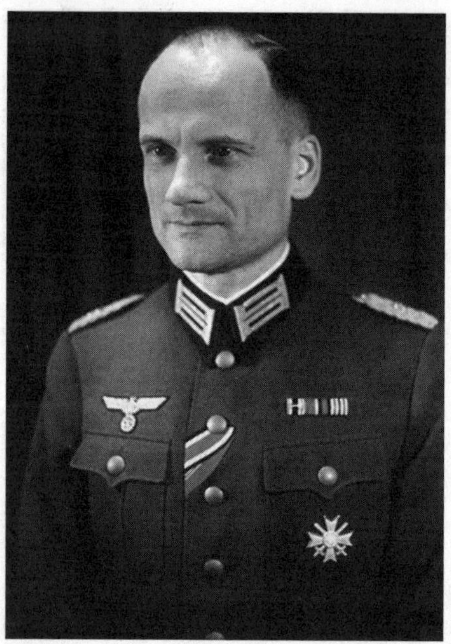

Hanskarl von Hasselbach, cirujano de Hitler, tuvo acceso directo al líder nazi.

llegada de los nazis al poder, y en 1934 se unió a las SS. Con el inicio de la operación Barbarroja, la invasión de la Unión Soviética en junio de 1941, Hanskarl von Hasselbach fue destinado a la Wolfsschanze (Guarida del Lobo) en Prusia Oriental. En junio de 1943, alcanzó el grado de Sturmbannführer (mayor) en las Waffen-SS. Tras el cese de Karl Brandt como médico de Hitler, le seguiría su adjunto Von Hasselbach, y que sería enviado a un hospital de campaña en el frente occidental[13].

El doctor Hanskarl von Hasselbach declaró en abril de 1951:

> Hitler tenía una extrema oposición a dejar que la gente viese su cuerpo. [...] Incluso yo nunca le vi completamente desnudo ni pude llevar a cabo una exploración en ese estado. Probablemente su anterior conductor y ayuda de cámara, Emil Maurice, podría aportar esa información sobre si los órganos sexuales [de Hitler] sufrían alguna deformación. Él [Maurice] eludía siempre ese punto cuando ambos estábamos en cautividad. Sin embargo, la relación de Hitler con las mujeres era manifiestamente una actitud completamente natural. [...] Además, el instinto sexual de Hitler no estaba aumentado ni disminuido, no era un pervertido, ni tampoco homosexual. Además la serología a la que se le sometió en 1940 demostraba que jamás sufrió de sífilis[14].

---

[13] Tras el fin de la guerra, Von Hasselbach fue detenido por los estadounidenses e interrogado por su pertenencia a las SS e incluido en la lista de testigos en los juicios de Núremberg. Las autoridades aliadas lo encontraron libre de cargos de crímenes de guerra y fue puesto en libertad. Tras su liberación, dirigió, entre 1949 y 1970, el departamento de cirugía de los hospitales Sarepta. Falleció el 21 de diciembre de 1981.

[14] Leonard D. Heston, Renate Heston y Albert Speer, *The Medical Casebook...*, *op. cit.*

Theodor Morell, que pudo examinar a Adolf Hitler entre diciembre de 1936 y enero de 1937, parece que le hizo una exploración bastante completa. «Examiné el bajo vientre, donde refería dolores en la región del riñón derecho, pero no las regiones de la vejiga, próstata, testículos, epidídimos, uretra o uréteres. [...] No había trastornos del tono esfinteriano o rectal ni evidencia de patología prostática o hemorroides», escribía el propio Morell en su famoso diario. El 30 de septiembre de 1944, cuando Alemania anunciaba la movilización general de todo anciano, mujer o niño en la defensa del territorio, Hitler se ve afectado en la Wolfsschanze por una hepatitis y también por un fuerte ataque de meteorismo (la presencia de gases en el intestino), pero se niega a que Morell le aplique un enema urgente. «No ha podido evacuar desde hace cinco horas. El paciente dice que solo ha dormido hasta las tres de la madrugada. Meteorismo doloroso. Tuvo algo de esto hace unos días, particularmente el martes y miércoles. Su cuerpo está todavía tenso. Ha tenido calambres. [Hitler] los llama contracciones de los intestinos con considerable dolor. Para fortalecerle le inyecté glucosa por vía intravenosa... [...] Tomó algunas gachas de avena (pero no mucho) y 0,3 de Colomel, así como tres cucharadas soperas de aceite de hígado de bacalao», explica Morell.

El personal de la Cancillería estaba preocupado por Hitler. El mismo 30 de septiembre su secretario Martin Bormann escribió a su esposa en una carta privada:

> El Führer está sufriendo unos calambres de estómago muy dolorosos, pero Morell está tratándolo con aceite de hígado de bacalao. El Führer ha perdido unos tres kilos en tres días. Aún estoy convencido de que el tratamiento de Morell es acertado, aunque preferiría otro tratamiento, más apoyado en la biología[15].

El problema es que, por segunda vez en tan solo tres años, Adolf Hitler se encontraba dirigiendo la guerra desde la cama. Pero es el propio Theodor Morell quien da un histórico dato en su diario: «Su cerebro no descansaba nunca, así es que comenzó a trabajar en un gran plan para llevar a cabo una contraofensiva invernal». El 26 de julio de 1944, el general Alfred Jodl fue convocado por el Führer,

[15] Jochen von Lang, *The Secretary: Martin Bormann. The Man Who Manipulated Hitler*, Random House, Nueva York, 1979.

según revelaría a sus interrogadores tras el fin del conflicto: «Cuando Hitler concibió la primera idea, estaba enfermo en la cama con ictericia. [...] Hitler había desplegado un mapa de las Ardenas sobre su colcha y discutido cuál era la mejor dirección y profundidad de ataque. Se lanzó de tal modo a preparar la ofensiva de las Ardenas que no omitió el más mínimo detalle, llamándome a su dormitorio donde yacía enfermo a mí y al general Walther Buhle, jefe de Estado Mayor del Oberkommando der Wehrmacht (OKW) desde 1942. [...] el plan de la ofensiva era enteramente obra de Hitler, según todo lo que vi y oí»[16].

El ayudante de campo de la Kriegsmarine de Hitler, el almirante Karl-Jesko von Puttkamer, una de las víctimas del atentado del 20 de julio, llegaba cada mañana cojeando con muletas con los informes mecanografiados en una máquina especial con la tipografía más grande para que Hitler, ya con problemas visuales, pudiera leerlos: «El primer día Hitler estuvo sin hacer incluso el más ligero comentario o reacción. El segundo día gesticuló cansadamente con una mano. Gracias a Dios que esa vez no estaba pasando nada serio»[17].

El 8 de diciembre de 1944 Morell intentaba convencer al Paciente A para que se dejara reconocer por el doctor Ludwig Stumpfegger. El nuevo médico de Hitler había estudiado Medicina en la Universidad de Múnich licenciándose en 1935 y doctorándose dos años después. En 1933 se había alistado en las SS y el 1 de mayo de 1935 se afilió al NSDAP. En mayo de 1940 se había convertido en el adjunto del doctor Karl Gebhardt, Oberführer de las SS, y destinados ambos al campo de concentración de mujeres de Ravensbrück, en donde llevaron a cabo experimentos científicos con prisioneras. En 1944, fue asignado a la Cancillería del Reich por orden de Heinrich Himmler, encargándose de la salud del propio Hitler y de su ministro de Propaganda, Joseph Goebbels.

«Le dije que el doctor Stumpfegger esperaba fuera para preguntarle cómo estaba; que, si podía reconocer al Führer, vería por sí mismo lo blando que estaba su abdomen y la buena situación general en la que se encontraba. Pero el Führer dijo que ya era bastante

---

[16] Alex Kershaw, *The Longest Winter: The Battle of the Bulge and the Epic Story of World War II's Most Decorated Platoon*, Da Capo Press, Nueva York, 2007.

[17] Antony Beevor, *The Fall of Berlin 1945*, Viking Penguin, Nueva York, 2002.

con que yo confirmase todo eso, y que no quería otra gente hurgando por allí. Le contesté que preferiría tener una segunda opinión de otro médico sobre su estado de salud», escribió Theodor Morell en su diario, pero, al parecer, no hubo forma de convencerle. No cabe la menor duda de que Hitler no era un paciente fácil.

Lo que sí pudo Morell es llevar a cabo un gran estudio sobre el Paciente A el 9 de enero de 1940, que se realizó en la propia Cancillería, incluidos electrocardiogramas, rayos X, análisis, serología, etcétera. Escribe en su diario:

> «Paciente A» [Hitler]. Pulso 72. Presión arterial 172/100 (cincuenta años). El segundo tono aórtico se siente hoy solo débilmente acentuado. Grupo sanguíneo A. Sedimentación. Serología. Glucemia. Interferometría Schmidt-Burbach. Vitaminas B y C y ensayo de Cortiron (Nodmark).

Estas pruebas completarían el importante historial médico que Morell había estado reuniendo, recogiendo la opinión de otros médicos, todo tipo de estudios y pruebas efectuados a Adolf Hitler desde 1932.

> El Führer era neurológicamente sano. No sufría ningún tipo de alucinaciones, ni deficiencias olfativas. No había papiledema [suele producirse a causa de hipertensión intracraneal idiopática], ni diplopía [fenómeno que consiste en ver dobles los objetos], tampoco ningún tipo de estrabismo. No existía desviación mandibular, ni alteraciones musculares al masticar. Su lagrimeo y salivación eran normales; podía arrugar la frente o encoger los hombros normalmente. No había disfagia [dificultad para tragar] y mientras la presión en el globo del ojo o sobre el seno carotideo enlentecía el pulso.
>
> En el área motora del Führer no había convulsiones, paresias [término general que se refiere a un grado de debilidad muscular leve a moderado] o afasia [trastorno del leguaje que se produce como consecuencia de una patología cerebral]; su área premotora tampoco presentaba problemas. No había prehensión espástica ni torpeza. No padecía alucinaciones auditivas ni visuales. No hay afasia sensorial. Tampoco estados oníricos[18].

[18] Theodor Morell, *The Diaries 1941-1945…*, *op. cit.*

Morell admitió a sus interrogadores que no recordaba exactamente cuándo llevó a cabo este completo test a Hitler. El cirujano Hanskarl von Hasselbach, que entró en el séquito de Hitler en 1936, describía al Führer de aquella época de la siguiente forma: «Era robusto, sin edad, sano y de buena constitución. [...] Los esfuerzos físicos importantes, como los grandes desfiles, eran un juego de niños para él. Sin embargo, aún entonces él había comenzado a vivir desordenadamente, hasta tal punto que no se iba a la cama antes de las dos de la mañana y a menudo no antes de las tres o cuatro, y se levantaba alrededor de las diez. Ocasionalmente, se echaba a dormir al mediodía, cuando estaba en el Berghof, unos cinco minutos». Curiosamente, esta afirmación choca con el diario de Max Wünsche, guardaespaldas de Hitler entre 1938 y 1940: «En junio de 1938, Hitler durmió catorce, ocho, diez y trece horas en días sucesivos».

El 9 de abril de 1940, las tropas alemanas llevaban la *Blitzkrieg* (guerra relámpago) a Dinamarca y Noruega. El 12 de mayo, a Luxemburgo. El 15, a Holanda. El 19 Francia es arrollada por los tanques de la Wehrmacht y el 28 Bélgica capitula. Hitler se ha convertido en el amo y señor de Europa Occidental. El 14 de junio de 1940, el mundo ve cómo las tropas del Tercer Reich desfilan por los Campos Elíseos. Mientras todo esto sucedía en una Europa en llamas, Theodor Morell continuaba como siempre junto a su famoso paciente.

El doctor Von Hasselbach recuerda, durante un interrogatorio con los estadounidenses, que Hitler se había quejado de «tener un corazón débil». Hitler evitaba subir al Kehlsteinhaus (Nido del Águila), situado en el pico Hoher Göll, en el corazón del Obersalzberg, debido a que la pequeña construcción se encontraba a 1834 metros de altitud y en parte también por el largo túnel de 130 metros de longitud que daba acceso al ascensor de bronce y espejos venecianos, que a su vez ascendía 124 metros hasta la parte alta de la montaña. Al parecer, Adolf Hitler sufría levemente de claustrofobia y por eso no le hacía ninguna gracia entrar en el largo túnel[19]. «Dijo [Hitler] que sentía una fuerte opresión en el pecho cada vez que subía hasta el Kehlsteinhaus, pero yo creo que esos síntomas, así como los dolores epigástricos y espasmos, eran de origen histérico», recordaba el médico.

---

[19] James Wilson, *Hitler's Alpine Retreat*, Pen & Sword Military Books, Barnsley, 2006.

«Fue durante la guerra cuando Hitler perdió la costumbre de ir a dar un largo paseo durante media hora, y a menudo no tomaba aire fresco durante días o semanas. [...] Su temperamento también cambió. Entre 1936 y 1938 todavía se reía a carcajadas, a menudo, y era de buen carácter. Las historias de sus violentos berrinches han sido enormemente exageradas, aun por los años posteriores. Yo, a menudo, tenía que admirar el control que tenía sobre sí mismo, incluso cuando tuvo que plantar cara a decisiones graves o recibir desagradables noticias», recuerda Hanskarl von Hasselbach[20]. Después de la guerra, cuando las pruebas a las que sometieron a Adolf Hitler cayeron en manos aliadas, los médicos estadounidenses y británicos comprobaron que la presión arterial del Führer solía estar dentro de los límites normales. «Con esos datos, Hitler podía haber pasado perfectamente las pruebas médicas para ser piloto de las Fuerzas Aéreas de Estados Unidos», aseguró el general médico doctor Malcolm C. Grow, del United States Air Force Medical Service (AFMS), por lo que es difícil pensar que Hitler sufriera de alguna dolencia cardíaca seria, al menos no en los primeros años de la guerra.

Heinz Buchholz, taquígrafo de la Cancillería, quien asistió diariamente a las conferencias de guerra de Hitler y que sufrió heridas leves en el atentado del 20 de julio de 1944 en la Wolfsschanze, explicaba a sus colegas: «[Hitler] aparecía como un hombre de inteligencia infatigable, raramente dispuesto a concederse algún respiro de día o de noche. Un hombre de vasto conocimiento y experiencia, dotado con una oratoria convincente y, a la vez, capaz de mostrar gran modestia y amabilidad hacia sus colaboradores y asociados, y gran comprensión para nuestro trabajo de estenógrafos»[21].

La campaña en el Oeste hace que Hitler lleve una vida muy activa y a la vez desordenada. La *Blitzkrieg* que comenzó el 9 de mayo ha alcanzado sus objetivos con la ocupación de todo el Benelux y la completa inutilización de la línea Maginot, eje de la defensa francesa. La Wehrmacht se abre paso a sangre y fuego por toda Europa Occidental hasta conseguir acorralar a miles de soldados aliados en las playas de Dunkerque. Para suerte para ellos, casi 350.000 consiguen ser evacuados en 860 naves de todo tipo y tamaño.

---

[20] «Hitler as Seen by his Doctors»..., *op. cit.*

[21] Philip Freiherr von Boesselager, Florence Fehrenbach y Jerome Fehrenbach, *Valkyrie: The Story of the Plot to Kill Hitler*, Knopf, Nueva York, 2009.

Es en esta misma época cuando Theodor Morell escribe a su esposa, demostrando lo alejado que estaba de lo que realmente sucedía en el continente, mencionando incluso sus propios intereses comerciales:

> ¿No podríamos hablar otra vez con la Wehrmacht sobre el Vitamultin? Aquí hace maravillas. Todo el mundo habla mucho de él y todos lo recomiendan a sus familias en casa. [...] prácticamente aquí no hay nada que hacer para un médico. Pregunté incluso al Führer hace unos días si tenía alguna molestia. Dijo que se sentía a gusto, excepto en una cosa: que tiene un apetito enorme. Realmente le va muy bien, está muy fresco y vivaz[22].

Debido a la buena marcha de la guerra, Hitler decide de forma repentina trasladar su cuartel general a Bélgica bajo el nombre clave de Wolfsschlucht I, en Bruly-de-Pesche, cerca de Couvin. Realmente era un simple campamento de barracas y a Morell le dieron una habitación cerca de la de Hitler. El 1 de junio el Führer entraba en Bélgica, y con él su médico Theodor Morell. «Estuvimos en la carretera durante dos días. Bruselas, los campos de batalla de Flandes (Ypres, Loretto, Vimy, Bensheim, Kortrik y Lille). Como quiera que estos distritos estaban entre los de mayor densidad de población, puedes imaginarte la devastación. Una gran plaza de Lille, con una gran cantidad de árboles, camiones y automóviles carbonizados, salpicada de caballos muertos, tanques y edificios quemados. A lo largo de las carreteras por las que británicos y franceses retrocedieron había un revoltijo confuso de harapos, armas abandonadas y tanques inservibles, con hileras de gente volviendo a casa por ambos lados de la carretera, la mayoría en bicicletas cargadas hasta rebosar con todo lo que podían llevar», relataba el médico a su esposa en una larga carta.

Al parecer, el doctor Karl Brandt intentaba también hacer negocio con la guerra. En otra carta de Morell a su esposa le habla sobre el desarrollo de varios medicamentos que está llevando a cabo el propio Brandt con los laboratorios Henning de Berlín: «Recientemente [Hoffmann] habló del doctor Brandt y dijo que este había hablado con el médico que recibió nuestro Vitamultin para ensayos clínicos, y este hombre dice que no está nada satisfecho. Después,

---

[22] David Irving, *Adolph Hitler: The Medical Diaries...*, *op. cit.*

claro, de no conocer nada sobre el tema. En otra ocasión habló de la asociación de vitaminas y calcio, que el doctor Brandt hace fabricar por un laboratorio para acelerar la reparación ósea. Aparentemente, él trabaja con la Henning». Ya para el final de la campaña francesa, en junio de 1940, Morell cree que está acabado. Los ayudantes de Hitler ni siquiera lo incluyen en la caravana del séquito y Hitler cada vez necesita menos sus inyecciones. Es en esta misma fecha cuando el Führer decide cambiar nuevamente el cuartel general y trasladarse a Freudenstadt, cerca de Tannenberg, en el corazón de la Selva Negra, conocido bajo el nombre clave de «Instalación T». El médico de Hitler lo describió como «un buen lugar situado en una hermosa montaña con aire puro, buenas comodidades y excelente comida. [...] nuestras tropas están haciendo grandes avances, casi sin bajas. Hoy, sábado por la mañana, pasé casi media hora solo con el Führer, que goza de magnífica salud. Este aire aromático hace maravillas en él. Dice que durmió como nunca la noche pasada»[23]. Lo que nadie sabía es que precisamente en esos días Adolf Hitler había tomado la firme decisión de lanzar sus ejércitos contra la Unión Soviética, en la llamada operación Barbarroja, justo un año después.

La principal misión de Morell era conseguir que Hitler se mantuviera activo durante horas y horas, y el Mutaflor de Alfred Nissle iba a ser el principal combustible. Nissle escribe una carta a Theodor Morell en la que le indica:

> Estoy satisfecho de ver que los colibacilos han mantenido sus características típicas en contraste con las últimas pruebas de control que hemos hecho, y que no han aparecido bacilos patológicos subsidiarios. [...] Sin embargo, me gustaría, por las deficiencias apuntadas en mi informe y pese a los resultados por lo demás satisfactorios, que usted convenciese al paciente [Adolf Hitler] de continuar tomando Mutaflor mientras persista la sobrecarga de trabajo. Estoy convencido de que el paciente lo encontrará más fácil de sobrellevar así, como sé por las pruebas realizadas en mí mismo bajo condiciones fundamentalmente similares[24].

Hitler iba a necesitar que Morell lo mantuviera en completa actividad, pero el médico ya había sufrido un serio revés, a finales de

---

[23] Theodor Morell, *The Diaries 1941-1945...*, *op. cit.*

[24] Hans-Joachim Neumann y Henrik Eberle, *Was Hitler Ill?...*, *op. cit.*

1939 e inicios de 1940, cuando, durante una cena con unos amigos, sufrió un infarto. «Fuimos invitados a cenar a casa de los Esser en Wannsee, cerca de Berlín. Estábamos muy animados. Esser contó un chiste y mi esposo, repentinamente ladeó la cabeza a un lado y se desplomó. Cayó sobre un mueble, golpeándose la cabeza con fuerza. Fue trasladado a una cama y se le aplicaron sanguijuelas. Pero no hubo forma de que él antepusiera su salud a la de Hitler», relata Johanna Morell a sus interrogadores estadounidenses tras la guerra.

Mientras la salud de Adolf Hitler iba deteriorándose, en paralelo le sucedía lo mismo a Theodor Morell. A inicios de 1942 Morell tuvo una violenta discusión con Brandt y Heinrich Hoffmann, el fotógrafo del Führer, que le causó una «hemorragia frontal que, sin embargo, mejoró pronto», como indicó por carta el propio Morell a su esposa. El segundo susto lo sufre el médico a finales de ese mismo año, y así lo cuenta al cardiólogo Arthur Weber: «Tuve mi primer ataque grave de *angina pectoris* después de un mal vuelo en avión, con una T en la derivación II que siguió muy negativa mucho tiempo, pero que se normalizó después. El complejo QRS se va haciendo gradualmente más amplio».

En los años siguientes, el propio Theodor Morell iba a intentar hacerse imprescindible para Adolf Hitler. El médico así se lo recordaría al propio Führer el 17 de diciembre de 1942, destacando cómo él había rechazado consultar a ningún otro médico. «Nadie puede hacerlo mejor, de ningún modo, y algún otro podría hacer una chapuza, por lo que preferí asumir la plena responsabilidad, incluso aunque fuera duro en ese momento», escribió Morell en su diario.

Pero ¿qué había de cierto en los dolores gástricos de Hitler? El doctor Hanskarl von Hasselbach opinaba que estos venían provocados por la propia neurosis que sufría, ya que, de otro modo, «las drogas inútiles e inapropiadas que le administraba Morell no habrían podido dar como resultado una mejoría», y puede que tuviese razón al leer la entrada de Morell del 8 de diciembre de 1944:

> Los dolores en el punto inicial (hipocondrio derecho) eran tan violentos pasadas tres horas (sobre las seis de la mañana) que tuvo que mandarme llamar. [...] Ayer por la tarde tuvo bastantes disgustos: la guerra aérea, la situación militar, y algún general que no obedece sus órdenes. Inyección intravenosa de Eukodal y Eupaverin, el espasmo comenzó a desaparecer de inmediato. Ahora justa-

> mente está haciendo frente a los peores momentos de toda su vida. Sus nervios se están crispando por los acontecimientos que se suceden y con el constante terror de las incursiones aéreas sobre las ciudades alemanas. El resultado es que basta lo más mínimo para desencadenar estos espasmos. Él dice que tiene completamente claro que, objetivamente, no hay nada mal en su aparato digestivo, porque él nunca sangró en sus deposiciones o vómitos[25].

Desde el verano de 1944 Adolf Hitler recobró su legendaria memoria tras haber sufrido ictericia, que le dejó en la cama durante varios días en un momento clave como era el diseño de la ofensiva en las Ardenas, pero a medida que los bombardeos aliados se hacían ya casi normales en Berlín, sus temblores en las extremidades aumentaron de intensidad. Theodor Morell sabía ya que los problemas nerviosos del Führer no tenían remedio. El 30 de octubre de 1944 había sido llamado a las seis de la mañana, con suma urgencia. «El Führer dijo que había trabajado toda la noche y que había tenido que hacer frente a una grave decisión que le había excitado sobremanera. Esta preocupación fue a más hasta que, repentinamente, como siempre sucede cuando está realmente preocupado, empezaron otra vez los calambres en su estómago», escribía Morell. «¿Cómo puede quitarme estos dolores de estómago y estos temblores en las extremidades?», le preguntó Hitler. «¡Paz y tranquilidad, y déjese de discusiones! También se podrían reducir con electroterapia o tratamientos termales», contestó Morell, pero Hitler quería soluciones rápidas y para sus dolores no había soluciones mágicas.

Pero fuera como fuera, el líder alemán se negaba a reconocer la derrota. Su fiel secretaria Christa Schroeder le preguntó un día: «*Mein* Führer, hemos perdido ¿verdad?». Hitler movió la cabeza y respondió: «¿Por qué le había salvado la Providencia de aquella bomba del 20 de julio, sino para conducir al pueblo alemán hasta la victoria final?»[26]. Adolf Hitler pensaba realmente que si vivía lo suficiente la victoria sería suya, y para ello necesitaba a Morell y sus inyecciones.

---

25 David Irving, *Adolph Hitler: The Medical Diaries…*, *op. cit.*

26 Christa Schroeder, *He Was My Chief…*, *op. cit.*

3
El tratamiento

La Wehrmacht cayó sobre la Unión Soviética el 22 de junio de 1941. Sin declaración previa de guerra, Alemania se lanzó al ataque. En un secreto absoluto, el Estado Mayor alemán preparaba su ofensiva desde el verano anterior. Adolf Hitler estaba tan seguro de su victoria que incluso dio a conocer públicamente sus planes de lo que sería la Unión Soviética una vez acabada la guerra. Para el Führer, el combate contra este país obedecía fundamentalmente a motivos ideológicos. De ahí que, antes de desencadenar las hostilidades, había dado órdenes explícitas a todas sus unidades de que «todo comisario del Ejército Rojo capturado debe pasar de inmediato a manos de los servicios de seguridad», a fin de someterlos a «tratamiento especial» o, lo que era igual, ser «ejecutados». Pero Hitler necesitaba una explicación para esta nueva agresión, que no era otra que la necesidad de conquista para ampliar el «espacio vital». «La Unión Soviética —afirmaba— debía convertirse en proveedora de materias primas para Alemania y en una reserva territorial». Aunque Stalin fue prevenido de la invasión, el Estado Mayor soviético se negó a creer en la inminencia del ataque alemán. Incluso ahora se sabe que el dirigente ruso se mostró vacilante y, cuando conoció la invasión, las tropas soviéticas habían sido ya desbordadas[1]. Los aeródromos han sido destruidos por la Luftwaffe, y la Wehrmacht avanza en un frente amplio. Pese al optimismo reinante en el cuartel general del Führer, jefes de la inteligencia alemana afirmaban que «la invasión

[1] Alan Bullock, *Hitler and Stalin: Parallel Lives*, Knopf, Nueva York, 1992.

no carece de riesgos. La extensión del territorio soviético y sus enormes reservas de hombres hacen temer que la invasión acabe trágicamente»[2]. El general Franz Halder, jefe del Estado Mayor alemán, escribe optimista: «La campaña contra Rusia será completada en dos semanas», pero lo cierto es que la inmensidad del país dificulta las comunicaciones y la muy activa resistencia guerrillera tras las líneas alemanas retrasa el avance. Solo el ejército central de la vanguardia nazi captura en pocos días a 324.000 prisioneros, 3300 blindados y más de un millar de piezas de artillería. Casi 200 divisiones del Ejército Rojo han sido aniquiladas. Hitler da orden de destruir por completo Moscú y Leningrado, a fin de evitar que quede en esas ciudades una sola persona a la que haya que alimentar cuando llegue el invierno[3].

Walther Hewel escribe en julio de 1941, un mes después del inicio de Barbarroja: «Calma, tranquilos los ánimos en el edificio de la Cancillería del Reich. El Führer está con el mejor de los ánimos a causa de los gigantescos éxitos en Rusia. [...] Sin embargo, esta misma tarde, después de tomar el té con el Führer, los interrogantes persistieron, y las incertidumbres de este primer mes de la guerra en el Este le han generado enfermedades que podrían tener graves consecuencias». Desde el 24 de junio Hitler había trasladado el cuartel general a la Wolfsschanze o Guarida del Lobo en Rastenburg, en Prusia Oriental, una zona pantanosa plagada de mosquitos. «Sin duda, algún ministerio del Gobierno encontró aquí el terreno más barato. O tal vez ya era propiedad del Estado y simplemente instalaron aquí el cuartel general del Alto Mando alemán (OKW)», le explicó el propio Hitler al doctor Erwin Giesing.

Helmuth Greiner, oficial del Alto Mando, escribía a su esposa describiendo la Wolfsschanze: «Estamos siendo masacrados por los terribles mosquitos. Sería difícil elegir un sitio peor que este, un bosque caduco, con charcos cenagosos, tierra arenosa y lagos estancados, ideal para estas repugnantes criaturas. Y, además, unos búnkeres fríos y húmedos, en los que nos morimos de frío por la noche, sin poder dormir por el zumbar del aire acondicionado que

[2] David R. Higgins, *Guderian 1941: The Barbarossa Campaign*, Pen and Sword Military, South Yorkshire, 2023.

[3] David Stahel, *Operation Barbarossa and Germany's Defeat in the East*, Cambridge University Press, Cambridge, 2009.

forma una terrible corriente de aire, así que nos despertamos por la mañana con dolor de cabeza. Nuestra ropa interior y uniformes están siempre fríos y pegajosos»[4]. El mayor problema para Theodor Morell era la negativa de Hitler a descansar, y más cuando comenzó a pensar en que no viviría demasiado.

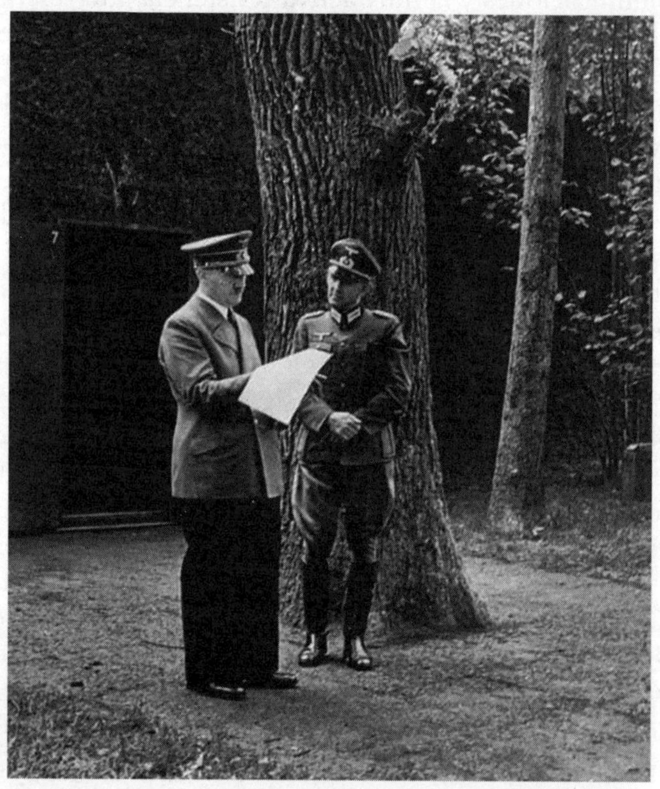

Hitler en la Wolfsschanze, un lugar pantanoso poco recomendable.

El capitán Heinz Assmann, edecán de Hitler de la Kriegsmarine, anotó en su diario de guerra: «Es un factor para considerar en la carrera de Hitler, que le preocupaba constantemente, poder vivir para ver todos sus planes llevados a efecto. Como él estaba trabajando bajo una presión terrible, a mi modo de ver, esto no derivaba de ningún conocimiento íntimo, de alguna enfermedad u otra cosa,

[4] Jonathan Dimbleby, *Barbarossa: How Hitler Lost the War*, Penguin Books, Londres, 2021.

pero sí de la consciencia de la pura magnitud de los planes de tiempo de paz que él soñaba como real misión de futuro. [...] Estos abarcaban planes de cobertura para la reconstrucción arquitectónica, bienestar social, vivienda para los trabajadores, centros de recreo y cultura, puertos y servicios portuarios, puentes y autopistas»[5].

Poco después del inicio de Barbarroja había ya motivos médicos suficientes para creer que la vida del Führer podía estar entrando en su fase final. En torno a mediados del mes de julio, Morell pudo detectar un trastorno progresivo en el corazón del Paciente A. Se le diagnosticó esclerosis coronaria. Morell entendía que también podría ser por la edad de su paciente. Sabía que Stalin, según informes que había leído de su propio médico, Vladimir Vinogradov, sufría de la misma enfermedad. Vinogradov era de la única persona de la que se fiaba el líder soviético, al igual que Hitler de Morell.

Theodor Morell cuenta en su interrogatorio a la inteligencia aliada: «A la percusión, moderado agrandamiento del ventrículo izquierdo con desplazamiento del vértice cardíaco hacia la izquierda de la línea medioclavicular, aunque todavía dentro del quinto espacio intercostal. [...] La auscultación reveló refuerzo del segundo tono aórtico, en el segundo espacio intercostal en la línea paraesternal derecha»[6].

Tras someter a Hitler a un electrocardiograma de rutina el 14 de agosto de 1941, Morell decidió enviar el resultado al profesor Arthur Weber, cardiólogo de la clínica Bad Nauheim. Desde el 6 de julio, el ejército soviético ha recibido muy duros golpes y se han visto obligados a replegarse hacia la «línea Stalin», ante el empuje de la Wehrmacht. Theodor Morell escribió una carta a su esposa, en parte quejándose de que Hitler no le necesitase: «El Führer está embriagado por sus triunfos. Cree que para él todo es posible y que le basta con desear el mundo para que el mundo caiga en sus manos». Pero la verdad es que en esta época Inglaterra sigue resistiendo, pero donde Napoleón fracasó, Adolf Hitler va a triunfar. Lo cree, lo sabe y lo proclama.

---

[5] El capitán Heinz Assmann fue primer oficial del acorazado Tirpitz en 1942 en aguas noruegas. A partir de 1943 fue destinado al Estado Mayor de las fuerzas armadas y se convirtió en representante naval en las reuniones diarias del Führer. Fue herido en el intento de asesinato de Hitler el 20 de julio de 1944. Durante la capitulación en Flensburgo, se encontraba con el almirante Dönitz.

[6] Theodor Morell, *The Diaries 1941-1945...*, *op. cit.*

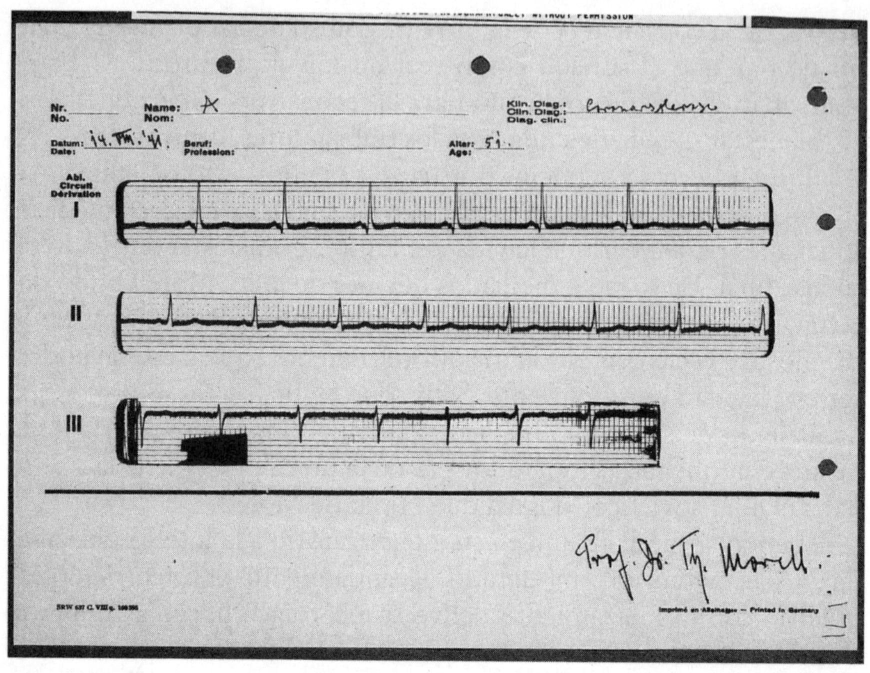

Electrocardiograma de Hitler realizado por el Dr. Theodor Morell el 14 de mayo de 1941.

El 21 de junio de 1941 las tropas alemanas penetraron en Rusia, coincidiendo con el 129.º aniversario del paso de Niemen del ejército napoleónico. Esta vez la suerte está echada y el combate será a vida o muerte, pero lo que Hitler no sabe es que va a compartir la misma suerte de Napoleón, a quien admira. «Rusia debe ser liquidada. Cuanto antes mejor. Fecha prevista: primavera de 1941», anunció el general Franz Halder, jefe del Estado Mayor. Hitler estaba convencido de que las grandes masas soviéticas no combatirían para sostener el régimen comunista y de que las minorías étnicas, principalmente los ucranianos, se alegrarían de su «liberación». También había previsto que su ejército llegaría a la línea Arkángel-Astrakhan antes de los grandes fríos. Tal era su grandioso plan, y para poder llevarlo a cabo necesitó dividir la Wehrmacht en tres grandes grupos de batalla. Durante los meses siguientes los ejércitos alemanes consiguieron victorias prodigiosas. Durante miles de kilómetros los tanques de las divisiones Panzer avanzaban sin ningún tipo de resistencia[7].

---

[7] Jonathan Dimbleby, *Barbarossa: How Hitler…*, *op. cit.*

Theodor Morell, debido a la completa dedicación de su paciente a dirigir la guerra en el Este, procuró no molestarlo demasiado con datos y resultados médicos. Joachim von Ribbentrop, ministro de Asuntos Exteriores, expresó su opinión a Morell sobre la necesidad de que Hitler hiciera ejercicio de forma más intensa, pero el médico se había reservado el diagnóstico del doctor Weber. El diálogo entre ministro y médico quedó registrado en los diarios del primero y en la biografía escrita por el hijo del propio Ribbentrop[8].

> RIBBENTROP: ¿Por qué? Él [Hitler] no tiene nada de corazón, ¿verdad? ¿O acaso piensa usted en los espasmos y problemas circulatorios?
>
> MORELL: Sí.
>
> RIBBENTROP: Pero el Führer no debería ir y volver a la casa de té siempre en su coche. Por lo menos debería volver a pie, por las colinas.
>
> MORELL: Tendrá que ir usted mismo a decírselo al Führer.

Morell anota en su diario: «No tengo ningún derecho a discutir los hallazgos cardiológicos de mi paciente con otros». Pero en julio de 1941, el general Heinz Greiner escribió: «Fue bastante interesante estar con el Führer hoy, pero no tanto como la última vez. Estuvo muy callado y apenas participó en la conversación. No discutimos ayer. Al principio, el Führer guardó silencio meditando algo. Después revivió y se explayó bastante durante más de una hora sobre nuestros valientes y temerarios aliados italianos y los dolores de cabeza que le estaban dando. Solo puedo maravillarme de su discernimiento y perceptividad. Por lo demás, se le ve bien y aparenta buena salud, aunque raramente se acuesta antes de las cinco o seis de la mañana». El amigo del Führer, Walther Hewel, dejó constancia en su cuaderno el 10 de julio: «Hitler estuvo hasta las tres de la madrugada en un frío y húmedo búnker».

A finales del mes de julio de 1941 la salud de Adolf Hitler comenzó a deteriorarse. Tras una grave discusión con Ribbentrop, el rostro de Hitler se tornó blanquecino mientras llevaba ambas manos a su corazón. Ribbentrop le dijo a Morell que «jamás volvería a perder los nervios. El Führer debe tener algún problema cardíaco». El mé-

[8] Rudolf von Ribentrop, *My Father Joachim von Ribbentrop*, Pen and Sword Military Books, South Yorkshire, 2009.

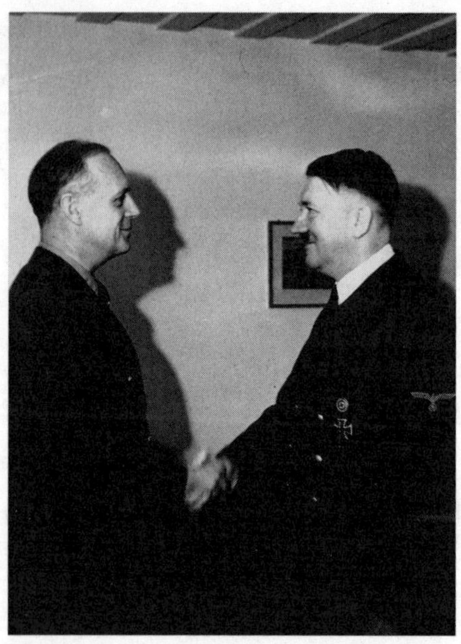

Las fuertes discusiones con el ministro Ribbentrop provocaban a Hitler problemas cardíacos.

dico volvió a guardar silencio sobre la «esclerosis coronaria» que sufría Hitler. Poco después y en pleno avance de las tropas en el corazón de la Unión Soviética, Hitler sufrió un fuerte ataque de disentería que le llevó a la cama por varios días. «Diarrea, espasmos gástricos, náuseas, dolores musculares, temblores y fiebre. ¿Qué pudo causarla? El clima, las condiciones insalubres y su excéntrica forma de vivir han contribuido, sin duda», escribió Karl-Jesko von Puttkamer, edecán de la Kriegsmarine en el cuartel general del Führer. Lo cierto es que la inactividad de Hitler tuvo consecuencias muy graves en el curso de la invasión de la Unión Soviética. Von Puttkamer recordaba a los interrogadores aliados tras su detención después de la guerra: «La creciente debilidad del Führer le hacía incapaz de discutir con los generales de la Wehrmacht y Luftwaffe, que acudían a diario a las conferencias de guerra en verano. […] y determinados a destrozar la estrategia original de "rodeo" de Hitler, convirtiendo el esfuerzo principal de la campaña en un ataque frontal tradicional contra la capital soviética, Moscú»[9].

El general Franz Halder, jefe del Estado Mayor de la Wehrmacht, escribió al respecto: «Despreciando [Hitler] su indisposición, aseguró a sus oficiales que, si continuaban con su idea de ataque frontal, la guerra se atascaría como en la Primera Guerra Mundial. […] y ha dado instrucciones estrictas al comandante en jefe de cómo desea que operen los escuadrones de la Luftwaffe». Lo malo fue que la salud de Hitler empeoró y sus generales lo aprovecharon para hacer la guerra a su manera y, tal y como predijo el propio Hitler, las

[9] Jonathan Dimbleby, *Barbarossa: How Hitler Lost the War*, Penguin Books, Londres, 2021.

tropas del mariscal Fedor von Bock aún luchaban a las puertas de Moscú cuando llegó el «general invierno». El mariscal Hermann Göring declararía bajo interrogatorio en su celda: «Todavía hoy creo que si los mariscales y generales hubieran seguido el plan original diseñado por Hitler, la campaña del Este se hubiera decidido a principios de 1942 como muy tarde»[10].

Preocupado por la disentería que sufría el Paciente A, Morell envió una muestra fecal al doctor Nissle. El 5 de agosto escribe a Theodor Morell: «Recomiendo el Mutaflor, además que no hace falta añadir que el paciente debe evitar zonas endémicas de disentería y si lo hace es recomendable que lleve una faja de lana, no tomar fruta ni ensaladas sin cocerlas antes, ni agua que no haya sido hervida, y lavarse las manos concienzudamente después de cada contacto que haya tenido con las tropas, particularmente antes de las comidas»[11]. Tres días después, Morell recibió los resultados de la muestra fecal.

> La muestra es rica en colibacilos típicos, sin embargo, solo se aproximan en parte a las características propias de la cepa original de Mutaflor; muchos han perdido en general su alto grado de antagonismo; se ven también algunos paracoli y grandes cantidades de enterococos; no hay gérmenes infecciosos ni huevos ni parásitos.

Aunque no existiera infección alguna, la enfermedad obligó a Hitler a guardar cama en momentos muy críticos de la invasión de la Unión Soviética. El 6 de agosto la salud de Hitler se agrava aún más. Esa misma mañana, Hewel escribió: «Todo ha empezado con una visita aérea al frente de Ucrania. Sobre las cuatro de la madrugada despegamos hacia Berdichev, volando durante tres horas sobre Rusia, hasta Byalystok. Allí, en una escuela donde se había establecido el cuartel general de Rundstedt, nos encontramos con el general Ion Antonescu. De paseo por Berdichev, un monasterio en ruinas, ataúdes abiertos, ejecuciones. Una ciudad horrible. Muchos judíos, viejas chozas y tierra fértil». A la mañana siguiente, Adolf Hitler cayó gravemente enfermo. Theodor Morell fue llamado con urgencia. El Führer no podía comer, levantarse de la cama ni asistir a las confe-

---

[10] David Stahel, *Operation Barbarossa…*, *op. cit.*

[11] Irving, David, *Adolph Hitler: The Medical Diaries…*, *op. cit.*

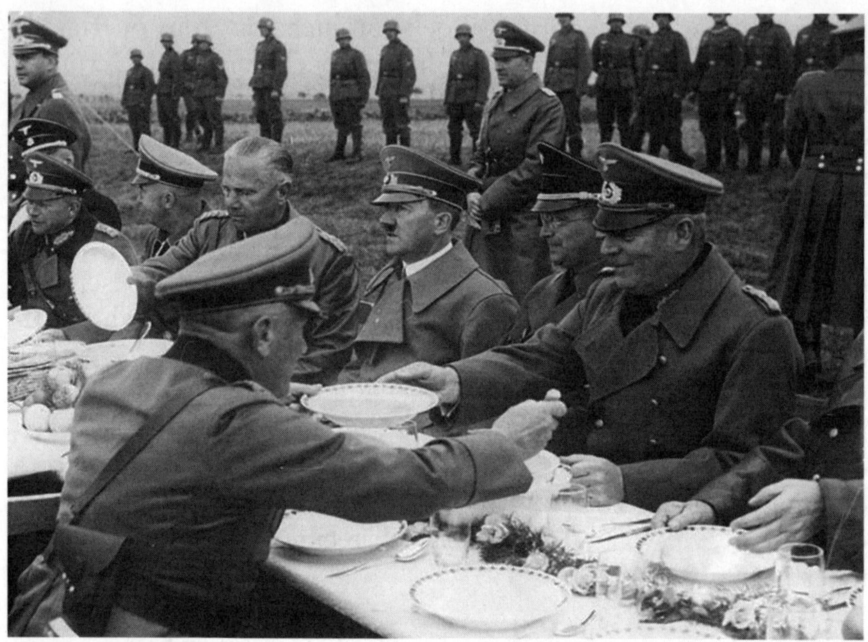

Las visitas de Adolf Hitler al frente provocaron serios agravamientos de su salud.

rencias de guerra con sus generales, tampoco dormir. El jueves 7 de agosto de 1941 el médico anota, preocupado, en su diario:

> En el cuartel general del Führer vi a Hitler a la una y media de la tarde, en la sala de mapas. Estaba sentado cuando, repentinamente, sintió un mareo, con ataques de náuseas y arcadas. Había volado a Berdichev ayer, tres horas para ir y tres horas para volver. Últimamente, ha tenido siempre mal aspecto, y está pálido. Quería sacar un [...] pero él no me lo hubiera permitido; insiste en decir que se siente bien ahora. Esta dichosa atmósfera del búnker le está causando problemas desde hace cinco o seis semanas[12].

Traudl Junge, secretaria del Führer, confesaría a Morell: «[Hitler] está blanco como el mármol. Y dice estar peor que antes». Cuando el médico consigue hablar con el propio paciente, este afirma: «Me siento muy mal. Ahora siento vahídos. No sé qué es. Aquí arriba (señalando su sien izquierda). Me siento muy extraño. En los últimos días me molesta la cabeza. Hace un rato he tenido una discusión te-

[12] Theodor Morell, *The Diaries 1941-1945...*, *op. cit.*

rrible. Me excité muchísimo y desde entonces me siento muy mal. Y mi estómago está también revuelto desde hace algún tiempo».

Theodor Morell observa en su diario: «Once de la noche: pulso aún 90, tensión 170 mm, pulso duro, ??? tenso como siempre. Temperatura: axila 37, recto 38, abdomen tenso (tomó en total tres píldoras de Yatren), con movimientos intestinales. Dice que los sitios donde le he inyectado [...] están muy doloridos, pero ya está mejor. Oídos: sin hallazgos. Quise inyectar alguna otra cosa, pero el Führer no lo deseaba. Le dije que puede comer un huevo pasado por agua, puré de patatas y fresas... pero el Führer pidió un suflé de arroz. No me quiso llamar después. [...]».

Hitler comentó al día siguiente a Junge, su secretaria, que jamás había guardado cama un solo día desde que sufriera un ataque con gas en la guerra. «Creo que estoy podrido», admitió[13]. «Esta mañana se levantó sobre las once de la mañana. Volví otra vez sin haber sido llamado. El Führer estaba muy irritable, se sentía bastante peor que ayer, no había pegado ojo, y no tenía intención de quedarse allí más; tiene que levantarse y moverse. Dice que no va a ponerse más inyecciones por el momento. Los lugares donde le inyecté ayer están muy resentidos y le molestan más que cualquier otra cosa», escribía Theodor Morell en su diario el viernes 8 de junio de 1941.

«"¿Cuándo quiere que venga otra vez?", le pregunté al Führer. "Después de comer", me dijo. Entonces el Führer se levantó de la cama, se vistió y se fue a la sala de mapas. Le envié recado sobre el mediodía de que solo podía tomar un té con una galleta. Él pidió espaguetis y fresas. [...] Tengo que decir que nunca había visto al Führer tan huraño conmigo. Y, para colmo, la catastrófica discusión con ???, con la tensión ya a 120 mm, lo que representa un peligro real. Dijo haber tomado dos tabletas de Phanodorm, para conseguir dormir, pero que no le habían surtido efecto. En total se tomó seis píldoras de Yatren, dos juntas tres veces. Hasta la una de la mañana había tenido cinco deposiciones acuosas», anota Morell[14].

«La ofensiva en el Este hace grandes progresos», señala Hewel en su diario privado, el 5 de octubre de 1941. El general Alfred Jodl lo definió como «el día más decisivo de la guerra rusa»; sin embargo,

---

[13] Traudl Junge, *Until the Final Hour: Hitler's Last Secretary*, Arcade Publishing, Nueva York, 2004.

[14] Theodor Morell, *The Diaries 1941-1945...*, *op. cit.*

Adolf Hitler volvió a caer enfermo. No apareció ni en el almuerzo ni en la cena de cumpleaños en honor del Reichsführer Himmler. Pero el 10 de octubre, Hewel escribió: «Pasé la tarde con F., maravillosamente relajado y con el mejor de los ánimos. Completamente contento. El Führer está de lo más jovial, muy relajado».

Nadie se explicaba este cambio tan brusco. Ni siquiera Theodor Morell. ¿Qué podía haber sucedido? Morell sospechaba que el lote de Mutaflor que le había estado administrando a Hitler podía estar en mal estado.

Por otro lado, la gran ofensiva alemana en Rusia se había enfangado en el barro tras las lluvias de otoño y en el hielo, tras la llegada del invierno ruso. La entrada en guerra de Japón, tras su ataque a la flota estadounidense en la bahía de Pearl Harbor, produjo cierta euforia temporal entre los altos jerarcas del Tercer Reich: «Ahora sí que no hay manera de que podamos perder esta guerra», exclamó el propio Hitler al enterarse, aunque algunos comenzaron ya a divisar la posibilidad de un negro futuro para Alemania. «Extraño que destruyamos las posiciones de la raza blanca en el Este de Asia con la ayuda de Japón, mientras que Gran Bretaña se ha unido al cerdo bolchevique en la lucha contra Europa», escribió Walther Hewel[15].

En diciembre de 1941 la situación había cambiado y el ejército soviético consiguió sorprendentes victorias en varios frentes. Los análisis realizados por los generales de Hitler sobre la derrota total del ejército soviético no se habían cumplido. El 19 de octubre Moscú estaba a punto de caer en manos de la vanguardia de la Wehrmacht, pero en diciembre la situación cambió por completo. El 5 de diciembre los alemanes lo intentaron de nuevo lanzando una fuerte ofensiva para alcanzar la capital soviética. Ocupan Dmitrov, Krasnaia Poliana, a tan solo treinta kilómetros de la plaza Roja. El general Fedor von Bock, que lidera el grupo central de ataque, envía un telegrama al OKW indicando que sus tropas están completamente agotadas y que sus fuerzas están desplegadas en un frente de casi mil kilómetros y que la única división de reserva no está en condiciones de someter a Moscú a un asedio. A pesar de los informes de Von Bock, Hitler dispone no dar un paso atrás, al mismo tiempo que le ordena atacar. «¿Cree usted que los granaderos de Federico el Grande morían por capricho? También ellos querían vivir y, sin embargo,

[15] James O'Donnell, *The Bunker: The History...*, *op. cit.*

el rey podía pedirles el sacrificio de sus vidas. Considero que yo también tengo derecho a exigir el mismo sacrificio a todos los soldados alemanes», escribió Hitler al general Von Bock[16].

En las Navidades de 1941 Adolf Hitler decidió convocar a Heinz Guderian, para tratar el asunto «Moscú» y el avance de la guerra en el Este. Los análisis e informes de Guderian no convencieron a Hitler, asesorado en su mayor parte por generales que jamás habían pisado el frente.

«Durante la cena, sentado junto a Hitler, aproveché la ocasión para darle más detalles acerca de la vida en el frente. Pero mis relatos no surtieron el efecto esperado. A Hitler y su camarilla mis informes les parecían exagerados. [...] Me da la impresión de que nuestros informes y comunicaciones no son bien entendidos por los oficiales del OKW. Propongo trasladar al OKW a oficiales del Estado Mayor que tengan experiencia en el frente. Aquí, en la cumbre, hay oficiales que forman parte de uno de los Estados Mayores desde el principio de la guerra, hace ya dos años, por consiguiente, y que nunca han visto el frente. Esta guerra es tan diferente de la anterior que no vale de nada haber servido en la de 1914», expuso Guderian al Führer. «¡No es ahora el momento oportuno para separarme de mis consejeros!», le respondió Hitler con indignación. Guderian volvió a intentar convencer a Hitler, cuyo rostro se había tornado en rojizo debido a la discusión.

«No tiene necesidad de separarse de sus ayudantes personales; no se trata de eso. Lo que importa es destinar a los puestos clave de los Estados Mayores a oficiales que tengan experiencia en el frente y más en concreto en las campañas de invierno», replicó el general Heinz Guderian. La petición fue rechazada de forma tajante. Al salir de la sala, Hitler dijo a Keitel: «No he convencido a este hombre [Guderian]». En ese mismo momento se completó la ruptura entre el general Heinz Guderian y Hitler y el OKW.

Entre el 21 y el 24 de diciembre de 1941 los alemanes perdieron Livny y la estratégica Chern. Sería Guderian el encargado de informar al mariscal Günther von Kluge, comandante en jefe del Grupo de Ejércitos Centro y su superior inmediato. Von Kluge descargó ante Hitler toda la responsabilidad de estas dos pérdidas sobre los hombros de Guderian. El 26 de diciembre por la mañana, el general

---

[16] Heinz Guderian, *Panzer Leader*, Penguin Books, Londres, 2018.

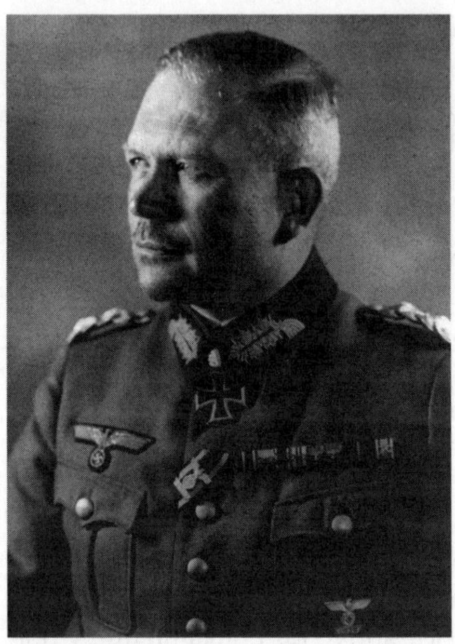

La petición de Guderian a Hitler de una mayor profesionalidad en la cadena de mando provocó la ruptura con el Führer. El mítico general estaba fuera.

Guderian, máximo líder de las divisiones Panzer y conquistador de Polonia, Francia, Bélgica y los Países Bajos, era relevado del mando[17].

Theodor Morell escribe en su diario: «Algún suceso debió acontecer al final de 1941. Me referí al episodio de hace un año, cuando su presión arterial había subido a unos 200 mm. Así es que esto debió suceder durante la crisis militar de invierno, ante Moscú». Desde el mes de agosto del mismo año, la falta de oxígeno y sol hizo que bajase el recuento de hemoglobina y hematíes en la sangre de Hitler. Por otra parte, el búnker de la Wolfsschanze (Guarida del Lobo), desde donde el Führer dirige Barbarroja, es «húmedo e insalubre, tiene la temperatura apropiada para el crecimiento de mohos; en una ocasión, mis botas aparecieron enmohecidas después de haberlas usado tan solo dos días y la ropa que tenía en el dormitorio estaba pegajosa. Las paredes de un lado del búnker siempre rezuman agua al principio», describe Morell.

Desde el mes de agosto el médico ha estado vigilando el corazón del Paciente A. El profesor Arthur Weber remitió a Morell un informe sobre un reciente electrocardiograma realizado al Führer en el que confirma la esclerosis: «El electrocardiograma que usted me envió muestra un ritmo sinusal, eje izquierdo, transición izquierda tardía. Depresión inicial de $S\text{-}T_I$ y $S\text{-}T_{II}$. Considerable aplanamiento de $S\text{-}T_I$ y $S\text{-}T_{II}$. Si estos no fueran consecuencia de digital o una infección, debemos asumir primeramente como causa la esclerosis coronaria. Recomiendo efectuar electrocardiogramas de control e intervalos de dos semanas»[18].

---

[17] David R. Higgins, *Guderian 1941: The Barbarossa…, op. cit.*

[18] Theodor Morell, *The Diaries 1941-1945…, op. cit.*

Al ralentizarse el avance alemán en Rusia, Adolf Hitler necesitó buscar «chivos expiatorios» y los encontró entre los altos mandos de la Wehrmacht, incluido el famoso general Heinz Guderian. En lugar de buscar sustitutos, Hitler decidió asumir las responsabilidades de los cesados y con ellas se multiplicarían sus disgustos y problemas de salud. Para Hitler y, por consiguiente, para Theodor Morell; 1942 iba a ser un año cada vez más difícil, tanto a nivel militar como a nivel médico. La preparación de la operación Azul, la ofensiva de verano en Rusia; el inicio de los bombardeos británicos en suelo alemán; o la total destrucción de Lübeck, la primera ciudad alemana en ser bombardeada por la RAF, en la que perecieron muchos de sus ciudadanos y se destruyeron la mayor parte de sus edificios, incluidos su catedral y la iglesia de Santa María, no ayudaron a la salud del Führer. Mientras otras ciudades sufrían el mismo destino de Lübeck, Hitler adoptó la costumbre de no irse a dormir hasta que la defensa aérea le comunicaba que el último avión enemigo había abandonado el espacio aéreo alemán. Tampoco le ayudaban a conciliar el sueño los informes llegados desde el frente ruso en el que se detallaban las historias del sufrimiento de las unidades alemanas ante el «general invierno». «Ha cogido gran manía a la nieve y al frío. Era realmente duro oírle quejarse de cómo el invierno pasado le inundó de preocupaciones y dificultades. [...] No pude evitar notar que ha encanecido, y al ponerse a hablar sobre los problemas del invierno parecía aún más viejo», explicaba Goebbels[19].

Theodor Morell destaca que Adolf Hitler sufrió en esa misma época una «especie de gripe» (fiebre cerebral). «Edema cerebral con trastorno de la visión en ojo derecho e hipertensión (más de 170 mm)», anotó el médico. Theodor Morell necesitaba hacerse indispensable para Hitler en esos tiempos críticos, aunque el propio Führer le aseguró que confiaba en él absolutamente, pero al mismo tiempo pidió a Morell que «siempre» le contase la verdad sobre su estado de salud. Cuando sus ejércitos se estancaron en una trampa llamada Stalingrado, su médico tuvo que revelarle que sufría de un trastorno cardíaco, diagnosticado en el verano de 1941. Morell escribió en su diario el 17 de diciembre de 1942:

---

[19] Peter Longerich, *Goebbels*, Random House, Nueva York, 2015.

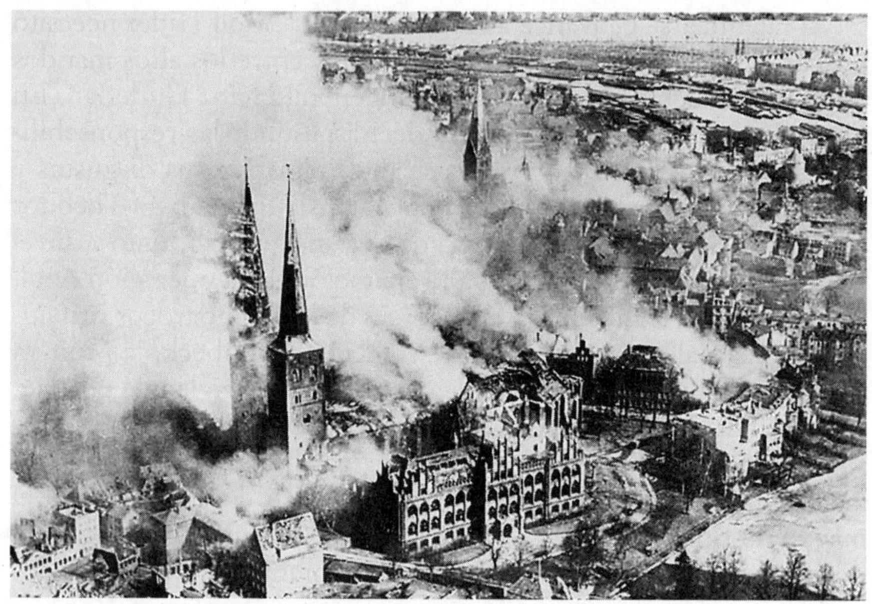

La destrucción de la ciudad de Lübeck por parte de la RAF afectó seriamente a Hitler.

> Cuando me dijo que él siempre quería que le dijese la verdad sobre su condición física, me referí a la existencia de una esclerosis coronaria y le dije que ese era el motivo de haberle estado administrando yodo desde hace algún tiempo. Electrocardiogramas posteriores han confirmado mi sospecha. A mucha gente esta calcificación se le produce de un modo más rápido, como resultado de un trabajo intensivo, pero usualmente empieza sobre los cuarenta y cinco. Añadí que, como los vasos sanguíneos de la red arterial coronaria estaban estrechados, podría tener ataques de angina. Yo siempre tengo a mano medicinas para eso, pero él también debe tenerlas en el caso de que yo no esté, y le di algunas tabletas de nitroglicerina. Con las inyecciones de glucosa, le dije, estoy haciendo lo que puedo para fortalecer su corazón y también para deshidratar el sistema.

Por el diario de Theodor Morell se sabe que esos días Hitler le hizo llamar para preguntarle por un medicamente llamado Cardiazol, fabricado por Knoll. Según parece, el mariscal Hermann Göring le explicó que se tomaba una tableta cada vez que se sentía débil. De todos modos, Morell le aconsejó no utilizarlo, porque Göring tenía la tensión baja mientras que el Führer «sufre de demasiada sangre cuando se excita, a causa de la hipertensión. En estas condiciones, si [Hitler] toma Cardiazol y su tensión subía, corría el riesgo de rotura de vaso». Lo más curioso de todo es que en meses posteriores a esta fecha el nombre del Cardiazol aparece recetado por Morell a Hitler. Probablemente sería el propio Führer quien obligaría a su médico a administrárselo. Morell también escribe:

> El Führer me pidió que se le dijera si las cosas estaban realmente negras para él, ya que hay algunas decisiones vitales que él tiene que tomar para Alemania. Dice que no teme a la muerte; que será un descanso para él. Todo lo que tiene ahora no es más que una preocupación después de otra, y poco tiempo para ocuparse de sí mismo. Dice que vive solo para la patria, para Alemania. [...] Él sabe que no hay cura para la muerte. Eso lo sabe. Pero si cayera totalmente enfermo, yo se lo debía decir.

Unas semanas después Hitler le dijo a Goebbels que necesitaba cogerse tres meses libres en algún momento. Era algo imposible de llevar a cabo. «El Obersalzberg tenía un efecto sedante en él», relata el ministro de Propaganda, pero la verdad es que tras su llegada al Berghof la salud de Hitler comenzó a deteriorarse rápidamente. Su ánimo decayó hasta tal punto de que ya no salía siquiera de sus habitaciones, ni asistía a las reuniones con sus generales. Debido a su estado de salud la llamada operación Azul (*Fall Blau*) tuvo que ser pospuesta. La «Directiva del Führer 41», diseñada por el propio Hitler, tenía como fin emprender una gran ofensiva estratégica en el verano de 1942 en el flanco sur de la Unión Soviética. El objetivo del Alto Mando de la Wehrmacht era capturar los campos petrolíferos de Bakú (Azerbjayán), Grozni y Maikop con dos propósitos: permitir a las fuerzas alemanas reabastecer sus bajas existencias de combustible y también negar al mismo tiempo su uso al Ejército Rojo, tratando de provocar con ello el completo colapso del esfuerzo bélico soviético[20].

Debido al éxito inicial de la ofensiva, Hitler se volvió aún más ambicioso, ejerciendo una gran presión sobre los mandos de la

---

[20] La operación Azul se realizó entre el 28 de junio y el 24 de noviembre de 1942. Las indecisiones de Hitler provocaron una gran confusión en el frente, entre los altos mandos de la Wehrmacht. Para el mes de noviembre Alemania había perdido más de un millón de hombres.

Wehrmacht, pero lo cierto es que el Führer no esperaba que los soviéticos lanzasen una contraofensiva como la llamada operación Urano. Hitler ordenó entonces a la Wehrmacht dividir sus fuerzas para conseguir al mismo tiempo varios objetivos. Los principales motivos del fracaso de operación Azul vendrían provocados por la oposición de varios mandos en el frente a obedecer las disparatadas órdenes del Führer, lo que llevó a Hitler a tener que cesar a los altos oficiales que no estaban de acuerdo con sus designios. Las interferencias en la línea de mando de operaciones, cambiando constantemente los planes y órdenes, generaron confusión, demoras y un gran desperdicio de recursos mientras el ejército alemán luchaba por mantenerse al día con las indecisiones de un Hitler cada vez más enfermo y desconectado de la realidad de la guerra. Lo más curioso de todo es que no hay anotaciones de esta época en el diario de Theodor Morell. Probablemente debido a que pasó casi un mes en Múnich tratando a Adolf Wagner, Gauleiter de Múnich-Alta Baviera, tras que este sufriera un derrame cerebral.

En el mes de julio de 1942, justo antes de la operación Azul, Hitler había volado a Vinnytsia (Ucrania), donde había decidido establecer su cuartel general bajo el nombre clave de Werwolf (Hombre Lobo). Aquí enfermó. Theodor Morell lo explicaría así a sus interrogadores: «Hitler tuvo fiebre cerebral cuando estuvimos en Vinnytsia en 1942. No era peligrosa. Duró una semana. Hubo mucha gripe de este tipo, de fiebre cerebral [encefalitis], hasta 1943, y se la llamó "dolor de cabeza ruso", no muy distinta de una meningitis, pero menos mortífera. En la mayoría de los casos remitía en cinco días o una semana»[21].

Sobre las dos de la tarde del 22 de julio de 1942 Hitler hace llamar al doctor Morell de urgencia. Está aquejado de un fuerte dolor de cabeza y asegura haber perdido visión en su ojo derecho.

> Tras hacerle un análisis de sangre le pregunté si había estado trabajando mucho. Admite haber trabajado muchísimo durante los últimos días y no haber podido dormir la noche pasada. [...] A las siete y media de la tarde le vi de nuevo: había conseguido dormir un poco, y desde que le puse inyecciones y le di dos tabletas de

---

[21] Leonard D. Heston, Renate Heston y Albert Speer, *The Medical Casebook..., op. cit.*

> Thrombovetren el dolor retrofrontal derecho ha disminuido. La mala visión del ojo derecho también ha remitido. Tensión: palpación 150; bajo auscultación, 155/100 (frente a 170 al mediodía). El clima aquí es demasiado húmedo para el Führer. Para gente con piel fina, pálida e hipersensible, y particularmente para los que son propensos a las quemaduras solares, un viento fresco y un clima frío son siempre más sanos. Eso es por lo que el clima de la Prusia Oriental, y particularmente el aire de las montañas, le sientan tan bien al Führer[22].

Cinco días después Hitler se encuentra recuperado, justo cuando ha dado comienzo la primera fase de la ofensiva alemana. Las unidades de la Wehrmacht, hostigadas continuamente por unidades partisanas, han renunciado a los aplastantes éxitos iniciales de Barbarroja. Sin embargo, Hitler ha dado una nueva orden al OKW, estableciendo tres nuevos objetivos: la toma de Leningrado; el avance del Ejército B, al mando del mariscal de campo Maximilian von Weichs, desde el Don hacia el Volga; y el avance del Ejército A, al mando del mariscal de campo Wilhelm List, desde el Don hacia el Cáucaso, y ocupar la región petrolífera de Bakú. El problema era que esa orden iba a obligar a la Wehrmacht a pasar de una línea de frente de ochocientos kilómetros a otra de casi cuatro mil cien kilómetros[23].

Helmuth Greiner, oficial del ejército alemán destinado en el OKW y famoso cronista de la guerra, escribió a su esposa el 9 de septiembre de 1942: «Hitler ha perdido la total confianza en sus generales. Tanto es así que esta misma mañana el Führer ha decidido cesar al mariscal List. El mismo Führer ha tomado el mando del grupo de Ejércitos A». Poco después era también cesado el general Franz Halder, jefe del Estado Mayor central, y comenzó a no hacer ningún caso a las recomendaciones del general Alfred Jodl, jefe del mando de operaciones del OKW. Greiner vuelve a escribir:

> El Führer ha pedido que acudan taquígrafos a todas las reuniones militares y conferencias de guerra para que tomen acta de todas sus órdenes y así asegurarse de que se cumplen al pie de la

---

22 Theodor Morell, *The Diaries 1941-1945…*, *op. cit.*

23 David M. Glantz, *When Titans Clashed: How the Red Army stopped Hitler*, University Press of Kansas, Lawrence, Kansas, 1995.

> letra. [...] Durante dos semanas, los almuerzos con el Führer se han suspendido. Por el momento, probablemente, no volverán a llevarse a cabo, ya que «el grande» se ha retirado a su propia soledad[24].

Como estaba previsto, Hitler ordenó el 1 de noviembre de 1942 salir de Berlín hacia el cuartel general de Rastenburg, en Polonia. El cronista militar Helmuth Greiner vuelve a quejarse a su esposa sobre el estado de la Guarida del Lobo (Wolfsschanze):

> Es horrible estar aquí, en este campamento entre bosques verdes, sucios, sombríos y sin aire. [...] Permanentemente se halla envuelto por la niebla y tiene un comedor especialmente desagradable, que no podría competir con la más asquerosa taberna de pueblo, y feísimos búnkeres y barracones en los que o te cueces o te hielas. [...] y lo peor de todo, es que tal y como se desarrollan las cosas, hay grandes diferencias de opinión. Stalingrado aún no había causado más que mínimos quebraderos de cabeza porque el cuartel general tenía la confianza en que la situación podía arreglarse[25].

Aunque Stalingrado comienza a ser un problema para las fuerzas alemanas, es en el norte de África donde las cosas se están complicando para el mariscal Erwin Rommel y su Afrika Korps. La vanguardia del VIII Ejército británico, al mando del mariscal Bernard Montgomery, ha conseguido atravesar los campos minados en El Alamein.

Desde el 3 de septiembre de 1942 las tropas alemanas del Grupo B avanzaron hacia Stalingrado, uno de los principales centros industriales de la Unión Soviética, situado cerca de las confluencias de los ríos Volga y Don. A finales del mes de julio los soviéticos habían conseguido fortificar la ciudad, pero los fuertes bombardeos alemanes el 23 de agosto causan más de 40.000 muertos entre los defensores. El 23 de octubre los aliados pasaron a la ofensiva en el norte de África, tras resistir los ataques alemanes. El Afrika Korps de Rommel no parece estar pre-

---

[24] Ian Baxter, *Wolf's Lair, Inside Hitler's East Prussian HQ*, History Press, Cheltenham, Reino Unido, 2009.

[25] *Ibidem.*

parada para hacer frente a la acción de los aliados, por lo que se espera una retirada en los próximos días. Antes de comenzar el ataque, Montgomery afirmó: «La batalla que vamos a emprender marcará un giro definitivo en el curso de la guerra. [...] En una batalla normal, el plan de ofensiva tendría que apuntar, en primer lugar, a la destrucción de los blindados enemigos y, una vez conseguida, atacar con las otras unidades; yo pienso, en este caso, hacer todo lo contrario»[26].

El 7 de noviembre Hitler salió en su tren especial rumbo a Múnich y el 13 se dirigió a Berchtesgaden. Había empezado a nevar cuando el Führer recibió la comunicación de que los aliados acababan de desembarcar en el norte de África, una gigantesca fuerza compuesta por más de 100.000 hombres que habían conseguido poner el pie en playas de Marruecos y Argelia. El 12 de noviembre, los británicos habían logrado alcanzar y conquistar la ciudad de Tobruk. Esos días, Morell escribe en su diario: «Paciente A [Hitler]. Año 1942: Dirección: Actualmente la Guarida del Lobo, cerca de Rastenburg. Enfermedad: Esclerosis coronaria y espasmos arteriales (cabeza e intestinos). Disbacteriosis intestinal. Inyección intravenosa de Gr. Pros más glucosa al 20 % y Tonophosphan e inyección intramuscular de Vitamultin Calc. Apenas puede dormir algo debido a la enorme responsabilidad y el intenso trabajo»[27]. El 17 de diciembre del mismo año, Theodor Morell hace la siguiente anotación:

> Recordé al Führer aquel día del pasado diciembre de 1941 en el que yo no llamé a nadie porque me dije a mí mismo: «En cualquier caso, nadie lo puede hacer mejor que yo, cualquier otro podría hacer una chapuza». Preferí asumir toda la responsabilidad aunque ello resultase duro. Le recordé también aquel edema cerebral de Vinnytsia, y le dije que, si no se hubiera producido mejoría en veinticuatro horas, habría tenido que recurrir a métodos bastante drásticos. Dijo que confiaba implícitamente en mí en todos los aspectos y que debería continuar tratándole de la forma que yo estimase correcta.

---

[26] Barrie Pitt, *Montgomery and Alamein: The Crucible of War Book 3*, Sharpe Books, Londres, 2020.

[27] Theodor Morell, *The Diaries 1941-1945...*, *op. cit.*

Morell hace anotaciones menos precisas sobre el Paciente A, entre el 18 y el 27 de diciembre de 1942, pero en todas coincide sobre el exceso de trabajo: «(18 de diciembre). Visita de los italianos. Un día muy atareado. Ciano, generales italianos, Ribbentrop, Göring y los demás. A las diez y media de la noche le subió la tensión a 144 mm». (19 de diciembre): «¡Muchas conferencias! (Ciano, Laval). [...] La tensión subió a 154 mm». (21 de diciembre): «Durmió bien. Tensión 137/90 mm. Las inyecciones de costumbre. Comenzando con el tratamiento de Mutaflor». (27 de diciembre): «De buen humor». Cuando el doctor Morell hace esta anotación sobre el estado anímico de Hitler, el termómetro ha bajado a diez grados bajo cero en Prusia Oriental. La situación en el frente oriental es crítica. Esa misma noche, Adolf Hitler tomó, por vez primera en la guerra, la decisión de retirarse ante la presión de las tropas soviéticas. Ordenó al grupo de Ejército A, bajo el mando del mariscal de campo Ewald von Kleist, replegarse. Sin embargo, todavía se negaba a perder las esperanzas en el 6.º Ejército en Stalingrado. La Luftwaffe comenzó a volar a todas horas para poder abastecer desde el aire al cuarto de millón de soldados alemanes sitiados, pero sin resultado alguno.

Hitler prohíbe de forma tajante al mariscal Friedrich von Paulus que intente abrirse paso: «El cuartel general va a dirigirse a Stalingrado. Entiérrese y espere órdenes posteriores», ordena. A pesar de las promesas de Hermann Göring, la Luftwaffe solo ha conseguido hacer llegar en paracaídas ciento cincuenta toneladas de víveres y municiones al ejército sitiado. Por otro lado, Hitler organizó, sin esperar el resultado de Stalingrado, un nuevo ejército bajo el mando del mariscal de campo Erich von Manstein[28]. No contento con dejar caer al 6.º Ejército en el infierno de Stalingrado, el Führer prohibió a Von Paulus que saliera de la ciudad. Esto significaba sacrificar de un solo plumazo a más de 200.000 soldados.

El 24 de enero de 1943 Friedrich von Paulus pidió permiso al Alto Mando de la Wehrmacht (OKW) para presentar su rendición a los soviéticos. Sus hombres estaban ya al límite de sus fuerzas. «Le prohíbo capitular. El 6.º Ejército mantendrá sus posiciones hasta el último hombre y hasta el último cartucho», le

---

[28] Antony Beevor, *Stalingrad*, Penguin, Londres, 2007.

ordenó Hitler. Von Paulus, ligado a su juramento ante Adolf Hitler, era consciente de la locura de esta orden y aguantó siete días más. Por fin, el 31 de enero de 1943, el mariscal de campo Von Paulus decidió rendirse. De los 300.000 hombres que componían el 6.º Ejército, apenas sobrevivían 91.000. «La historia militar no conoce a ningún mariscal alemán que haya aceptado el cautiverio. [...] Entre nosotros se ha cultivado demasiado el intelecto y demasiado poco la firmeza de carácter. Paulus tenía el deber de suicidarse, siguiendo el ejemplo de los grandes caudillos de antaño. ¡Qué cobarde hay que ser para no atreverse a realizar semejante acto!», gritó Hitler al enterarse. Pero el Führer, insaciable, proseguía trazando grandiosos planes para 1943, sin entender que Alemania acababa de perder su supremacía militar. El mito de la invencibilidad militar alemana estaba totalmente destruido. «La historia de Stalingrado no puede ser narrada o escrita; solo puede ser rezada», sentenció el capellán militar Josef Kayser, de la 7.ª División, pocos días antes de ser hecho prisionero, y puede que tuviese razón.

El 31 de diciembre de 1942, Theodor Morell escribe sobre Hitler: «Sombrío». Cuando Von Paulus presentaba su rendición incondicional a los soviéticos, Morell registró en su diario: «Du-

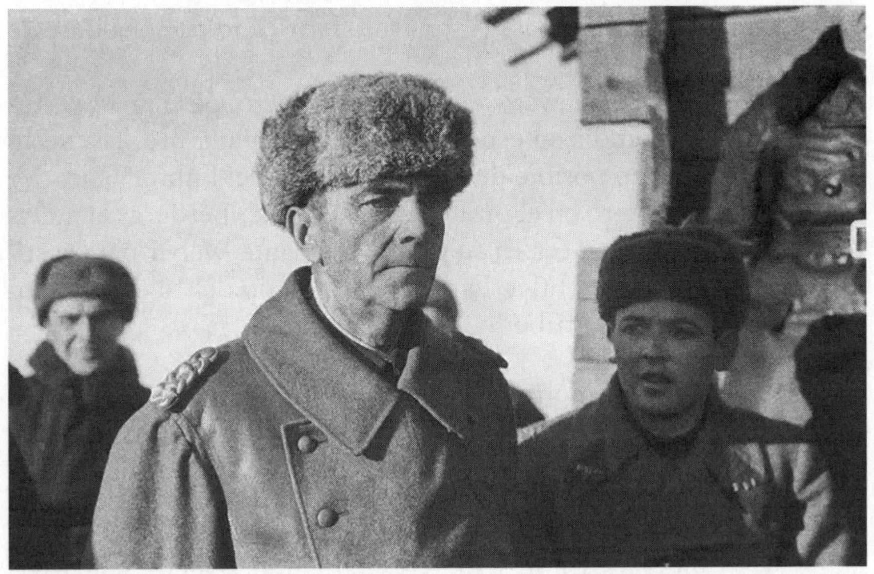

La rendición del mariscal Von Paulus provocó a Hitler una profunda depresión.

rante la noche, dolores de estómago y gran flatulencia, después de una cena de judías verdes. Glucosa doble». Morell comenzó a introducir sus propios productos farmacéuticos en la medicación de Hitler, incluso aquellos en cuya efectividad no tenía mucha confianza. El 14 de marzo de 1944, en plena campaña de ocupación de Hungría, le inyecta por vez primera su cóctel de Vitamultin-Forte. Hitler se quejaba constantemente de «falta de vitalidad» y «cansancio constante». Theodor Morell anota: «Reacción moderada. Antes de la inyección Hitler se quejó de falta de sueño, de estar exhausto. Después, sin embargo, se mostró alerta inmediatamente y capaz de aguantar una conferencia de dos horas con el aburrido ministro de Exteriores, Von Ribbentrop. En la cena estuvo visiblemente vivaz en comparación con la hora de comer. Estuvo de pie hasta la una de la mañana, y fue entonces capaz de conciliar el sueño sin ningún sedante. [...] El Führer estaba extremadamente contento». No obstante, los molestos temblores de su mano y pierna izquierdas no solo no desaparecieron, sino que fueron en aumento. El 9 de mayo de 1944, el médico advirtió el temblor en las piernas de Hitler y comentó en su diario que eso era probablemente causado por la preocupación sobre la inminente invasión, ¿pero dónde? Para acabar con esas preocupaciones, Morell le inyectó en el brazo un preparado intramuscular de hormonas sexuales masculinas, Testoviron, fabricado por él a base de extracto de hígado.

Theodor Morell era avaro y amante del dinero, pero no era estúpido. Le había dicho a su esposa Johanna que tenía previsto desligarse lo más pronto posible del cuartel general del Führer. Theodor Morell pensó primero en el profesor Alois Becker pero tras la muerte de este, pensó entonces en su propio ayudante Weber para sustituirle en el séquito de Hitler. Es más, en su diario del 14 de noviembre de 1944, Morell escribe:

> Estoy apenado por la muerte del profesor Alois Becker. Es triste, no ya porque publicamos juntos varios trabajos, sino porque contaba con él para que me reemplazase aquí. Más de cincuenta, vegetariano, no fumador y abstemio. Muy buen científico, particularmente en el digestivo y su flora bacteriana (escribió varios libros sobre estos temas); soltero, solo vivía para su trabajo.

A inicios de 1945, Hitler comenzó a tener problemas de pérdida total de visión en su ojo derecho. Su espalda estaba ya completamente encorvada, su pelo casi blanco y su voz era ya muy tenue. El doctor Hasselbach lo describía a sus interrogadores aliados tras la guerra: «El cuerpo de Hitler comenzó a encorvarse [cifosis dorsal] lo que puede haber sido debido, en parte, a la falta de ejercicio. Era visible un temblor de cabeza y manos, particularmente cuando [Hitler] se llevaba una taza de té a la boca o firmaba documentos».

Desde finales del año 1944 Hitler ya aparecía en público raras veces, pero expertos como Ellen Gibbels, en su magnífico trabajo *Hitler's Parkinson-Syndrom* (1990), que estudió los noticiarios de la época y observó el temblor rítmico de sus manos, su paso tambaleante y otros síntomas, dedujo que Adolf Hitler sufría de «parálisis temblorosa» o párkinson. El otorrino Erwin Giesing declaró que, en septiembre de 1944, la mano derecha de Hitler ya se «movía incontroladamente. [...] Cuando alguien le traía un documento para firmar, Hitler debía apoyarlo en la mesa y esperar unos segundos antes de poner su rúbrica». Además, reconoció en él la «cara de máscara» característica de un enfermo de párkinson. El doctor Ernst-Günther Schenck, que vio a Hitler en la segunda semana de abril de 1945, se quedó impresionado por la «expresión fija y carente de vida», atribuible a una enfermedad mesencefálica. También el profesor en psiquiatría Maximinus Alexander de Crinis, de la Charité de Berlín, que se encontró con Hitler el 11 de abril, sospechó que padecía de parkinsonismo. «Sus temblores eran incontrolables. Era ya incapaz de estrechar tu mano. Aunque intentaba sujetar con su mano derecha su mano izquierda, el temblor era ya muy visible en él», declararía De Crinis[29]. Los diarios de Theodor Morell, así como las fichas de su dietario, muestran que solo en los últimos meses de vida de Adolf

[29] Según el general Heinz Guderian, el doctor Maximinus Alexander de Crinis fue el primer médico en diagnosticar correctamente la enfermedad de Hitler como párkinson. El diagnóstico, realizado a principios de 1945, se mantuvo en secreto. El 1 de mayo de 1945, después de matar a toda su familia con cianuro de potasio, el doctor De Crinis se suicidó en Stahnsdorf, cerca de Berlín, tomando él mismo una pastilla de cianuro. Este médico había participado de forma activa en el programa de eutanasia denominado «Aktion T4», donde fueron asesinadas cerca de 300.000 personas.

Hitler, el médico aceptó que el Paciente A sufriera de párkinson, y que, en las dos últimas semanas de vida del Führer, Morell le recetara un preparado llamado Homburg 680, un extracto estabilizado de la raíz de la «belladona búlgara», una planta altamente tóxica, indicado para todas las enfermedades del grupo de parkinsonismo, en particular la conocida como «enfermedad de Parkinson» o parálisis temblorosa.

En el mes de junio de 1945 Theodor Morell y Karl Brandt compartían celda en el campo de prisioneros, tras el fin de la guerra. Morell le dijo a Brandt: «Hitler jamás estuvo enfermo». Si esa afirmación fuera real, cabe preguntarse entonces por qué el médico le administró a Adolf Hitler hasta ochenta y dos medicamentos y preparados durante los años 1941 a 1945[30]. En el documento titulado «Hitler as Seen by his Doctors», redactado por los aliados el 29 de noviembre de 1945, apuntaba los problemas de salud del líder alemán por la sobremedicación recibida:

> La constante medicación durante años puede haber alterado el equilibrio fisiológico de su cuerpo hasta tal punto de que incluso agentes normalmente inocuos tendrían efectos. De este modo, una persona puede llegar a hacerse adicta a tal medicación, aunque las sustancias empleadas no sean drogas adictivas.
>
> Entre las objeciones de los médicos contra ese método existe una fundamental, que establece que tales inyecciones ciertamente pueden dar al paciente una sensación transitoria de bienestar, pero aniquilan, a un ritmo mucho más rápido que el normal, las fuerzas físicas y psíquicas que se supone tiene un hombre. De este modo, el sujeto puede presentar síntomas de decaimiento mental y corporal mucho más pronto en su vida.

Lo que es bien cierto es que Theodor Morell empleaba principalmente medicamentos producidos por sus propias empresas, pero lo que no se sabe, ni siquiera hoy en día, es si estos eran inofensivos o no. Solo él tenía conocimiento de ello. O si las drogas que le administraba eran dañinas o no y por eso inyectaba a Hitler dosis bajas o consultaba con algún especialista en caso de que el Führer mostrara algunos efectos secundarios. Pero, aunque Morell rehusaba probar sus propias medicinas, negaba asimismo que estas pudieran llegar a

---

[30] «Hitler as Seen by his Doctors»..., *op. cit.*

ser lesivas para la salud del paciente. También se discutía entonces, y hoy en día, la administración de inyecciones de glucosa. El doctor Ernst-Günther Schenck relató tras la guerra que: «Existía una práctica médica muy difundida que consistía en administrar inyecciones de soluciones concentradas de glucosa como una especie de "osmoterapia"[31] para desintoxicar, influenciar trastornos orgánicos y estimular el corazón y la circulación. [...] Una solución al 50 % servía para deshidratar el cerebro. Hace algún tiempo que daban una o dos inyecciones de solución al 50 % después de un ictus. Pero la glucosa al 20 % no hay manera de que pueda causar ningún efecto»[32]. Morell explicaba que las dosis del 20 % que inyectaba a Hitler eran para aportar calorías a su cuerpo; sin embargo, los médicos expertos afirman que el aumento de calorías de cada inyección al 20 % contendría solo 2 gramos de glucosa, el equivalente a tan solo ocho de las 2300 calorías necesarias para un adulto con un trabajo sedentario[33].

Al parecer, Morell estaba tratando en el mes de junio de 1943 al ministro de Asuntos Exteriores, Joachim von Ribbentrop. Este le dijo que estaba acostumbrado a inyecciones de glucosa al 40 %, «por hipotensión y por debilidad del músculo cardíaco». Morell le explicó que tales inyecciones eran demasiado fuertes, por riesgo a sufrir una trombosis. Es probable que Theodor Morell supiera que las inyecciones masivas de glucosa también podían dañar seriamente el cerebro. El doctor Schenck afirmaba que Morell conocía los peligros de inyectar drogas a Hitler y que por eso se cuidaba mucho de administrar menos de un cuarto de dosis al Paciente A. Otro tipo de medicamentos que Morell recetó al Führer, como Mutaflor, Omnadin o Tonophosphan, también provocaron controversia en el mundo médico de la época.

El Omnadin era un fármaco conocido desde 1937 como inmunoterapéutico, fabricado por la I. G. Farben, y que tenía la capacidad de inducir la formación de anticuerpos. Morell se lo inyectaba a

---

[31] La osmoterapia es el uso de sustancias osmóticas activas para reducir el volumen de contenido intercraneal. Puede servir para la prevención y tratamiento médico del edema cerebral, que puede tener diversas causas, entre ellas el trauma craneoencefálico.

[32] Ernst-Günther Schenck, *Patient Hitler...*, *op. cit.*

[33] Hans-Joachim Neumann y Henrik Eberle, *Was Hitler Ill?...*, *op. cit.*

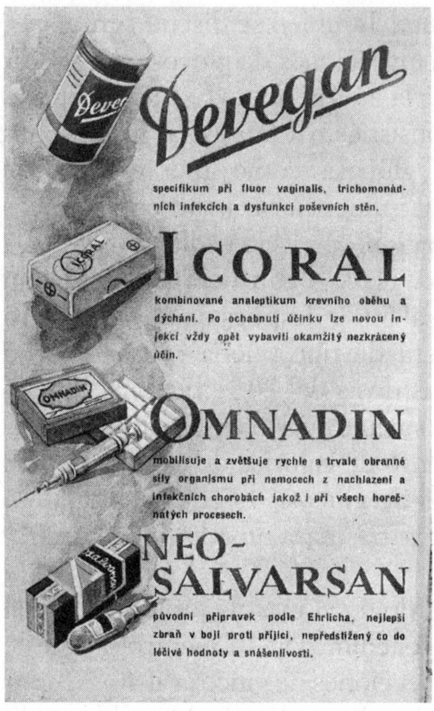

Publicidad de Omnadin.

Hitler para evitar los resfriados comunes. El Tonophosphan era fabricado por Bayer y contenía un elemento empleado como estimulante de la musculatura y también para el aporte de fósforo. En el *Gehe Codex* de 1937 aparece como un poderoso tónico nervioso y estimulante metabólico.

Las vitaminas de Theodor Morell habían llamado ya la atención de las revistas especializadas en 1932, principalmente porque hasta ese momento en las farmacias de Alemania lo único que se vendía eran tabletas de vitamina C sintética. Las de Morell, Vitamultin-Calcium, contenían vitamina B1, ácido ascórbico, calcio y nicotinamida. Pero al ser Morell el fabricante, atrajo también críticas por parte de otros. El doctor Schenck, por ejemplo, sostenía que las tabletas de Morell presentaban dosis muy bajas de ascorbato y calcio, lo que suponía que «no cubrían ni remotamente las necesidades diarias, y por lo tanto eran carentes de significación terapéutica». Theodor Morell inyectó a Hitler ampollas de Vitamultin-Calcium por vía intravenosa, y también a Mussolini. En 1943 se sabía, tras analizar varias tabletas destinadas al Frente Alemán del Trabajo, que lo que menos contenían era vitaminas. Albert Speer había enviado a analizar varias cajas de Vitamultin-Calcium. El resultado mostraba que estaban compuestas por mantequilla de rosa silvestre, extracto de levadura, limón seco, germen de trigo, leche descremada, jugo de limón deshidratado y un 74,8 % de azúcar[34]. Cuando Speer, como ministro de Armamento y Producción de Guerra, recibió una carta de Morell el 16 de enero de 1945 pidiendo más materias primas para fabricar su Vitamultin, «para aumentar la

[34] David Irving, *Adolph Hitler: The Medical Diaries…*, *op. cit.*

resistencia a las enfermedades infecciosas y conseguir un mayor rendimiento en los trabajadores de las fábricas de armamento», el ministro ya sabía que las tabletas fabricadas por él no servían absolutamente para nada. «Las pastillas de este hombre [Morell] son tan solo un placebo demasiado caro», dijo Speer al doctor Brandt. «El placebo puede ser muy útil en el tratamiento de pacientes hipocondríacos, en los que es muy frecuente que no exista una patología real, y Morell sabía que Hitler era un hipocondríaco de libro», declararía el propio Brandt a sus interrogadores aliados.

Pero si el Vitamultin que Morell inyectaba a Hitler fue muy discutido por los expertos de la época, mucho más lo fueron sus «productos hormonales». En los años treinta y cuarenta no había realmente estudios serios sobre los efectos secundarios de estos. Theodor Morell administraba a Hitler y a Mussolini Orchikrin y Prostakrinum y, según el *Gehe Codex*, tanto uno como otro contenían extractos de testículos y vesículas seminales de toros jóvenes. Ambos medicamentos se indicaban para todos los tipos y consecuencias de «hipoplasia»[35]. Se cree que Hitler, o así lo han hecho creer muchos, podría haber sufrido el llamado «síndrome de Klinefelter», una mutación cromosómica que afecta a los hombres y que incluye, entre otras manifestaciones, el hipogonadismo hipergonadotrópico, trastorno en el que los testículos no son funcionales. Según consta en el diario de Morell, él se lo administraba a Hitler para tratar «cuadros depresivos», pero ¿sabría el médico que Adolf Hitler sufría alguna hipertrofia prostática o insuficiencia general de hormonas sexuales? Según el doctor Ernst-Günther Schenck, existían menos probabilidades de algún efecto específico sobre las glándulas sexuales de Hitler que de un efecto tónico general. «Evidentemente, Morell usó estos productos pensando en ello, y principalmente cuando Hitler se sentía cansado, abatido o deprimido», explicaba Schenck en su propio estudio, publicado en 1989, *Patient Hitler. Eine medizinische Biographie* (*Paciente Hitler. Una biografía médica*).

Otros productos hormonales prescritos por Morell al Führer eran el Cortiron, una hormona generada por la glándula suprarrenal, o el Progynon, una hormona ovárica, la primera en ser aislada

[35] El término hipoplasia se emplea para calificar un tejido u órgano cuyo desarrollo no es completo, lo que quiere decir que el número de sus células es menor al normal y, por tanto, insuficiente.

de la glándula sexual femenina. Además, el médico administró al Paciente A grandes dosis de testosterona, la hormona sexual masculina, y que tiene la propiedad de restaurar las características sexuales masculinas debilitadas. Productos derivados del yodo, como el Septoiod, fueron inyectados a Hitler para combatir los resfriados y la arterioesclerosis progresiva. También la penicilina estaba en la lista de más de setenta medicamentos que Theodor Morell recetaba a Hitler.

Cuando los aliados desembarcaron en las playas de Normandía, en junio de 1944, llevaban consigo más de 600.000 dosis de penicilina. Sin embargo, en Alemania, pese a los esfuerzos llevados a cabo por los mayores laboratorios farmacéuticos durante la guerra, la penicilina pura no había sido todavía aislada del medio de cultivo de hongos. En agosto de 1944, Paul Schönfeld, ayudante del ministro Joseph Goebbels, escribió a Morell dándole las gracias por haberle tratado una herida infecciosa con «penicilina»: «La supuración en la herida de mi mano derecha ha desaparecido por completo después de que me tratase con penicilina».

La prensa alemana, en parte gracias a su relación con Goebbels, comenzó a difundir que el doctor Theodor Morell era el primero en poner en marcha la producción en masa de la penicilina en Alemania. Realmente esto no era cierto. En el Reich, solamente el doctor Hans Edmund Killian[36], uno de los pioneros en la anestesiología, había conseguido aislarla y tan solo en cantidades nimias y no apta para ser administrada aún en humanos. El doctor Karl Brandt explicaba sobre este asunto a sus interrogadores tras la guerra:

---

[36] El cirujano Hans Killian nació el 5 de agosto de 1892 en Friburgo de Brisgovia, Alemania. Junto con el farmacólogo Hellmut Weese y el cirujano Helmut Schmidt, fue uno de los pioneros de la anestesia alemana moderna. Durante la toma de poder de los nazis, en la primavera de 1933, se unió a la Stahlhelm (Liga de Soldados del Frente). Se afilió al NSDAP con el número 3.459.170 y a la Asociación de Profesores Nazis. Se dice que fue vigilado temporalmente por la Gestapo y debido a ello en 1938 no se le permitió viajar al congreso médico de Chicago, por lo que desde allí se le envió un premio por sus servicios en la investigación de la anestesia. Entre la Primera y Segunda Guerra Mundial hizo campaña para que la anestesia se convirtiera en una disciplina médica independiente, comparable a la situación en los países anglosajones en ese momento. Killian murió el 7 de marzo de 1982, en Friburgo, Alemania.

> Déjenme decir esto: cuando yo llamé la atención de Hitler años antes hacia la vasta importancia del trabajo que se hacía sobre la penicilina en América y Gran Bretaña, Morell no tenía ni la más ligera noción de lo que yo estaba diciendo, y luego la confundió con la fenacetina, que se emplea como analgésico y antipirético, algo completamente diferente.
>
> Probablemente, Morell dijo haber aplicado «penicilina en polvo» y, posiblemente, se haya tratado de alguna clase de medio de cultivo de hongos liofilizado y procesado en polvo con talco. Obviamente, sería una parodia describir esto como penicilina. Por otra parte, como las prácticas soviéticas demostraron, tales productos no eran inofensivos, ya que las impurezas micógenas podían inducir reacciones alérgicas violentas en la piel[37].

En el diario de Morell queda demostrado que la «penicilina» de Hamma era «débil» y «frecuentemente tóxica». «Evidentemente, Morell quería demostrar a Hitler que le aplicaba el mejor tratamiento disponible en la medicina moderna, y que él estaba por delante de británicos y americanos. Por eso la aserción de Theodor Morell era pura patraña», explicaba el doctor Ernst-Günther Schenck a sus interrogadores. Efectivamente, Morell engañó a todos, incluido al mismísimo Hitler y a su secretario Martin Bormann. Además de que ni siquiera era él quien dirigía las investigaciones sobre la penicilina, sino el doctor Wilhelm Laves.

Desde enero de 1944 los laboratorios Hamma, de Olmütz, se habían convertido en el epicentro de la investigación de la penicilina en el Tercer Reich. El 4 de marzo de 1944, Laves informaba a Morell: «Podemos anotar grandes progresos de nuestro trabajo con la penicilina», pero el médico de Hitler señalaba en su diario: «Aunque W. L. [Laves] es optimista, aún estamos muy lejos de tener un resultado óptimo que pueda presentar a H. y Bormann». El 14 del mismo mes, Kurt Mulli, jefe del departamento de química de los laboratorios Hamma, leyó a Morell un artículo sobre la producción en masa de penicilina en Estados Unidos. El oportunista médico vio una buena forma de conseguir dinero rápido, así que recogió todo el texto leído por Mulli en un informe «secreto» y se lo envió al Führer y al poderoso Martin Bormann, pidiéndoles la can-

---

[37] Ulf Schmidt, *Karl Brandt: The Nazi Doctor…, op. cit.*

tidad de 100.000 *Reichsmarks*, con una nota escrita a mano: «Reichsleiter [Martin] Bormann, una unidad de investigación debe ser establecida enseguida, con el nombre del doctor Morell». El 21 de marzo Theodor Morell vuelve a insistir con Bormann, al que le habla sobre el avance de sus investigaciones —por supuesto, era mentira— y sobre la urgente necesidad de recibir material de laboratorio. Hitler estaba orgulloso de su médico, así que no solo aprueba la entrega de material y dinero para la investigación de penicilina, sino que también le concede la Cruz de Caballero al Mérito de Guerra en su versión civil. Incluso ordena que uno de los cuatro microscopios electrónicos fabricados por la Siemens de Berlín, y destinado a la Academia de Medicina Militar, sea entregado a Morell. El 26 de junio de 1944 Martin Bormann escribe a Hans Heinrich Lammers, indicándole que tanto el microscopio electrónico como las instalaciones para llevar a cabo las investigaciones sobre la penicilina «serían donadas por el Führer como una contribución a la investigación científica del profesor Morell». Theodor Morell se encontraba ciertamente incómodo con Lammers, y más cuando sabía que este formaba parte del llamado «Comité de 3», que no era sino un grupo formado por el propio Bormann, Wilhelm Keitel y Lammers en el que se buscaba instrumentalizar las intrigas de Bormann para sacar del círculo de confianza de Hitler a todas aquellas personalidades que considerasen demasiado preponderantes, y por tanto amenazantes para las aspiraciones e intereses del propio Martin Bormann. Morell pensaba que era un posible objetivo del «Comité de 3»[38].

Lo cierto es que nada salió de aquella aventura. Ni un gramo de penicilina. El doctor Brandt y otros estaban molestos por el favoritismo hacia Theodor Morell. A pesar de la fuerte inversión del propio Hitler para conseguir penicilina a nivel industrial, el producto fabricado por Hamma se deterioraba rápidamente. El hecho es que cuando hubo que tratar al ayudante de campo del Führer, Rudolf Schmundt, herido de gravedad en el atentado del 20 de julio de 1944, el doctor Giesing prefirió administrarle la penicilina americana capturada a los soldados estadounidenses. Morell, al enterarse, presentó una protesta formal, pero Giesing y el cirujano jefe doctor

[38] Heike B. Görtemaker, *Eva Braun. Life with Hitler*, Knopf Books, Nueva York, 2011.

Siegfried Handloser se negaron en rotundo a utilizar con el herido la «penicilina» fabricada por Hamma, la farmacéutica de Morell. Giesing incluso consiguió hacerse con seis ampollas de la penicilina de Hamma, en la enfermería de la Guarida del Lobo. Se enviaron tres al Instituto de Higiene y Bacteriología de Königsberg y otras tres al Instituto de Bioquímica de Breslau.

Ambos análisis fueron concluyentes al demostrar que las ampollas de Hamma no contenían suficiente penicilina como para que fueran eficaces en las heridas de los soldados. Cuando Karl Brandt pidió explicaciones a Theodor Morell, este le dijo que ya lo sabía y que en su poder tenía otro análisis que mostraba que las ampollas de la penicilina de sus fábricas eran «inútiles, estériles y, por lo tanto, tóxicas». Lo más increíble de todo es que Morell había conseguido vender a la Wehrmacht millones de dosis de la «penicilina» de Hamma para combatir las infecciones en los heridos en combate, sabiendo de antemano que estas no servían para nada al ser completamente inocuas.

Otra de las polémicas desatadas por Morell con los círculos médicos de la época fue con las sulfamidas, una sustancia química sintética derivada de la sulfonamida, bacteriostática y de amplio espectro que se emplean como antibióticos en el tratamiento de enfermedades infecciosas. La mejor de todas las fabricadas entonces era Eubasin, de laboratorios Nordmark. La peor, Uliron. Algo menos tóxica, aunque igual que la anterior en cuanto a calidad, era el Ultraseptyl, pese a que Morell la defendía como la más eficaz del mercado al estar fabricada por Chinoin, una empresa de Budapest en la que el médico de Hitler tenía importantes intereses.

A principios de 1940, el Departamento para la Sanidad y la Higiene Pública del Reich hizo público un informe en el que se indicaba que el Ultraseptyl podría provocar graves alteraciones renales y neurológicas. El profesor Josef Vonkennel afirmó en un artículo que «el Ultraseptyl, pese a su gran eficacia, ya no debe emplearse, debido a su gran toxicidad, tendiendo a cristalizar en los túbulos renales». Morell sabía esto, pero a pesar de todo continuó administrando Ultraseptyl a Adolf Hitler, aunque explicando que tras recibir la dosis el Paciente A debía realizar una gran ingesta de agua y otros líquidos. «Morell empleó Ultraseptyl en Hitler con cada pretexto y en cada oportunidad que se le presentó, a menudo en dosis bajas, y por lo tanto ineficaces, pero algunas veces como tratamiento

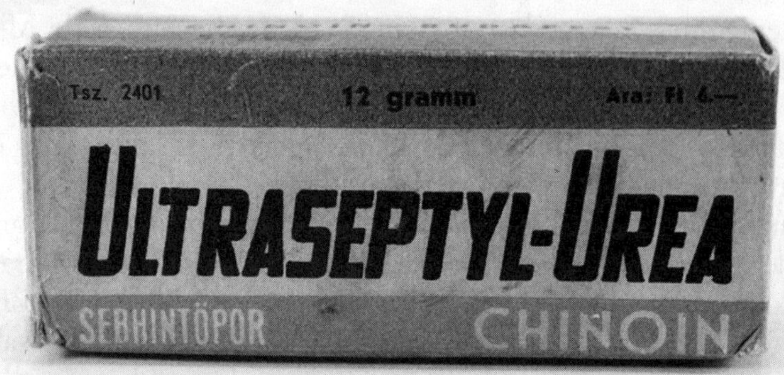

La sulfamida Ultraseptyl, fabricada por Morell, era poco eficaz en las enfermedades infecciosas.

de *shock* controlado de sulfamidas, de cinco a seis dosis diarias durante tres a cinco días, de acuerdo con las pautas entonces en uso para las sulfamidas», explicó el doctor Ernst-Günther Schenck. El doctor Karl Brandt confesaría a sus interrogadores estadounidenses tras la guerra:

> Morell prescribió Ultraseptyl para una variedad de achaques que afectaban a Hitler, por ejemplo, los catarros persistentes de vías altas y las anginas; aun así, se había advertido a los médicos que el efecto de las sulfamidas en las infecciones de amígdalas era dudoso y con la gripe había un éxito limitado, al remitir las inflamaciones acompañantes. [...]
>
> Al igual que con la penicilina de Morell, intenté desprestigiar el Ultraseptyl. Enseñé a Hitler un estudio de la Universidad de Leipzig, en el que se indicaba que el Ultraseptyl dañaba el sistema nervioso. Lo cierto es que mis reclamaciones no cayeron en saco roto, ya que Hitler sintió que el fármaco no le iba bien y, el 19 de octubre de 1944, dijo a Morell que no iba a volver a tomar el Ultraseptyl porque no le sentaba bien[39].

Theodor Morell anotó en su diario el 19 de octubre de 1944:

> A las siete de la tarde el Führer telefoneó diciendo que no podía tomar más Ultraseptyl, ya que, después de haber ingerido tres

[39] Ulf Schmidt, *Karl Brandt: The Nazi Doctor...*, *op. cit.*

> tabletas, siente el estómago tenso, como hace poco, y atribuye sus molestias recientes [cuando tuvo hepatitis] a la gran ingesta de Ultraseptyl. Declaré que eso era absurdo, pero que dejaríamos de darle Ultraseptyl. Naturalmente, le dije que su catarro persistiría. Yo solo quería que tomase tanto porque pensé que quería restablecerse *inmediatamente* y a cualquier precio[40].

No se sabe realmente cuánto Ultraseptyl llegó a administrar Morell a Hitler durante los nueve años que ejerció como su médico, e incluso en cómo llegó esto a afectar y agravar aún más la salud del Führer. Jamás se sabrá. Tampoco se sabrá cómo afectaron los más de setenta fármacos y otras sustancias que Theodor Morell administró al líder alemán entre 1936 y 1945.

[40] Theodor Morell, *The Diaries 1941-1945…*, *op. cit*

4
El misógino

Según el DPD de la RAE, la definición de «misoginia» sería: «'Aversión a las mujeres' (...). Procede del griego *misogynía*, de *miso-* 'odio' + *gyné* 'mujer'», y Hitler se ajustaba perfectamente a esta definición. Es de todos conocido que Hitler permaneció soltero hasta el 29 de abril de 1945 —un día antes de suicidarse—, en que contrajo matrimonio con Eva Braun, y que jamás tuvo descendencia, al menos no reconocida. Se cuenta que en el verano de 1917, cuando su unidad estaba en un período de descanso cerca al pueblo de Fournes-en-Weppes, en Francia, el soldado raso Adolf Hitler conoció a Charlotte Lobjoie, de dieciséis años. Según los informes, el joven soldado alemán y la chica de pueblo se hicieron amigos y, después de una velada, terminaron teniendo relaciones sexuales. A su debido tiempo, Charlotte dio a luz a un hijo, Jean-Marie, pero no se menciona a Hitler en el registro de nacimiento. También se rumoreó que Helmut, el cuarto hijo de Magda Goebbels, podría haber sido concebido con Adolf Hitler. Ninguna de ambas posibilidades fue jamás confirmada ni por Hitler ni por ninguna persona cercana a él[1]. Existieron mujeres en su vida, pero a ninguna le concedió importancia y a ninguna hizo feliz. Suzi Liptauer intentó ahorcarse en 1921. Maria —Mimi— Reiter lo intentó también en 1927. Geli Raubal se suicidó en 1931. Eva Braun lo intentó hasta en dos ocasiones. Renate Müller se suicidó en 1937. Unity Valkyrie Mitford se pegó un tiro en la ca-

---

[1] Sebastian Haffner, *La dimensión de Hitler*, Lasser Press Mexicana, México DF, 1980.

beza en 1939. Inga Ley se suicidó en 1942. Helene —Helli— Majer hizo lo mismo en 1945.

En el mes de agosto de 1941 el entonces coronel William Donovan, director de la Oficina de Servicios Estratégicos (OSS) convocó a Walter C. Langer, famoso psicoanalista de la Universidad de Harvard, para encargarle la redacción de un gran estudio sobre la personalidad de Adolf Hitler que debía incluir cualquier aspecto del líder alemán. Langer, tras licenciarse en Psicoanálisis, decide viajar a Viena en 1935, donde estudia con Anna Freud, hija del famoso Sigmund Freud. Langer también conoció al anciano Freud durante este tiempo y lo acompañó en su viaje al exilio en 1938. Además de a Freud, Langer ayudó a escapar a muchos científicos judíos y activistas antinazis, obteniendo visados para muchos de ellos y transportando en pequeños grupos a refugiados hasta la frontera suiza[2].

La OSS necesitaba conocer la psicología del hombre que regía los destinos de la Alemania nazi, y a la vez contrarrestar el pacifismo de importantes sectores estadounidenses, en un momento en que se hacía cada vez más verosímil la entrada de Estados Unidos en la guerra. Para llevar a cabo el estudio, Langer habló con innumerables personas que habían tenido contacto directo con Hitler, entre ellos la princesa Stephanie de Hohenlohe o Otto Strasser, militar y político alemán de la llamada «ala izquierda» del NSDAP y que propugnaba una revolución nacionalsocialista y anticapitalista en contra de lo que defendía Hitler. Además, Otto era hermano de Gregor Strasser, asesinado en junio de 1934 durante la Noche de los Cuchillos Largos.

También estudió un gran número de documentos nazis, así como los escritos y discursos de Hitler; analizó a su familia, su comportamiento sexual, sus filias, sus fobias, sus temores, sus complejos, sus ansias de grandeza; en una palabra, todo aquello que pudiera ser útil para completar el cuadro clínico de un hombre como Adolf Hitler. De todo ese material salió el estudio de ciento sesenta y cinco páginas titulado «A Psychological Analysis of Adolph Hitler. His Life and Legend», declarado *top secret* por la OSS. Lo que Walter Langer hizo fue comparar la patología de Hitler con las historias clínicas

---

2 Walter C. Langer y Sanford Gifford, «An American Analyst in Vienna during the Anschluss, 1936-1938», *Journal of the History of the Behavioral Sciences* 14 (1), 1978, pp. 37-54.

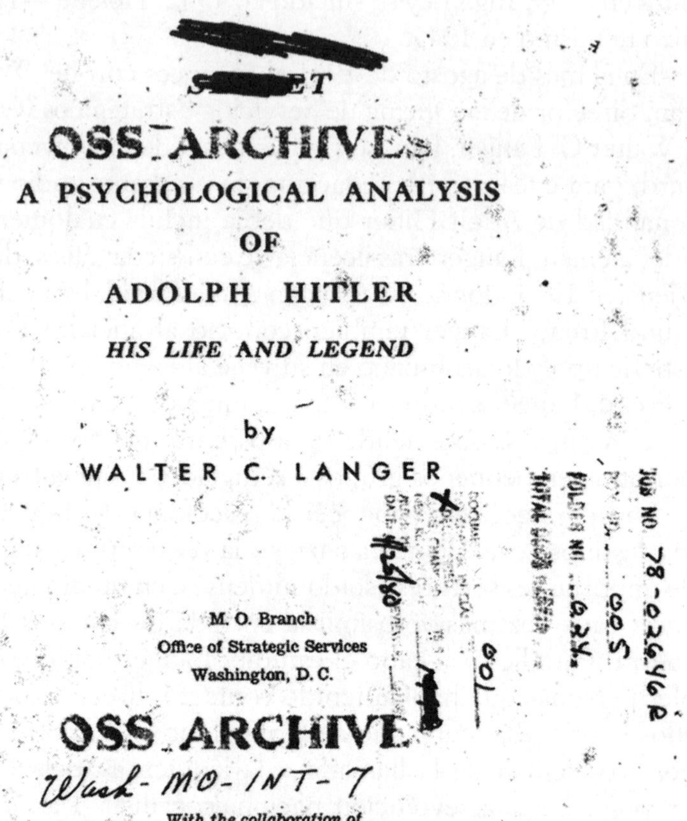

ET

OSS ARCHIVES

A PSYCHOLOGICAL ANALYSIS

OF

ADOLPH HITLER

HIS LIFE AND LEGEND

by

WALTER C. LANGER

M. O. Branch
Office of Strategic Services
Washington, D. C.

OSS ARCHIVE

Wash-MO-INT-7

With the collaboration of

PROF. HENRY A. MURRAY, Harvard Psychological Clinic
DR. ERNST KRIS, New School for Social Research
DR. BERTRAM D. LEWIN, New York Psychoanalytic Institute

ET

El estudio realizado por Walter Langer para la OSS trataba de forma profunda la misoginia de Hitler.

de sus propios pacientes que presentaban rasgos característicos muy similares a los del líder nazi. Sus resultados son sorprendentes incluso hoy en día, llegando, cuatro años antes, a predecir el suicidio del Führer: «Hitler cometerá suicidio en caso de que vea que tiene la guerra perdida», escribió. Pero quizás uno de los puntos en los que más se acercó a su psique fue a la relación del propio Hitler con las mujeres:

> Desde que se ha convertido en una figura pública, su nombre se ha visto unido al de muchas mujeres destacadas, principalmente en la prensa extranjera. Aunque el público alemán parece saber muy poco acerca de este aspecto de su vida, sus colaboradores han visto mucho de ello y el tema siempre se presta a todo tipo de conjeturas. De manera aproximada, sus relaciones con las mujeres caen dentro de tres categorías: 1) mujeres mucho mayores; 2) actrices y caprichos pasajeros; y 3) relaciones más o menos duraderas[3].

El líder nazi desplegó todas sus dotes de seducción para atraer a su causa a mujeres adineradas y con buena posición social y económica. Pronto, un círculo de poderosas mujeres entradas en años movió sus hilos para favorecerle con influencias políticas y financieras. A su regreso a Múnich, y lanzado ya a la política, él encontró enseguida aliadas para la causa nazi, sobre todo mujeres ricas de mediana edad y más o menos atraídas por aquel joven político con mucho futuro. El informe para la OSS pone ejemplos significativos de las tres categorías. En los años veinte se habla de Helene Capito Bechstein, esposa de Edwin Bechstein, el mayor accionista de la conocida empresa fabricante de pianos C. Bechstein Pianoforte AG. Helene conoció a Hitler en 1921 en la ciudad de Berchtesgaden, y enseguida quedó prendada por aquel joven político. Cuando lo encarcelaron en la prisión de Landsberg, después del fallido Putsch de Múnich, ella acudía a verlo regularmente a prisión, afirmando, además, que «[Hitler] era su hijo adoptivo». El líder nazi, por su lado, se hizo pasar por su hijo para que ella pudiera visitarlo, quedando varias horas a solas en su celda número 7. «No creo que tuvieran relaciones sexuales, pero él apoyaba la cabeza en su regazo mientras ella le acariciaba el pelo con ternura y murmuraba», confesó Strasser a Langer[4].

Tras la liberación de Hitler, nueve meses después de su condena, Helene lo presentó a la alta sociedad alemana de Berlín y, con ayuda de Elsa Bruckmann y Winifred Wagner, enseñó a Hitler buenos modales en la mesa y le ayudó a cambiar su imagen pública. Bechstein y Hitler mantenían una relación muy estrecha, aunque no parece que llegaran a tener relaciones sexuales. Helene llamaba cariñosamente al futuro Führer de Alemania, *Wölfchen* ('pequeño lobo').

---

[3] Walter C. Langer, *The Mind of Adolf…*, *op. cit.*

[4] *Ibidem.*

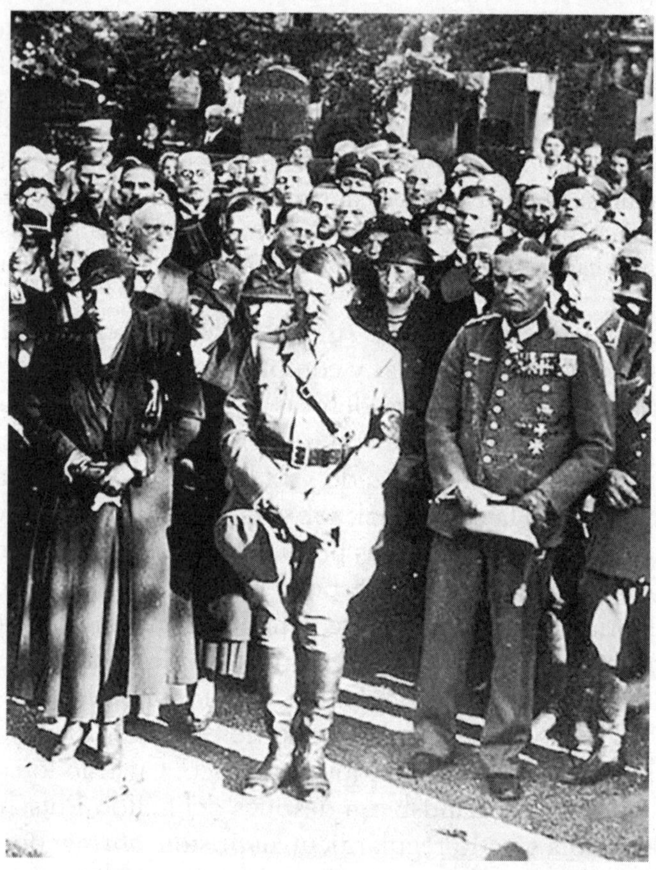

Helene Bechstein junto a Hitler en el funeral de su esposo Edwin (1934).

Además, le regaló un Mercedes-Benz de 26.000 *Reichsmarks*. Hitler correspondió, supuestamente, entregándole un manuscrito original de su obra *Mein Kampf*. Cuando los nazis llegaron al poder en 1933, Hitler otorgó a Helene Bechstein la insignia dorada del partido[5]. Se dice incluso que Helene era tan celosa que bastaba con que Hitler

---

[5] La propia Bechstein no se unió al Partido Nazi hasta 1944. Bechstein esperó siempre que Hitler se casara con su hija. Después de la rendición de Alemania, la empresa C. Bechstein fue requisada por los aliados en la zona de ocupación estadounidense y las acciones de Edwin Bechstein confiscadas por los estadounidenses. A la empresa no se le permitió volver a fabricar pianos hasta 1948. Helena Bechstein fue sentenciada a sesenta días de trabajos forzados y la despojaron del 30 % de todos sus bienes por ser colaboradora de los nazis. Murió en 1951, a los setenta y cinco años.

hablase con otras mujeres para que esta le hiciera una escena pública de celos delante de todo el mundo. Lo más curioso de todo es que Hitler permanecía en pie como un colegial avergonzado que ha cometido un pecado menor[6]. «Helene Bechstein le prodigaba [a Hitler] una devoción extasiada y levemente maternal. Le admiraba tanto que incluso le propuso que cortejara a Lottie, su hija adolescente de dieciséis años, con la esperanza de que se convirtiera en su yerno», revelaría Otto Strasser al psicoanalista Walter Langer.

Otra de estas poderosas mujeres situada en la «categoría 1» del estudio de Langer era Elsa Bruckmann, princesa de Cantacuzène de Rumanía, descendiente de una antigua dinastía bizantina griega y presidenta de la editorial Houston Stewart Chamberlain, de Múnich. Durante la Primera Guerra Mundial y la república de Weimar, Elsa Bruckmann y su marido se fueron involucrando con la derecha más radical de Baviera, pero el interés inicial de Elsa por el darwinismo social se convirtió en poco tiempo en un nacionalismo xenófobo, combinado con un profundo antisemitismo. Elsa Bruckmann apoyó activamente al NSDAP después de asistir a un discurso de Hitler en el Kronebau de Múnich, en 1921.

Elsa, a sus sesenta años, no era muy agraciada, pero Hitler, un joven de treinta y cinco años, sabía que ella podría introducirle en los mejores salones de la ciudad y en el ambiente intelectual de Múnich. Hitler asistió por primera vez a su salón el 23 de diciembre de 1924. Entre los asistentes aquel día se encontraban personajes como el poeta y novelista Rainer Maria Rilke; Heinrich Wölfflin, historiador suizo; Rudolf Kassner, ensayista y filósofo; Hermann Graf Keyserling, filósofo; Ludwig Klages, psicólogo y poeta; el conde Harry Graf Kessler, diplomático y mecenas del arte moderno; Alfred Schuler, esotérico, poeta y mago; Georg Simmel, sociólogo y crítico literario; Hjalmar Schacht, banquero, economista y futuro presidente del Reichsbank; o Paul Troost, que se convertiría en el primer arquitecto oficial de Hitler[7].

Pero la lista de mujeres maduras a las que Hitler no dejaba de «cortejar» en nombre de sus propios intereses se hacía cada vez más

[6] Nerin E. Gun, *Hitler y Eva Braun, un amor maldito*, Editorial Bruguera, Barcelona, 1974.

[7] Oliver Rathkolb, *Baldur von Schirach: Nazi Leader and Head of the Hitler Youth*, Frontline Books, Nueva York, 2022.

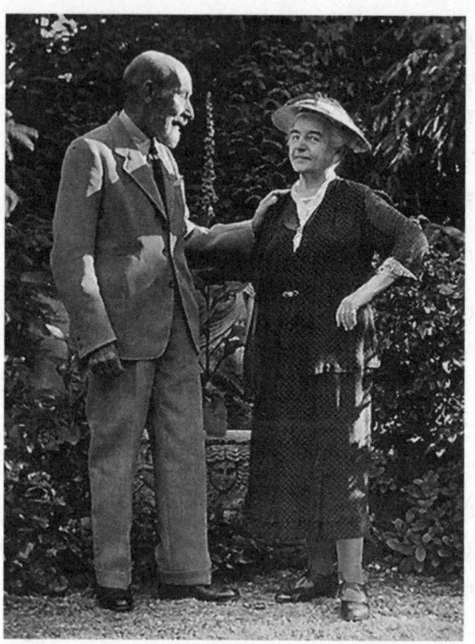
Elsa Bruckmann y su esposo Hugo.

larga. Gertrud von Seidlitz, de sesenta y dos años y dueña de una importante papelera finlandesa, se convirtió en financiadora del movimiento nazi gracias a su «estrecha» relación con Hitler. Gertrud puso gran parte de su fortuna a disposición del NSDAP. También fue el caso de Marie Adelheid de Lippe, una aristócrata venida a menos pero con una amplia agenda de contactos, que colaboró con el nazismo como ayudante de Walther Darré, ministro de Agricultura del Reich. O Viktoria von Dirksen, que también entró en la particular lista de mujeres maduras cortejadas por Adolf Hitler tras actuar de la misma forma y con el mismo entusiasmo que las anteriores apoyando el movimiento nazi y a su «adorado Adolf», como ella misma lo llamaba. Hitler bautizaría a Viktoria von Dirksen con el apodo de «madre de la revolución».

Estas mujeres cayeron bajo el influjo de Hitler, a quien muchos miembros de la alta sociedad alemana veían como «un farsante arribista». El Führer calificaba estas relaciones como «ligeramente maternales», pero él sabía que estas mujeres le ayudarían a conseguir respetabilidad y prestigio social. Sin embargo, para lograr otro tipo de favores más «maritales», necesitó besar manos aún más enjoyadas que las de Winifred Wagner.

Una de las mujeres de esta «categoría 1» y que más le ayudó en su ascenso al poder sería Erna Hanfstaengl, esposa del industrial Winter da Buxtehude y hermana mayor del financiero Ernst —Putzi— Hanfstaengl, uno de los mejores amigos de Hitler. Tanto Erna como Putzi eran mitad alemanes, mitad estadounidenses. Incluso él había estudiado economía en Harvard. Debido a su estrecha amistad con Hitler, Hanfstaengl le presentó a Henry Ford, el cual prestó ayuda al nacionalsocialismo emergente. «En una ocasión, un grupo de mujeres hermosas y cubiertas de joyas se hallaban reunidas en el hotel Bayerischen Hof. Pero he aquí que hizo su aparición una mujer tan maravillosa que todas las demás parecieron esfumarse en presencia suya, pese a no lucir ninguna joya. Era Erna Hanfstaengl», comentó el propio Hitler[8]. Adolf Hitler la cortejó tan firme y ciegamente que incluso se llegó a hablar de matrimonio, pero Erna se mezclaba demasiado en política y, cuando su hermano Ernst cayó en desgracia, Hitler ordenó que ninguno de los hermanos Hanfstaengl se acercara a él o a su círculo[9].

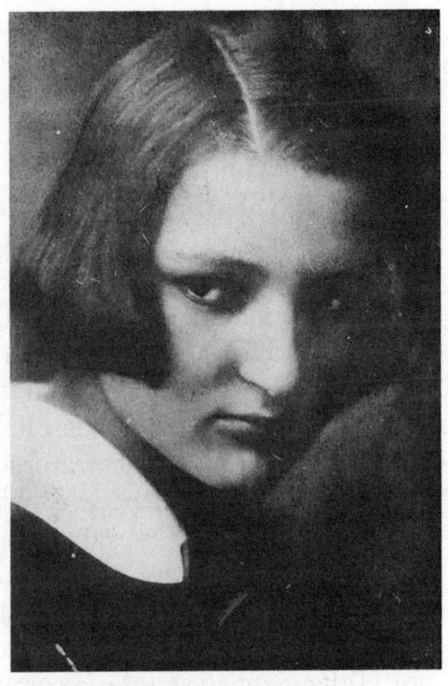

Erna Hanfstaengl.

También en la «categoría 1» se encontraba Winifred Wagner, la más devota de todas. Nuera del compositor Richard Wagner, suscitó muchos comentarios de la época por su muy cercana relación con Hitler, a quien conoció a principios de la década de los veinte. Cuando Hitler fue encarcelado por su participación en el Putsch de Múnich, Winifred le envió paquetes de comida y material de oficina en el que pudo escribir *Mein Kampf*. A finales de la década de 1930, tras la muerte de su esposo Siegfried, corrió la voz entre la sociedad alemana de que Winifred se convertiría en la nueva esposa de Adolf Hitler, pero eso jamás llegó a suceder. Hitler sí llegó a ser un asiduo de la casa de los Wagner en Bayreuth, que él consideraba un refugio, y después de su ascenso al poder en 1933 Winifred construyó una casa para él y su personal en la misma hacienda de los Wagner[10]. También se habla de que Winifred intentó hacer de «casamentera» entre su hija ado-

[8] Nerin E. Gun, *Hitler y Eva…*, *op. cit.*

[9] Peter Conradi, *Hitler's Piano Player: The Rise and Fall of Ernst Hanfstaengl, Confidant of Hitler, Ally of FDR*, Carroll & Graf, Nueva York, 2004.

[10] Brigitte Hamann, *Winifred Wagner. A Life at the Heart of Hitler's Bayreuth*, Houghton Mifflin Harcourt, Londres, 2006.

lescente, Verena Wagner, de dieciséis años —la hija más joven de la unión con Siegfried—, y un Adolf Hitler de cuarenta y siete años. Los rumores sobre esta relación se hicieron muy insistentes e incluso la prensa extranjera de la época se hizo eco del asunto[11].

Aunque Winifred permaneció siempre fiel a Hitler, negó haber apoyado al NSDAP, pero eso no convenció a los interrogadores aliados tras la guerra. Según la biógrafa Brigitte Hamann, «Winifred estaba "disgustada" por la persecución de los judíos por parte de Hitler. En un incidente notable, a finales de la década de 1930, una carta suya a Hitler impidió que la Gestapo detuviera a la actriz alemana Hedwig Pringsheim y a su marido Alfred, famoso matemático judío alemán, cuya hija Katia estaba casada con el escritor Thomas Mann, premio nobel de literatura en 1929 y famoso antinazi. Alfred Pringsheim era fanático de Richard Wagner, con quien mantenía correspondencia y lo apoyaba económicamente. También fue un importante patrocinador del Festival de Bayreuth»[12]. Según Gottfried Wagner, nieto de Winifred, ella nunca admitió ningún error en su conducta y después de la guerra continuó con su devoción póstuma por Hitler, a quien se refería como «USA», acrónimo de *Unser Seliger Adolf* (Nuestro Bendito Adolf)[13].

Sobre la «categoría 2», actrices y caprichos pasajeros, el psicoanalista Walter Langer escribe:

> Hubo una larga lista de «caprichos pasajeros». En su mayor parte fueron estrellas de cine y de teatro. A Hitler le gusta estar rodeado de mujeres y generalmente solicita que las compañías cinematográficas le envíen un grupo de actrices cuando hay una fiesta en la Cancillería. Parece sentir extraordinario placer en fascinar a estas muchachas con historias referentes a lo que va a hacer en el futuro o con historias sobre su vida pasada. También le gusta impresionarlas con su poder, ordenando a los estudios que les asignen mejores papeles, o permitiéndoles que se ocupará de que ten-

[11] Sam Roberts, «Verena Lafferentz, 98, Last of Wagner Grandchildren, Is Dead», *The New York Times*, 23 de abril de 2019.

[12] Brigitte Hamann, *Winifred Wagner…*, *op. cit.*

[13] Winifred Wagner mantuvo correspondencia con Adolf Hitler durante casi dos décadas. A los académicos e investigadores no se les ha permitido tener acceso a las cartas, que han sido conservadas bajo llave por Amélie Lafferentz, una de las nietas de Winifred Wagner, quien insiste en que no serán «liberadas» hasta que toda la familia Wagner esté de acuerdo en hacerlo.

gan papeles estelares en alguna película futura. En su mayoría, las relaciones con mujeres de este tipo, y son una legión, no van más allá de este punto, por lo que hemos logrado descubrir. Por lo general, parece encontrarse más cómodo en compañía de la gente de las tablas que con ningún otro grupo, y a menudo va a almorzar a los restaurantes de los estudios[14].

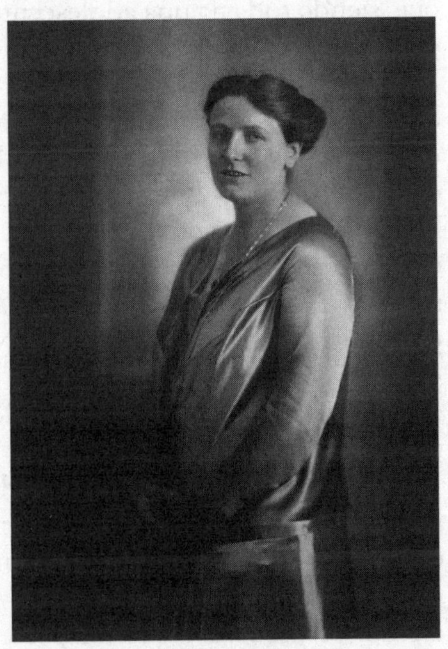
Winifred Wagner.

Un colega de esa época, Hermann Esser, editor del periódico racista y antisemita *Völkischer Beobachter* y vicepresidente del Reichstag, señaló que Hitler generaba un «tremendo impacto en el sexo femenino. [...] Nadie entre el público en general sabía quién era en 1920, pero me di cuenta de que no solo la camarera, sino también varias otras jóvenes le estaban mirando. Entre ellas Suzi Liptauer, una austriaca que se enamoró perdidamente de Hitler». Su relación era claramente sexual, pero desde el principio Hitler le fue infiel a menudo. Era un problema habitual. Su relación terminó en 1921, después de que Suzi amenazara una noche con suicidarse si se enteraba de que su amado Hitler tenía relaciones con otra mujer.

Cuando Suzi tuvo conocimiento de su relación con una bailarina llamada Emmi Marre, se registró en un hotel de la ciudad, tomó una faja y se la enrolló alrededor del cuello en un intento de ahorcarse. Las camareras de planta la encontraron inconsciente, pero aún con vida. El posible escándalo fue rápidamente silenciado y Hitler volvió con Suzi, pero la relación nunca volvió a ser la misma y acabaron distanciándose. Hitler reanudó su romance con Emmi, una escultural rubia bávara que, a pesar de sus dieciocho años, ejercía como una

---

[14] Walter C. Langer, *The Mind of Adolf...*, *op. cit.*

especie de madre-protectora-cuidadora. Su mayor placer era zurcirle los calcetines y prepararle té. Cuando Hitler terminó la relación, Emmi se quedó devastada y lloró amargamente porque ningún hombre sería jamás como su *Wölfchen* ('pequeño lobo')

Es mucho más conocida por historiadores y estudiosos de la figura de Adolf Hitler la historia de Maria —Mitzi— Reiter, una mujer que, siendo todavía una adolescente, se dejó llevar por la fascinación y el deseo hacia el futuro Führer del Tercer Reich. Conoció a Adolf Hitler en un parque frente a la tienda de cortinas de sus padres en la ciudad bávara de Berchtesgaden, en septiembre de 1925. Ella tenía dieciséis años. Él, treinta y siete. Mitzi era rubia, alta, de profundos ojos azules e hija de un funcionario socialdemócrata de la ciudad. Los perros de ambos empezaron a jugar, pero pronto se enzarzaron en una pelea. La joven se horrorizó cuando Adolf Hitler golpeó con su fusta a su pastor alemán Prinz. Al principio, Mitzi no se dejó impresionar por el líder del Partido Nacionalsocialista, y según afirmó décadas después en una entrevista a la revista *Stern*: «No soportaba a ese hombre con esa mosca estúpida bajo la nariz, y, además, veinte años mayor que yo»[15].

Pero las cosas cambiaron cuando la joven aceptó asistir a uno de los mítines políticos de Hitler. La gran sala del hotel Deutsches Haus estaba abarrotada y el líder alemán interrumpió su enardecido discurso al verla entrar, besando su mano, acompañándola hasta su asiento, dejando a todos los presentes sorprendidos, incluida a la propia Mitzi. Aquel momento marcó el inicio de una relación tan intermitente como destructiva. Ambos mantuvieron un romance secreto, pero para Mitzi aquello no era suficiente.

La dispar pareja empezó a tener encuentros frecuentes, en los que daban largos paseos o hacían excursiones por las bellas montañas que rodeaban Berchtesgaden. Según relata la historiadora Cate Haste en su obra *Nazi Women*, desde el inicio de su relación, Hitler le pidió a su amada que le llamase por su apodo: *Wolf* ('lobo'). A ella la bautizó como «mi ninfa del bosque». A pesar de todo, pronto las cada vez más exigentes obligaciones políticas de Hitler les separaron, sumiendo a la joven en una profunda depresión[16]. La

---

[15] Ian Sayer y Douglas Botting, *Hitler and Women. The Love Life of Adolf Hitler*, Robinson, Londres, 2004.

[16] Cate Haste, *Nazi Women*, Channel 4 Books, Londres, 2002.

campaña política del líder del NSDAP fue larga, pero la pareja mantenía una intensa relación epistolar en la que Hitler se refería a ella como «mi querida niña». El 23 de diciembre de 1926, Mitzi cumplió diecisiete años y recibió una fugaz e inesperada visita de su amado, quien le regaló una edición de lujo de su libro *Mein Kampf*. Según declaró la propia Maria Reiter en la entrevista concedida al periodista Günter Peis de la revista *Stern*, traducida por la revista *Time* en 1959, Hitler le pidió que fuese su amante oficial, pero ella pretendía casarse con él y esperó en vano una propuesta de matrimonio que jamás llegó. Poco a poco, el Führer se fue alejando de la joven al darse cuenta de que aquella relación con una menor podía perjudicar su imagen, lo cual fue devastador para ella[17]. En 1927, desesperada, Mitzi ató un trozo de cuerda alrededor del picaporte de una puerta y el otro extremo a su cuello. Ella se deslizó hasta el suelo y perdió el conocimiento. Su cuñado Gottfried Hehl logró desatarla y le salvó la vida en el último minuto. A pesar de que él le escribía cartas de forma insistente, su correspondencia se extinguió y parecía que él la había olvidado. Es posible que Hitler estuviera siendo chantajeado: Mitzi era menor de edad y, aunque parece que no hubo contacto sexual más allá de apasionados besos, aun así estaba cometiendo un delito[18].

Resignada, Maria contrajo matrimonio en 1930 con Fernand Woldrich, un hotelero de Berchtesgaden. Sin embargo, ella seguía locamente enamorada de Hitler y su matrimonio se disolvió al cabo de un año. Ya divorciada, Mitzi se acercó de nuevo al líder nazi por mediación de uno de sus hombres de máxima confianza. En 1934, Rudolf Hess, lugarteniente de Hitler, introdujo a la joven en el círculo hitleriano, lo cual hizo prender la llama de nuevo. «Me volvió a pedir que fuera su amante de nuevo, pero volví a insistirle en que quería recibir una propuesta formal de matrimonio. Si ocho años atrás él [Hitler] era reticente a casarse, en aquel momento la situación era ya del todo inviable. Él no concebía tener por esposa a una divorciada y además había empezado a centrar su atención en Eva Braun, a la que había conocido en octubre de 1929, a través de su fotógrafo oficial Heinrich Hoffmann», explicaría la propia Maria a

---

17 Günter Peis, «Uneven Romance», *Time Magazine*, 29 de junio de 1959.

18 Michael Kerrigan, *Hitler. The Man behind the Monster*, Amber Books Limited, Londres, 2023.

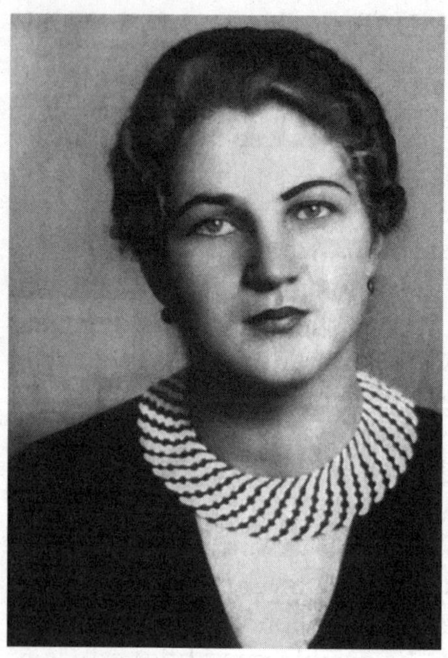

Maria «Mitzi» Reiter.

Stern. Afligida, Maria —Mitzi— Reiter contrajo matrimonio por segunda vez con un joven oficial de las SS, Georg Kubisch, quien murió en combate en junio de 1940 durante la batalla de Dunkerque. Hitler le envió cien rosas rojas para expresarle su duelo.

Su último encuentro sucedería en 1938, cuando, según Reiter, «Hitler expresó su descontento con su relación con Eva Braun». En esa misma entrevista, Maria Reiter añadió que se había acostado con Hitler, explicando que este tenía «un comportamiento sexual de lo más normal», lo cual ha sido muy cuestionado por los biógrafos oficiales. Su sobrino Richard Reiter reveló años después, tras el fallecimiento de su tía el 28 de julio de 1992, que esta se había esterilizado por orden del Führer, que no deseaba bajo ningún concepto tener descendencia.

Después de Maria Reiter existieron otras mujeres que desempeñaron papeles más o menos importantes en la vida de Hitler, entre aquellas que se podían clasificar en la «categoría 2» (actrices y caprichos pasajeros) y la «categoría 3» (relaciones más o menos duraderas), según los baremos definidos por el psicoanalista Walter Langer en su valioso estudio «A Psychological Analysis of Adolph Hitler. His Life and Legend». En la «categoría 2» podría situarse a Henriette —Henny— Hoffmann, hija del fotógrafo oficial del Partido Nazi, Heinrich Hoffmann. Henny, a sus diecisiete años, era bastante casquivana, lo que la hacía muy popular entre sus compañeros de colegio que afirmaban que «podían hacerla suya por unos pocos marcos». Su padre, miembro del partido, había tomado una fotografía el 2 de agosto de 1914, en la Odeonsplatz de Múnich, en la que se veía entre la multitud a un jovencísimo Hitler. Aquello hizo tanta gracia al propio Hitler que decidió convertir a Hoffmann en su fotógrafo oficial.

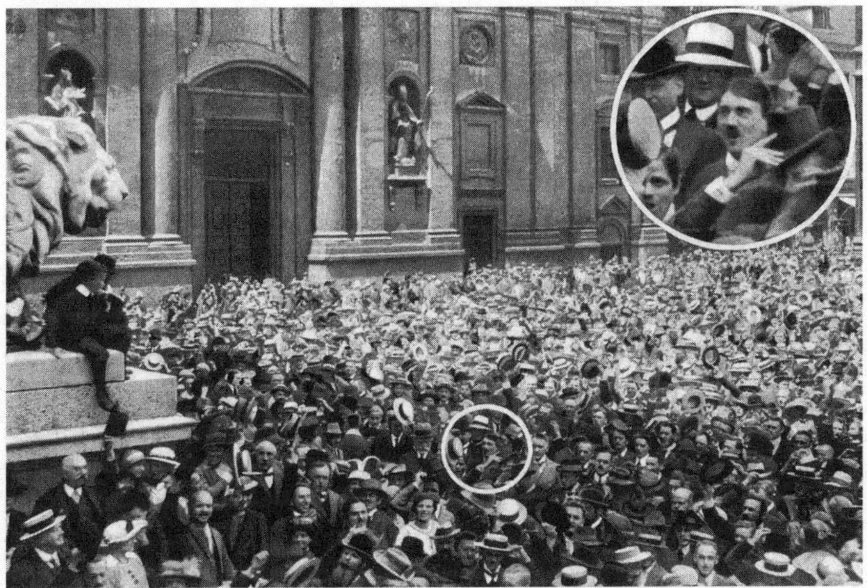

Fotografía de Hitler realizada por Hoffmann en la Odeonsplatz el 2 agosto de 1914.

Tras la muerte de la primera esposa de Hoffmann, Therese Baumann, el hogar saltó en pedazos convirtiéndose en un lugar de reunión de gente de los bajos fondos de la ciudad donde circulaban el alcohol y las drogas. Hitler era un asiduo al hogar de los Hoffmann. La propia Henny recuerda en sus memorias:

> Hitler venía a vernos todas las tardes. Mi padre dormía, tenía que levantarse muy temprano, y yo tenía que practicar al piano en el cuarto de al lado. Hitler llamaba una vez y yo le abría. Se sentaba a nuestra enorme mesa de trabajo y hojeaba revistas. Me contaba la historia de los nibelungos, la leyenda de los tesoros del Rin o la vida del príncipe Eugenio. [...] Un día sonó el timbre. Salté de la cama en camisón y abrí la puerta. Era el señor Hitler. Está de pie en el pequeño vestíbulo, sobre la alfombra roja. Lleva su gabardina inglesa y sostiene en la mano su sombrero de fieltro negro. Y de pronto me pregunta: «¿Quieres besarme?»[19].

Una noche, la adolescente Henny se emborrachó en público y comenzó a hablar más de la cuenta sobre su relación con «el señor Hitler» y «lo que este la obligaba a hacer cuando sus padres se au-

[19] Henriette von Schirach, *The Price of Glory*, Frederick Müller, Berlín, 1960.

sentaban». Heinrich Hoffmann la hizo callar de inmediato y atribuyó entonces las historias de su hija a su desbordante imaginación. Tras este incidente, Hoffmann sería nombrado por Hitler como su «fotógrafo oficial». Fuera como fuera, Henny, ya de veintiún años, se centró en su nuevo marido Baldur von Schirach, líder de las Juventudes Hitlerianas y homosexual reconocido, y Hitler dirigió su atención a su sobrina Geli Raubal, de diecisiete años.

En la «categoría 3» (relaciones más o menos duraderas) tal vez se encontraría Angela Maria —Geli— Raubal, nacida el 4 de junio de 1908, en Linz, ciudad donde pasaría sus primeros años junto a su hermano Leo y su hermana Elfriede. Su padre falleció a la edad de treinta y un años, cuando Geli solo tenía dos. Su madre, Angela Hitler Raubal, era medio hermana de Adolf Hitler, a través del padre de este, Alois. Esta hermanastra mayor que él fue la persona con la que Hitler mejor se entendió de todos los miembros de su familia[20]. Geli era guapa, siempre sonriente y de finos rasgos. Ernst —Putzi— Hanfstaengl, jefe de prensa extranjera en el NSDAP, describe a Geli como: «Una muchacha fuerte campesina, una oronda rubia del tipo de la dulce muchachita vienesa», sin embargo las fotografías de la época muestran a una chica de pelo negro, robusta, de labios estrechos, grandes ojos oscuros y mirada despierta. A Geli le gustaba contar a quien quisiera escucharla cómo ella y su madre habían visitado a su tío Adolf (Hitler) en la prisión de Landsberg, el 17 de junio de 1924.

En 1928, cuando Geli tenía veinte años, su madre se convirtió en ama de llaves del Berghof, la villa de Hitler en el Obersalzberg, y en 1929 la joven se muda a vivir en el apartamento de su tío en Múnich, en la Prinzregentenstrasse, época en la que comenzó sus estudios en Medicina que jamás llegó a completar. De esta forma, Geli Raubal entró en el círculo íntimo de Hitler. Algunos poderosos miembros del partido y cercanos a Hitler empezaron a criticar que el líder alemán pasara tanto tiempo con su sobrina, desatendiendo los importantes asuntos políticos[21]. Gregor Strasser se lo hizo saber. «Su estilo de vida, la de un hombre soltero de casi cuarenta años viviendo con una joven de veinte años recién cumplidos, que encima es su sobrina, es una mala publicidad y crea opiniones desfavora-

---

[20] Ronald Hayman, *Hitler and Geli*, Bloomsbury, Nueva York, 1998.

[21] Ron Rosenbaum, *Explaining Hitler…*, *op. cit.*

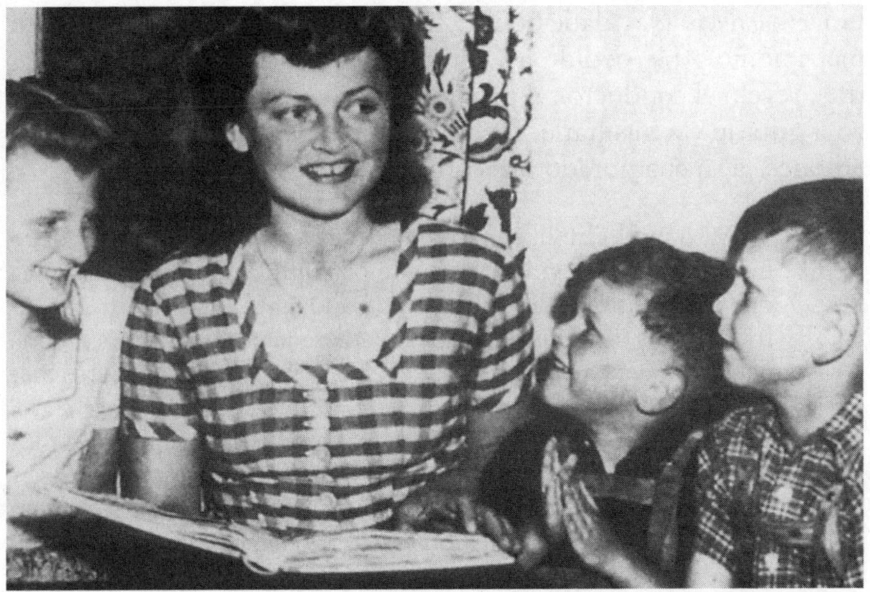

Henriette «Henny» Hoffmann, según parece, cometió una indiscreción sobre su extraña relación con Hitler.

bles», le dijo Strasser a Hitler. Lo que el futuro Führer no sabía era que la jovencita Geli había puesto sus ojos en el joven Emil Maurice, ayudante de su tío. Cuando se conocieron en 1926, las largas conversaciones y paseos se convirtieron en amor real.

Emil procedía de una buena familia originaria de Francia. Uno de los primeros miembros del NSDAP (número 39), Hitler lo nombró «inspector general» de las recién creadas SS. Fue de los amigos personales más cercanos a Adolf Hitler durante los primeros tiempos del Partido Nazi y pasó incluso más tiempo que su jefe en la prisión de Landsberg tras participar en el Putsch de Múnich. Junto a Erich Kempka se convirtió en uno de los conductores personales del Führer entre 1921 y 1927. Maurice era de los pocos que podían tutear a Hitler.

Emil Maurice conducía el flamante Mercedes-Benz descapotable de Hitler cuando llevaba a su sobrina Geli; a Henny, la hija de Heinrich Hoffmann; y a la secretaria de Hitler. El guapo y alto conductor se enamoró perdidamente de Geli Raubal y esta de él. «Era una princesa, y a su paso la gente se volvía, sus grandes ojos eran poemas, tenía un cabello precioso y negro del que estaba muy orgullosa», declaraba el propio Emil Maurice al escritor Nerin Enrullah

Gun[22]. En las Navidades de 1927, Emil Maurice pidió a Geli en matrimonio. «He pedido a Geli que se case conmigo y ha aceptado», reveló el conductor al propio Hitler. Este, al enterarse, comenzó a gritarle y a insultarle. La escena fue terrible. La joven escribió entonces a su enamorado pretendiente:

> Mi querido Emil, el correo ha traído ya tres cartas tuyas, pero ninguna me ha alegrado tanto como la última. Quizás la razón sea que en los últimos días hayamos pasado tanto sufrimiento. He sufrido en dos días más que nunca. Pero tenía que ocurrir, y sin duda han sido buenos para ambos. Tengo la sensación de que estos días nos han unido para siempre. Hay algo que debemos tener claro. Tío Adolf exige que esperemos dos años. Piensa, Emil. Dos años enteros, en los que solo podremos besarnos de vez en cuando, y siempre bajo la tutela del tío Adolf. Tienes que trabajar para asegurarnos una posición a ambos, y solo podemos vernos en presencia de otros, y, además, solo a ti puedo [...] solo a ti puedo darte mi amor y serte incondicionalmente fiel. ¡Te quiero tanto! [...] Tío Adolf exige que siga estudiando. Tío Adolf es terriblemente amable. Me gustaría darle una gran alegría, pero no sé cómo. Él dice que nuestro amor tiene que ser completamente secreto. Creo que será absolutamente feliz, aunque solo nos veamos por la noche junto al árbol de Navidad, o quizás a lo largo de la tarde. Querido Emil, soy tan feliz de poder quedarme a tu lado. Nos veremos a menudo y a menudo a solas, me ha prometido tío Adolf. Es estupendo. Imagínate que ahora estuviera en Viena. No hubiera podido estar lejos de ti durante largo tiempo. En Viena me sentía abandonada, aunque mi madre estuviera allí. Tú te habrías quedado en Múnich. Y esto se lo debo sobre todo a la señora Hess. Al principio no quería que viniera a verme, pero una vez conmigo fue muy amable, era la única persona que creía que tú me amabas de verdad y por esa razón le he cogido cariño. Ojalá recibas esta carta esta noche.
>
> Muchos besos,
>
> Geli
>
> ¡Ya me alegro esperándote![23].

---

[22] Nerin E. Gun *Hitler y Eva*..., *op. cit*.

[23] Angela Raubal a Emil Maurice. Carta del 24 de diciembre de 1927, propiedad de la familia Maurice. Facsímil del catálogo de 1993 de la casa de subastas Hermann Histórica de Múnich.

La carta ofrece un interesante acceso a la psique de Hitler, tal y como destaca Walter Langer en su estudio sobre la mente del líder alemán, y la extraña relación de amor entre el propio Hitler y su sobrina. Está claro por esta misiva que la joven Geli Raubal no estaba enamorada de Hitler, sino que esta lo trataba como un «tutor» que decidía de forma autoritaria sobre aquella estudiante de diecinueve años y su conductor y colaborador de treinta. Lo más curioso de todo es que ninguno de ellos se opone a los designios del futuro Führer y ponen su destino en sus manos. Tampoco se les pasó por la cabeza ni a Geli ni a Emil, pero, tras largos enfrentamientos, se plegaron a sus condiciones. Ambos fueron fácilmente manipulados por Hitler, al igual que había hecho con millones de alemanes. Lo cierto es que él deseaba finiquitar de la mejor manera posible la relación de su sobrina con su colaborador. Finalmente, en 1927, lo despidió de manera fulminante, lo cesó de todos sus cargos en el partido y lo desterró de su círculo más íntimo.

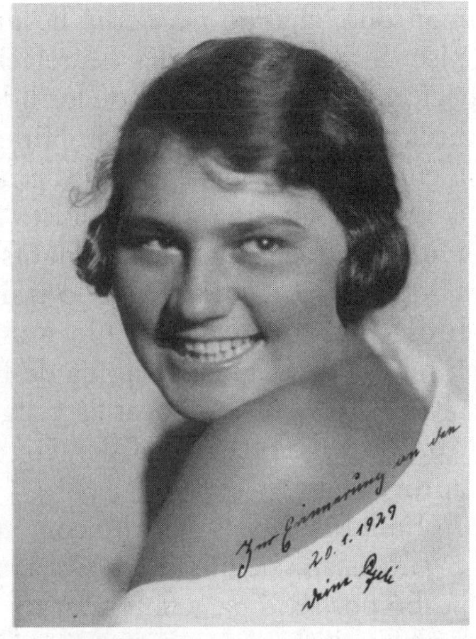

Geli Raubal mantuvo una relación tempestuosa con su tío Adolf.

Fuera ya de escena, Hitler se hizo acompañar por Geli a todas partes. El círculo íntimo del líder del partido encontraba encantadora a aquella jovencita austríaca que no se separaba de su tío Adolf. «Cuando Geli estaba en la mesa todo giraba en torno a ella, y Hitler jamás intentaba atraer la conversación. Geli era una hechicera. A su manera natural, libre de toda coquetería, ponía del mejor humor con su mera presencia a todos los integrantes de la tertulia o del círculo de Hitler. Todos estaba locos por ella», recuerda el fotógrafo Heinrich Hoffmann en sus memorias[24].

Hitler se ponía muy celoso por las atenciones que recibía Geli y se negaba a dejarla salir con otros hombres. Incluso algunos afir-

[24] Heinrich Hoffmann, *Hitler Was My Friend…*, *op. cit.*

man que, cuando no podía llevársela consigo, la encerraba en el piso durante todo el día. La relación duró varios años, con la oposición de la mayor parte de los líderes del NSDAP. Algunos miembros del cercano círculo de Hitler, como Ernst —Putzi— Hanfstaengl, tenían una pésima opinión de Geli Raubal, a la que consideraban una «oportunista calculadora que manipulaba a Hitler»[25]. De hecho, según Hanfstaengl, a pesar de la obsesión de Hitler por su sobrina, esta lo traicionaba sexualmente con miembros cercanos de su círculo íntimo, como era su propio chófer, Emil Maurice. Henny, la hija de Heinrich Hoffmann, consideraba a Geli «grosera, provocativa y algo combativa, aunque con un encanto irresistible para Hitler, circunstancia de la que su sobrina se aprovechaba».

Emil Maurice[26], descrito como un hombre tranquilo pero enérgico, no estaba de ningún modo a la altura de las intrigas de Hitler y acabó por rendirse y finiquitar su amor con Geli Raubal. Con el dinero recibido como indemnización por su despido improcedente del NSDAP, decidió abrir un negocio de reparación de relojes. Heinrich Hoffmann declaró tras la guerra sobre la relación de Geli y Hitler: «Él solo quería evitar que cayera en manos de alguien indigno». «Era algo parecido a un amor paterno», afirmaba Anni Winter, la fiel ama de llaves de Hitler. «Él la amaba, pero era un amor extraño y no confesado», dijo el propio Emil al final de la guerra. Durante los tres años siguientes, Geli se dedicó a la buena vida, recibiendo lecciones de canto, peluquería, clases de baile, noches de teatro y cabarets, todo ello financiado por tío Adolf. «Es lo más valioso que tengo», le confesó Hitler a Hoffmann.

1931 fue turbulento para el partido. De los casi 4000 actos políticos que tuvieron lugar aquel año, la mitad fueron del Partido Nazi. Aquel viernes 18 de septiembre, Hitler salió de viaje junto a Hoffmann y su conductor Julius Schreck. Ese día debían dirigirse hacia Núremberg y pasarían la noche en el hotel Deutschen Hof. Al día siguiente, 19 de septiembre, abandonaron la ciudad temprano, pero cuando habían recorrido aún pocos kilómetros les al-

---

[25] Ron Rosenbaum, *Explaining Hitler…*, *op. cit.*

[26] Tras la contienda, en 1948, fue sentenciado a cuatro años en un campo de trabajos forzados por su pertenencia a las SS. Falleció en Múnich, el 6 de febrero de 1972, a los setenta y cinco años.

canzó otro vehículo con un botones del hotel. «*Herr* Hitler, debe llamar con urgencia a *Herr* Hess. Es muy urgente», dijo el botones. «Su sobrina ha sido hallada en su habitación con una pistola, la de usted, en la mano. Su estado es sumamente grave. [...] La policía está investigando», anunció Rudolf Hess a un Hitler aún en estado de *shock*. Cuando llegó a la casa, ya era demasiado tarde. Los médicos no pudieron salvar la vida a Geli. Su cadáver había sido ya trasladado al depósito y, desde ahí, a la capilla ardiente del cementerio.

«Esta mañana temprano, a las 9:30, mi mujer me informó de que debía haber pasado algo con [Geli] Raubal, ya que la puerta de su habitación estaba cerrada y la pistola de *Herr* Hitler, una Walther que se guardaba en la habitación de al lado en un armario abierto, no estaba allí. Llamé repetidamente a la puerta, pero como no contestaba decidí forzar las dos puertas con un destornillador. Estaba cerrada por dentro y la llave aún estaba en la cerradura. Cuando abrí, estaban presentes mi esposa, la señora Reichter y Anna Kirmair. Entré en la habitación y encontré a Raubal en el suelo, cadáver. Se había pegado un tiro. No puedo indicar ninguna razón por la que lo hubiera hecho», declaró Georg Winter, mayordomo de Hitler. Su esposa, Anna Winter, ama de llaves, declaró también: «Hacia las 15 horas vi que Raubal entraba muy excitada en el cuarto de Hitler y luego volvía corriendo a su habitación. Me pareció sorprendente. Supongo que fue entonces cuando cogió la pistola de *Herr* Hitler. No sé bien por qué se quitó la vida»[27].

No hubo autopsia oficial. Se había disparado en el pecho. Tenía veintitrés años. El 23 de septiembre de 1931 fue enterrada sin más cuestiones, ni por parte del forense ni por parte de la policía, en el cementerio de Viena. Nadie más hizo preguntas. Ni siquiera la prensa contraria a los nazis. El resto es oscura historia. Hitler la asesinó en un arrebato de ira; Geli estaba embarazada de Hitler; Himmler asesinó a Geli porque sabía demasiado; Geli estaba embarazada de un profesor judío de música; Geli estaba desesperada por las perversiones sexuales a las que la sometía Hitler; Geli se suicidó por celos de Eva Braun... Todos estos rumores solo tenían en común la falta de pruebas, según los periódicos cercanos al NSDAP. En las declaraciones de testigos, análisis forenses y otros, sí que había suficientes

---

27 Nerin E. Gun, *Hitler y Eva...*, *op. cit.*

pruebas para investigar, según los periódicos contrarios a Hitler y al NSDAP, pero todos prefirieron no hacerlo[28].

Tras el suicidio de Geli, Hitler permaneció tan solo tres días encerrado en casa de un amigo, ya que se negaba a dormir en la misma casa donde habían sucedido los hechos. Tampoco asistió al entierro porque estaba dando un discurso ante 10.000 seguidores en Hamburgo. Tuvo que pasar un año desde el suicidio para que visitara la tumba de Geli. De todas formas, Adolf Hitler siempre dejó entrever que Geli había sido la única mujer a la que había amado y que «desde ahora se sentía casado con Alemania».

Otra destacada supuesta amante de Hitler sería la adolescente de dieciséis años Sigrid —Sigi— von Laffert. El conde Ciano, ministro de Asuntos Exteriores de Mussolini, escribió en su diario:

> ¡Qué mal informados están los servicios secretos italianos! Sigi es, en realidad, una aristócrata de Mecklenburgo, nacida en Damaletz, cuyos padres habían perdido su fortuna, y a los que Hitler ayudó financieramente más tarde. Ella conoció al Führer en una playa del norte, Heiligendamm, donde Putzi Hafstaengl, del que hemos hablado, poseía una finca. Hitler, a decir verdad, se sintió realmente atraído por Sigi. La baronesa Von Laffert tenía entonces diecisiete años y unos profundos ojos color azul oscuro, como el Báltico en una mañana de septiembre. Victoria von Dirksen, de la que Sigi era pariente lejana, oyó hablar del efecto, tal vez pasajero, que la joven había producido en Hitler, y tuvo la idea de llevarla a Berlín para introducirla en sociedad. Tal vez sirviera para que Sigi se congraciase aún más con el Führer; así se producían las cosas en el Berlín de aquellos años[29].

Heinz Linge, ayudante del Führer, declaró tras la guerra: «Sigrid von Laffert era una de las muchachas más bellas que haya conocido del entorno de Hitler, quien la invitaba en todas las ocasiones festivas. Ella acababa de cumplir servicio en la Liga de Jóvenes Alemanas —la rama femenina de las Juventudes Hitlerianas—, que entonces aún no era obligatorio, y se afilió al NSDAP en 1938»[30]. Hitler apareció con

---

[28] Anna Maria Sigmund, *Las mujeres de los nazis…*, *op. cit.*

[29] Galeazzo Ciano, *Complete Diaries of Count Galeazzo Ciano 1939-43*, Fonthill Media Limited, Stroud, 2015.

[30] Heinz Linge, *With Hitler to the End: The Memoirs of Adolf Hitler's Valet*, Skyhorse Publishing, Nueva York, 2014.

ella el 1 de mayo de 1934 junto a la cúpula del partido en el Templehofer Feld de Berlín, donde el Gobierno celebraba la Festividad Nacional del Pueblo Alemán. La joven Sigrid representaba a la mujer en el régimen nazi y Hitler la eligió personalmente «por tener un aspecto adecuado», afirma Linge.

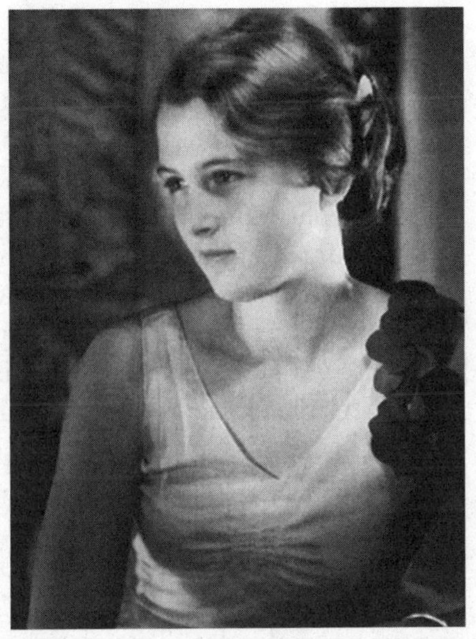

Sigrid von Laffert.

Sigrid no tardó en hacerse notar en los salones del mundo diplomático de Berlín. El embajador de Italia en Berlín, Odoardo Dino Alfieri, la describía así: «Su busto era delicioso; sus piernas largas y tenía la boca más pequeña del mundo, que jamás pintaba con carmín. Peinaba su cabello rubio con trenzas que disponía formando una corona». Fritz Wiedemann, asistente del Führer, relata que cuando la joven Sigrid tuvo que ser ingresada en el hospital Hitler le envió dos docenas de rosas rojas acompañadas de una nota en la que supuestamente ponía fin a su corta pero intensa relación[31]. Para devolver la tranquilidad a Eva Braun, Hitler intentó casar a la adolescente con su amigo y diplomático Walther Hewel, pero ella prefirió alejarse de Berlín y de su amado Adolf, instalándose en París. Allí conoció al hijo del embajador alemán en Francia, el conde Johannes von Welczek, con quien contrajo matrimonio. El rumor sobre un romance de Hitler —que no pasó de platónico— con Sigrid von Laffert circuló por Berlín hasta bien entrada la primavera de 1935[32]. Es muy probable que en ese año Eva Braun, a quien se le negaba el derecho a asistir a recepciones oficiales, se enterara en Múnich de los rumores que relacionaban a Adolf Hitler con la bella adolescente Von Laffert[33].

---

[31] Fabrice D'Almeida, *High Society in the Third Reich*, Polity Press, Cambridge, 2008.

[32] Heike B. Görtemaker, *Eva Braun…*, *op. cit.*

[33] Tras la guerra, Sigrid von Laffert declaró al juez Michael Musmanno que «ella jamás se hubiera casado con aquel déspota», pero la historia, los testigos y los

Pero Angela —Geli— Raubal no sería la primera ni la última mujer cercana a Hitler que iba a cometer suicidio. La actriz alemana Renate Müller y la aristócrata británica Unity Valkyrie Mitford serían un buen ejemplo de ello, y ambas en la «categoría 2» (actrices y caprichos pasajeros) según el estudio del psicoanalista Walter Langer. La bella Renate nació en Múnich, el 26 de abril de 1906, en el seno de una familia acomodada de editores de periódicos. Tenía treinta años cuando conoció a Adolf Hitler. La relación con Eva Braun no era exclusiva, al menos para él, y durante este tiempo era frecuente ver a la actriz Renate Müller llegar de noche a la Cancillería y quedarse en las estancias del Führer hasta primeras horas de la mañana. Mientras estaban allí permanecía a solas con Hitler, así es que ni sus más cercanos colaboradores sabían lo que ocurría entre ellos.

Muy popular en la Alemania de los años treinta, la fama de Renate era equiparable a la de Marlene Dietrich, tras participar en más de veinticinco películas. Tras el ascenso del nazismo, Dietrich prefirió emigrar a Estados Unidos e incluso colaboró en campañas de «bonos de guerra» a favor de los aliados. En cambio, Müller permaneció en Berlín, pese a su intensa oposición al régimen, que comenzó a usarla en películas de propaganda al considerarla el prototipo de «mujer aria». Müller se negó entonces a participar en más películas de propaganda, por lo que fue investigada por la Gestapo.

El 31 de octubre de 1937 la actriz se dirigió hasta un céntrico hotel de Berlín, cogió una habitación en un piso alto, abrió las ventanas y se arrojó al vacío. El repentino suicidio de la bella Renate generó en la prensa alemana múltiples debates. Unos decían que había caído al vacío tras sufrir un ataque de epilepsia cerca de la ventana. Según el documental del canal británico Channel 4 *El sexo y la esvástica*, emitido en febrero de 1999, Renate Müller saltó desde la ventana de un hospital de Berlín donde estaba siendo tratada por una lesión en la rodilla o por adicción a las drogas. Oficialmente descrito como un suicidio, se teorizó con que la actriz se había quitado la vida porque Hitler había decidido cortar su «relación» y hacer más estable su noviazgo con Eva. También se dijo que Müller se había suicidado debido al veto que le había impuesto el poderoso

---

documentos no dicen lo mismo. Von Laffert falleció el 8 de septiembre de 2002, a los ochenta y seis años.

ministro de Propaganda, Joseph Goebbels, después de que esta mostrara una total falta de interés en aparecer en películas propagandísticas. Otra versión habla de presiones por parte de la Gestapo para que la actriz pusiera fin a una relación con «un amante judío», a lo que ella se había negado. Cerca del final de su vida se volvió adicta a la morfina y al alcohol. Diversos testigos recordaron haber visto a varios agentes de la Gestapo entrando en el edificio poco antes de que ella se arrojara por la ventana. Las verdaderas causas que rodearon su muerte siguen siendo poco claras aún hoy en día[34].

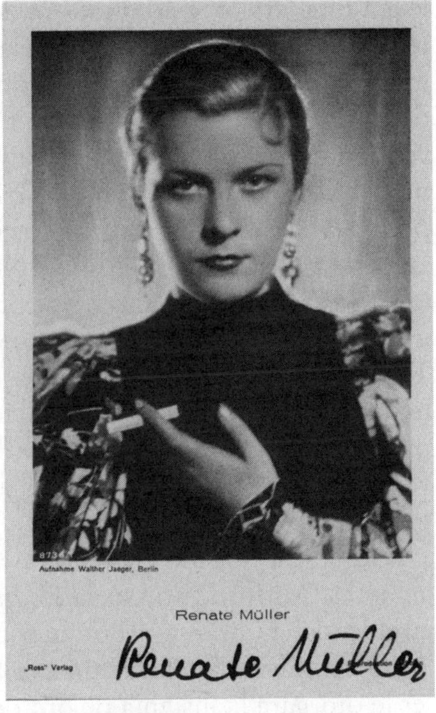

Renate Müller, de cuyo suicidio hubo varias interpretaciones.

El 3 de abril de 1937 Joseph Goebbels escribió en su diario: «Renate me cuenta su desgraciada historia. Es una mujer enferma». El día 6, menciona que «[Renate Müller] ha sido interrogada de manera muy deshonrosa por parte de la Gestapo», y el 25 de junio del mismo año: «¡Renate Müller! Yo la ayudo o lo intento»[35]. A finales de septiembre, según su hermana Gabriele, «Renate estaba totalmente borracha y sentada en el alféizar de una ventana cuando perdió el equilibrio y cayó al vacío».

Otro famoso caso de una joven amante del Führer que intentó suicidarse fue el de Unity Valkyrie Mitford. Nacida el 8 de agosto de 1914, en el seno de una rica familia de la alta sociedad británica, la bella Unity era hija de David Freeman-Mitford, II barón de Redesdale. A ella le gustaba contar que sus padres la habían concebido en la ciudad canadiense de Swastica, en la zona de Ontario, donde su padre tenía importantes inversiones mineras. Unity fue desde muy

---

[34] Ian Sayer y Douglas Botting, *Hitler and Women…*, *op. cit.*

[35] Joseph Goebbels, *The Goebbels Diaries*, Penguin, Nueva York, 1984.

joven una ferviente admiradora de Adolf Hitler, sosteniendo desde temprana edad una ideología fascista y antisemita. Otra de sus hermanas, Diana, se había casado con Oswald Mosley, el polémico fundador de la Unión Británica de Fascistas (BUF), y tenía prohibido ver a la familia; sin embargo, Unity desobedeció las órdenes paternas y frecuentó a la pareja convirtiéndose en una integrante más del partido fascista inglés. La admiración de ambas hermanas por Hitler las llevó a asistir al Congreso de Núremberg de 1933, en donde Unity pudo escuchar al Führer. Su convicción se convirtió en adoración y en una auténtica obsesión por conocer personalmente del líder del Tercer Reich. A tal fin se instaló en Alemania y persiguió a Hitler hasta que, finalmente, este la invitó a comer. Ambos quedaron impresionados, especialmente cuando Hitler se enteró de que esta joven inglesa se llamaba Valkyrie y que su abuelo había sido amigo personal de Richard Wagner[36].

Desde ese mismo momento, Adolf y Unity se convirtieron en amantes. Mitford, por su lado, ganó prestigio dentro del cercano círculo del Führer y pronunció discursos públicamente contra el «peligro judío». Su devoción a la causa nazi hizo que el propio Hitler le otorgara la insignia de oro del partido y que ella y su hermana tuvieran un palco privado para presenciar los Juegos Olímpicos de 1936. Poco después, Unity acompañó al Führer cuando este anunció la anexión de Austria y acabó siendo detenida en la capital checa por repartir propaganda nazi a favor de la anexión de los Sudetes. Toda esa actividad generó sospechas en el servicio secreto británico MI5 que siguió los pasos de esta aristócrata tan cercana a Hitler. Sus acciones quedaban al borde de la traición a la patria[37]. Pese a ello, Unity Mitford trató por todos los medios de convencer a Hitler de no entrar en guerra con Gran Bretaña. Según Albert Speer, «ella insistía constantemente a Hitler, a los líderes del partido y a los generales en que se podía lograr un acuerdo entre ambas naciones, pero nadie estaba dispuesto a escucharla. Pero Hitler ya había tomado su decisión de lanzarse a la guerra contra Inglaterra en 1939»[38].

---

[36] David Litchfield, *Hitler's Valkyrie: The Uncensored Biography of Unity Mitford*, The History Press, Cheltenham, 2015.

[37] David Pryce-Jones, *Unity Mitford: An Enquiry into Her Life and the Frivolity of Evil*, Dial Press, Nueva York, 2003.

[38] Albert Speer, *Inside the Third Reich…*, *op. cit.*

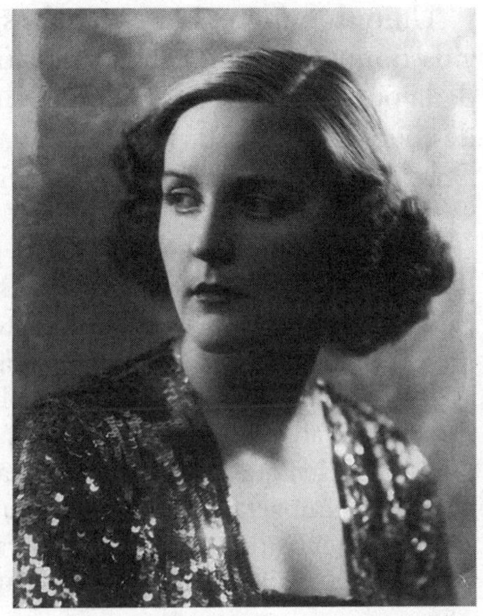

Unity Mitford siguió el camino de otras hacia el suicidio.

Hitler pasó dos días y dos noches con Unity durante el Festival de Bayreuth de 1939. El Führer advirtió entonces a Unity y a su hermana Diana que el inicio de las hostilidades era inevitable. Unity no podía resistir ver a las dos naciones que ella amaba destrozarse en una guerra, y así fue como el 3 de septiembre de 1939, justo dos días después del inicio de la Segunda Guerra Mundial, se adentró en el Jardín Inglés de Múnich y se disparó en la cabeza con una pistola con cachas de nácar que el propio Hitler le había regalado. Existen tres versiones sobre este hecho. La primera fue que, efectivamente, la joven e idealista Unity no podía entender un mundo en guerra entre Alemania y Gran Bretaña[39]. Según declaró Diana Mitford en una entrevista en 1999: «Ella [Unity] me dijo que si había una guerra, la cual por supuesto todos esperábamos que no sucediese, se suicidaría porque no podría soportar vivir y ver a estos dos países, a los que amaba, desgarrarse el uno al otro en pedazos»[40]. Una segunda versión fue que Unity no pudo resistir que Adolf Hitler le ordenara regresar a Inglaterra con el fin de alejarla de él y de una Alemania en guerra, cuando él ya había tomado la decisión de hacer firme su relación con Eva Braun[41]. También existe una tercera versión, que no ha podido ser demostrada, y es que, tras regresar Unity a Alemania después de una visita a su familia en Inglaterra, ella comunicó al líder alemán que estaba embarazada y que el hijo era de él. Hitler no quiso reconocerlo y obligó a la joven a abortar, pero esta se negó y por este motivo intentó suicidarse.

---

[39] David Litchfield, *Hitler's Valkyrie...*, *op. cit.*

[40] *Hitler's British Girl*, Channel 4, 2007. Dirección: Richard Bond.

[41] David Pryce-Jones, *Unity Mitford...*, *op. cit.*

Unity fue ingresada en un hospital de Múnich e intervenida a vida o muerte. Allí permaneció durante tres meses hasta ser trasladada por su familia a una clínica privada de Berna. Finalmente, el 3 de enero de 1940, se vio capacitada para poder regresar a Inglaterra. Deborah Mitford, hermana pequeña de Unity, relató la experiencia:

> No estábamos preparadas para lo que encontramos; la persona tumbada en la cama estaba desesperadamente enferma. Había perdido 28 libras [12,6 kg], era todo ojos enormes y cabello enmarañado, intacto desde que la bala atravesó su cráneo. La bala aún seguía en su cabeza, inoperable, dijo el médico. No podía caminar, hablaba con dificultad y su personalidad había cambiado, como alguien que ha tenido un derrame cerebral. No solo era su apariencia impactante, era una extraña, alguien que no conocíamos. La trajimos de vuelta a Inglaterra en una ambulancia amarrada a un tren. Cada sacudida era una agonía para ella[42].

El periodista Martin Bright inició en 2007, para *The New Statesman*, una investigación sobre la posibilidad de que Unity hubiera dado a luz un hijo de Adolf Hitler en Inglaterra tras su regreso en 1940. Supuestamente, la convaleciente Unity fue ingresada en el Hill View Cottage, un hospital maternoinfantil privado en Oxford, donde dio a luz a un hijo de Hitler, el cual fue entregado en adopción por la familia Mitford[43]. La salud de Unity Valkyrie Mitford comenzó a deteriorarse rápidamente desde 1943. Una meningitis acabó con su vida a los treinta y cuatro años, el 28 de mayo de 1948.

La propia Eva Braun ya había querido seguir el mismo camino que Unity Mitford, cuando intentó suicidarse el 10 de agosto de 1932 disparándose en el pecho con la pistola de su padre. Los historiadores coinciden al afirmar que el intento no fue serio, sino que fue más bien una llamada de atención a un Hitler que seguía tocado por el suicidio de su sobrina Geli Raubal. Después de la recuperación de Braun, Hitler se comprometió todavía más con ella y a finales de 1932 se habían convertido oficialmente en amantes. Eva a menudo pasaba la noche en su apartamento de Múnich cuando él

---

[42] Deborah Mitford, «My Sister and Hitler, Unity's War», *The Guardian*, 8 de diciembre de 1991.

[43] Martin Bright, «Unity Mitford and 'Hitler's Baby», *The New Statesman*, 13 de diciembre de 2007.

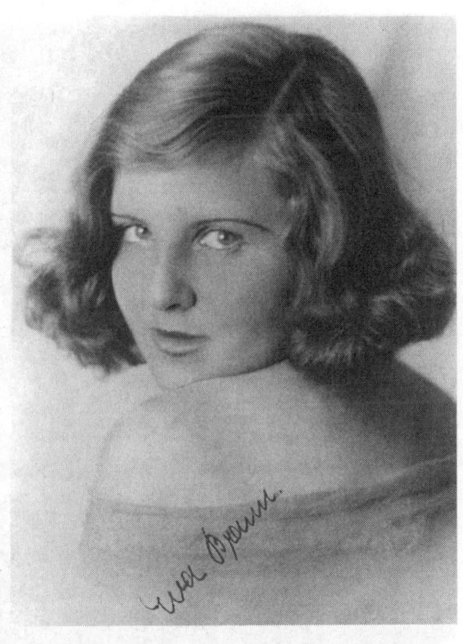

Eva Braun a principios de los años treinta.

estaba en la ciudad. A partir de 1933, Braun trabajó como ayudante de Hoffmann. Esto le permitía viajar acompañándole en el séquito de Hitler como «fotógrafa del Partido Nazi» sin que nadie sospechara[44].

Eva Anna Paula Braun nació en Múnich el 6 de febrero de 1912, en el seno de una familia evangélica. Su padre era maestro y su madre una sencilla modista. Además, tenía dos hermanas, Ilse y Gretl, la segunda de las cuales contraería posteriormente matrimonio con el general Hermann Fegelein, enlace de las SS en la Cancillería. Eva pasó por un colegio de monjas y después por un liceo de Múnich. «Era traviesa, recalcitrante, perezosa y siempre dispuesta a la pelea. Las clases de dibujo y música, que su padre consideraba necesarias, le aburrían. Ella prefería el deporte. En eso salía a su madre. [...] Eva practicó durante muchos años disciplinas ligeras de atletismo y *body-building*. Su notable habilidad en la barra fija puede ser admirada aún hoy en una película de aficionados rodada en 1940 en el Obersalzberg. Su lectura favorita eran las novelas de Karl May. [...] Después, en el refugio de montaña, leyó las obras de Oscar Wilde, prohibido en el Tercer Reich. Amaba las revistas de cine y las novelas sentimentales que vendían en los kioscos de periódicos. Además, le apasionaba el *jazz* americano y los musicales. También coleccionaba fotos de sus actores y actrices favoritos, John Gilbert o Greta Garbo, como cualquier adolescente de la época», escribe Heike B. Görtemaker, biógrafa de Eva Braun.

Casualmente, su padre, Friedrich Braun, caminando por la calle descubrió un anuncio de un estudio de fotografía, muy relacionado con el NSDAP, en el que pedían «jóvenes ayudantes». Eva Braun,

---

[44] Heike B. Görtemaker, *Eva Braun...*, *op. cit.*

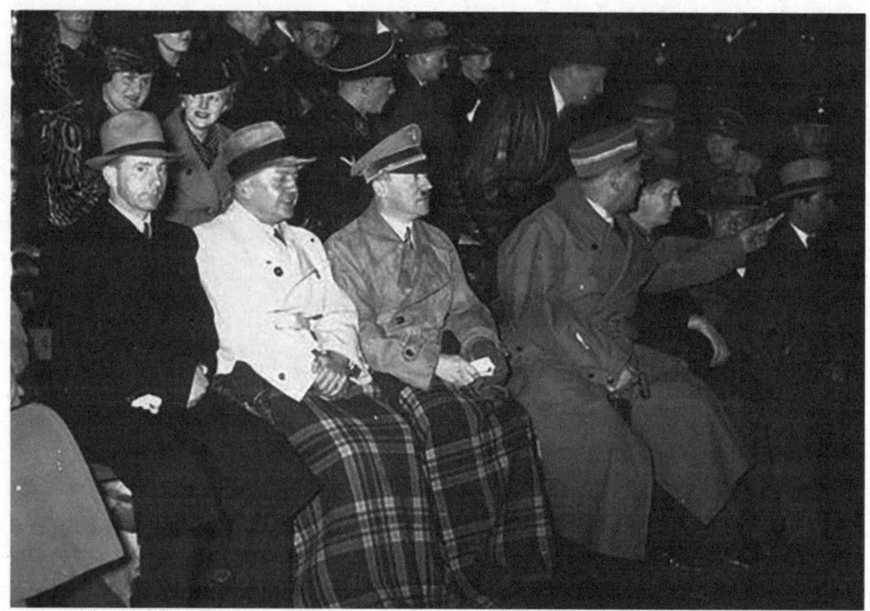

Hitler y Eva (detrás, mirando a un lado) en las Olimpiadas de Invierno de Garmisch-Partenkirchen (1936).

de diecisiete años, consiguió el empleo con la categoría de ayudante de fotografía, recepcionista y vendedora. En octubre de 1929 conoció a Adolf Hitler por casualidad. Ilse Braun, hermana de Eva, relató aquel primer encuentro al escritor Nerin Gun:

> Al terminar el trabajo me quedé en la tienda para ordenar algunos papeles y estaba subiendo a una escalera porque los clasificadores estaban en un estante alto. Entonces entra el jefe, y con él un señor de cierta edad, con un curioso bigote, un abrigo inglés de color claro y un gran sombrero de fieltro en la mano. Ambos se sientan en la otra esquina de la habitación, enfrente de mí. Los miro de reojo sin darme la vuelta y me doy cuenta de que el hombre [Hitler] está mirándome las piernas. Ese mismo día me había acortado la falda y no me sentí del todo bien, porque no estaba segura de si había recogido bien el dobladillo. Bajo de la escalera y Hoffmann me presenta: «Señor Wolf, nuestra pequeña y formal señorita Braun, que nos va a traer del mesón de la esquina cerveza y salchichas»[45].

---

[45] Nerin E. Gun, *Hitler y Eva…*, *op. cit.*

Después de la cena, y de que Hoffmann se hubiera retirado, Hitler y Eva permanecieron hablando durante toda la noche de música, libros, teatro o Wagner. La joven no sabía aún quién era realmente aquel hombre que se escondía bajo el nombre de Wolf. Desde aquel mismo día, Hitler comienza su cortejo: ópera, cine, hostería bávara, paseos, pícnics en los alrededores de Múnich, paseos en el Mercedes-Benz. La adolescente Eva se sentía halagada de aquellos detalles de ese hombre del que tanto hablaban la radio y los periódicos. Mientras, Martin Bormann rebuscaba en la línea familiar para intentar encontrar alguna huella de judaísmo. El máximo líder de un partido antisemita no podía relacionarse con ninguna mujer que fuera no-aria.

A partir de 1940 Adolf Hitler dejó de acudir al Festival de Bayreuth, por lo que perdió el contacto con la señora Wagner. También renunció a sus famosas reuniones con hermosas actrices de cine y teatro y bailarinas de musicales, o eso pensó Eva. El servicio del Berghof la llamaba «E. B.», y Hitler se refería a ella como la «conejita», «cosita», pero Eva Braun prohibió a Martin Bormann que la llamara «Ewe», como hizo un día el poderoso secretario de Hitler. ¿Pero cuál era la naturaleza de sus relaciones sexuales? Hitler jamás habló de este tema con los demás, y Eva era de una timidez extrema y raramente abordaba este asunto con sus hermanas o con su madre Franziska. A los Braun no les gustaba hablar de estas cosas debido a su estricta educación evangélica y católica. Según el escritor Nerin Gun, las relaciones sexuales entre Hitler y Braun eran perfectamente normales. Aunque no debemos olvidar que Hitler rondaba ya los cincuenta y Eva los veinte. Además, y después de la ruptura de hostilidades, el 1 de septiembre de 1939, Adolf Hitler trabajaba hasta altas horas de la madrugada manteniendo reuniones con sus generales y cuando se retiraba a su dormitorio estaba completamente agotado.

La biógrafa Heike B. Görtemaker explica que las mujeres Braun daban la impresión de ser muy sobrias y reservadas acerca de dicho punto. «Cuando Eva se confesaba con alguna amiga, hablaba siempre de la preocupación que le producía la ausencia de su amante, del deseo que tenía de verle, de sus inquietudes y celos, pero raramente se refería a él [Hitler] en el aspecto sexual», explica Görtemaker. Pero las llamadas de Hitler eran escasas en esa época. Ella estaba cada vez más decidida a ser madre, pero su amante había sido ya muy claro: «No nos casaremos más que al terminar la guerra. Hasta entonces, no quiero hijos. Nada de nacimientos clandestinos o ilegítimos. En tiempos de guerra me debo en primer lugar a mi pueblo», le dijo[46].

Traudl Junge, la fiel secretaria de Hitler, describe a Eva Braun en sus memorias de la siguiente forma:

> No era una maniquí salida de las páginas de una revista de moda y mucho menos era la personificación del ideal de la mujer nazi que tanto se exaltaba constantemente en las manifestaciones de Núremberg. Su elegancia no era un reflejo de opulencia; por el contrario, era el resultado de su buen gusto y distinción. El cabello, aunque rubio dorado de por sí, lo llevaba teñido de dorado; empleaba muchos afeites, sobre todo comparada con nosotras, que casi no nos poníamos carmín en los labios por considerarlo poco germánico. Pero su maquillaje era hábil y realzaba aún más su belleza. Andaba con gracia, a diferencia de otras mujeres de los jerarcas del partido, que tenían andares de elefante. Debía de tener montañas de vestidos y zapatos, pues jamás la vi dos veces con el mismo atuendo[47].

Oficialmente, Eva Braun seguía siendo su «secretaria» y en el año 1944, reanudó su labor junto a Hoffmann, probablemente para matar el tiempo libre que tenía. Ilse Braun recuerda:

> Yo no reconocía a mi hermana. Ya no era ella. [...] Tal cambio había sido fomentado por Hitler, el cual una vez dijo: «No hay nada más hermoso que formar a una muchacha. Una mujer de dieciocho o veinte años se moldea como la cera y es posible para un hombre marcar con su sello a una joven de esta clase. La mujer tampoco sueña otro tratamiento». Eva se hizo arrogante, tiránica y carente de todo tacto para con su familia. La vida con los grandes de esta tierra hacía a una cruel y egoísta. [...] Distribuía sus viejos vestidos con la prodigalidad de una reina[48].

---

[46] Guido Knopp, *Hitler's Women*, Routledge, Nueva York, 2003.

[47] Traudl Junge, *Until the Final Hour...*, *op. cit.*

[48] Michael A. Musmanno, *Ten Days to Die: the authoritative and dramatic story of Hitlers mad finale told for the first time in this sensational account drawn from direct eyewitnesses*, Doubleday, Nueva York, 1950.

Ilse Braun solía criticar abiertamente la política nazi y la del propio Hitler, hasta que un día su hermana Eva la cortó diciéndole: «Si el Führer te envía a un campo de concentración, no seré yo quien te saque». Hitler era muy protector con su amante oficial y pocas veces le permitía abandonar Alemania, y si lo hacía —en contadas ocasiones— debía ir siempre protegida por dos agentes de la KRIPO, la Policía Criminal. Por el pasaporte de Eva Braun, recuperado por los aliados tras la guerra, se sabe que solía pasar un mes en la ciudad italiana de Portofino y que incluso hizo una escapada rápida a Bratislava. Pero Eva jamás pisó París, uno de sus sueños. Ella misma escribió en su diario: «Me ha llamado [Hitler] y me ha dicho "Tienes que venir a París. Tienes que ver esto. La Ópera es algo maravilloso; haremos un desfile triunfal"»[49]. Pero, curiosamente, después de esto, Hitler cambió de opinión debido a los peligros de un atentado por parte de miembros de la Resistencia. También el Führer prohibía a Eva esquiar por temor a que sufriera un accidente ó que tomase el sol para evitar el riesgo de padecer un cáncer de piel. A ella también le daba pánico la posibilidad de recibir la noticia de la muerte de Hitler. La propia Eva escribe en su diario:

> Habíamos ido a bañarnos al Koenigsee, cerca de Berchtesgaden. De pronto vemos acercarse al chófer en el coche particular. Me sentí embargada por un presentimiento, ya que nos habíamos trasladado hasta allí en un autobús de Correos, a fin de evitar el empleo de un coche en tiempos de guerra. El chófer anuncia el atentado, pero se apresura a decir que él [Hitler] solo había resultado ligeramente herido. Era el mediodía del 20 de julio de 1944. Llena de pánico, vuelvo inmediatamente al Berghof y trato de llamar por teléfono al cuartel general de Rastenburg, en Prusia Oriental. La comunicación se establece con lentitud y sufro una crisis de nervios. Por fin, se pone al teléfono y me confirma que se halla sano y salvo. «Te amo. Que Dios te proteja», le digo. Luego salto llena de alegría, bailo, salto y lloro. Pensamos luego en la muerte del general Schmundt, en la forma de advertir a su esposa[50].

---

[49] Eva Braun y Alan Bartlett, *The Diary of Eva Braun, With a Commentary by Alan Bartlett*, Amolibros, Somerset, 2000.

[50] Heike B. Görtamaker, *Eva Braun…, op. cit.*

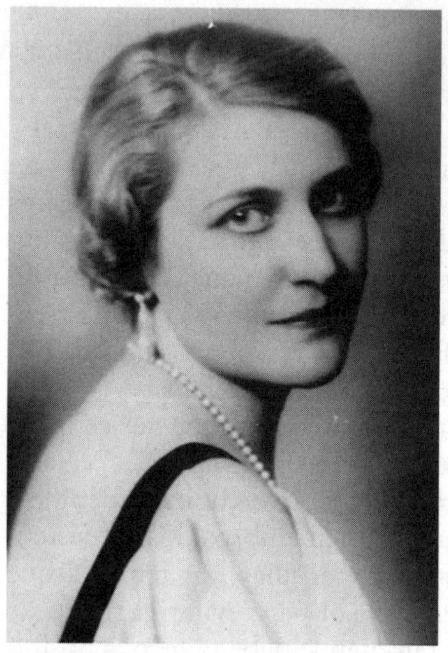

Magda Goebbels se dedicó a hablar de Eva Braun de forma despectiva, probablemente por celos.

Eva Braun se ofendía continuamente con Hitler cuando oía hablar a este sobre el matrimonio, pero lo aceptaba como consecuencia inevitable de su papel como Führer de Alemania. Se consolaba pensando que algún día podrían vivir juntos, después de la guerra, en una casita en Linz. Pero mientras estos sueños llegaban, Eva disfrutaba de su estatus en selectos círculos de actores y escritores adeptos al régimen y se autocalificaba como «madre de la patria». Así y todo, después de su segundo intento de suicidio, Hitler decidió sobreprotegerla incluso de las afiladas lenguas de las principales damas de la corte nazi, lideradas por Magda Goebbels. Adolf Hitler llegó incluso a prohibir a la esposa de su ministro de Propaganda acudir a la Cancillería, al Berghof o a las recepciones del partido[51]. De esta forma, acabó de un plumazo con los comentarios despectivos contra Eva Braun.

Para Hitler era ya tan importante la presencia de Eva que incluso en 1938 había dispuesto en su testamento personal que todas sus propiedades pasarían al partido y regulaba su forma de enterramiento, pero también nombraba a Eva Braun su primera beneficiaria. Pero ella seguía considerándose un pasatiempo para el Führer. Los veintitrés álbumes de fotografías propiedad de Eva, que hoy se encuentran en los Archivos Nacionales de Estados Unidos en Maryland, no solo muestran una de sus aficiones sino que también representan una crónica de su vida ignorada. Aunque parecía resignada a ese papel, Eva Braun llevaba muy mal su alejamiento de la notoriedad que ella creía merecer por la posición que tenía junto al

[51] Anna Maria Sigmund, *Las mujeres de los nazis…*, *op. cit.*

Führer de Alemania. Para Eva, aquellos álbumes eran la crónica pública de su propia vida oculta. Eran, foto a foto, la prueba irrefutable de su existencia junto a Hitler. Incluso en el momento de su suicidio, a los treinta y tres años, junto a su amado Hitler en el búnker de la Cancillería, aquel 30 de abril de 1945, Eva dejó instrucciones precisas para la conservación de estos álbumes. La princesa Stephanie de Hohenlohe, una de las principales fuentes de información de Walter Langer y Henry Murray, director de la Clínica Psicológica de la Universidad de Harvard, para su informe sobre Hitler para la OSS, relata que un día el capitán Fritz Wiedemann, ayudante del Führer en la Cancillería, invitó a Eva a una fiesta que iba a celebrarse en el castillo de Leopoldskrone, cerca de Salzburgo. Ella respondió: «No puedo aceptar, capitán. Ya sabe usted que no soy una mujer casada». Eva Braun jamás hablaba de matrimonio a Hitler porque consideraba que este ya tenía bastantes problemas como para insinuarle esta opción.

Lo cierto es que Hitler tan solo salía de su apatía para hablar con Eva Braun, mientras ella le pedía repetidamente que le permitiese viajar al frente para cuidarle. «Me moriría si te ocurriera algo», le decía una vez tras otra, pero Hitler se negó, alegando que no podía permitirse un privilegio así cuando sus soldados llevaban incluso años separados de sus familias. Traudl Junge recuerda que Hitler llegó un día a confesarle: «No temo a la muerte. Será mi liberación; desde mi infancia me acompañan siempre dos camaradas: la miseria y la angustia»[52].

En la Nochebuena de 1944 Ilse Braun comentó haber tenido una pesadilla donde veía a su hermana Eva sobre una pira, sonriendo, pero rodeada de ratas. Luego un muro de fuego ocultaba la imagen. Así se lo contó a su hermana, quien destacó esta pesadilla en su diario[53]. El 9 de febrero de 1945 Eva celebró en su casa de Múnich la fiesta de su treinta y tres cumpleaños, que se convirtió al mismo tiempo en una especie de fiesta de despedida. A finales de marzo decidió reunirse con su amado Führer en Berlín. La Wilhelmplatz estaba en ruinas debido a un impacto directo. De la Cancillería no quedaba más que la fachada. El cuartel general de Hitler se había trasladado al Führerbunker, a dieciséis metros de profundidad bajo el jardín de

---

[52] Traudl Junge, *Until the Final Hour…*, *op. cit.*

[53] Eva Braun y Alan Bartlett, *The Diary of Eva Braun…*, *op. cit.*

la Cancillería. Aquellas paredes de hormigón de varios metros de espesor serían su última residencia. El 13 de abril Eva pidió al general Gerhard Engel, presente en el búnker, información sobre cómo quitarse la vida de un disparo. Según el mismo militar: «Aceptó [Eva Braun] su destino con toda tranquilidad. Pudo haberse salvado fácilmente, pero no quiso abandonar a Hitler. "Soy muy feliz de estar cerca de él [Hitler] precisamente ahora", me dijo y rechazó huir en un avión»[54]. Curiosamente, en sus últimos días de vida, escribe cartas a sus hermanas contándoles cuestiones intrascendentes como que su modista quiere cobrarle 30 *Reichsmarks* por una blusa, o que Blondie ha tenido cachorros. El 22 de abril escribe a Herta Ostermayr, su mejor amiga: «Lucharemos aquí hasta el final, pero temo que el fin se acerca, amenazador, cada vez más. No puedo describirte lo que sufro personalmente por el Führer. No puedo comprender cómo ha podido ocurrir esto, pero ya no creo en ningún dios».

Gretl Braun recibe las últimas órdenes de Eva: «Destruye toda mi correspondencia privada y sobre todo las cosas de negocios. [...] Destruye también un sobre dirigido al Führer que se encuentra en el búnker en la caja fuerte del Berghof. Las cartas del Führer y mis apuntes para la respuesta (cuaderno azul encuadernado en cuero) te ruego que las envuelvas en material impermeable y las entierres. ¡Por favor, no las destruyas!»[55]. Gerhard Boldt, ayudante del general Hans Krebs, describe a Eva Braun en los últimos días en el búnker: «27 de abril de 1945. Está [Eva Braun] sentada a la mesa de la antesala con Hitler y varios hombres de su entorno, y charla con vivacidad. Hitler escuchaba. Ella tenía las piernas cruzadas y miraba abiertamente a todos los que hablaban. Al primer vistazo me llamaron la atención especialmente su rostro ovalado y su cabello rubio y hermoso. Llevaba un vestido gris entallado, que dejaba advertir las líneas de una mujer muy bien formada, unos bonitos zapatos y un hermoso reloj de pulsera guarnecido de brillantes en la esbelta muñeca. Sin duda, era una mujer realmente hermosa. En todo caso, resultaba un tanto afectada y teatral en su forma de expresarse»[56].

---

[54] Gerhard Engel, *At the Heart of the Reich: The Secret Diary of Hitler's Army Adjutant*, Skyhorse, Nueva York, 2016.

[55] Anna Maria Sigmund, *Las mujeres de los nazis...*, *op. cit.*

[56] Gerhard Boldt, *Hitler: The Last Ten Days, An Eyewitness Account,* Penguin, Londres, 1973.

Al inicio de la tarde del 30 de abril, cuando la primera línea de vanguardia del ejército soviético se encuentra a tan solo quinientos metros del búnker de la Cancillería, Adolf Hitler y su esposa Eva Hitler se suicidan. Habían contraído matrimonio dos días antes con Goebbels y Bormann como testigos. Los cuerpos son llevados hasta el jardín, depositados en una fosa creada por una explosión y, tras ser rociados con gasolina, se les prende fuego. El 1 de mayo un locutor de Radio Hamburgo informa que Hitler y su esposa han muerto. «Nuestro Führer Adolf Hitler ha muerto combatiendo hasta su último aliento», asegura. Se puede decir que Eva Braun fue la única mujer con la que Hitler se comprometió, al menos, en las últimas horas de su vida.

Unas, las más impresionables, a causa de la intensa y eficaz propaganda desplegada por el régimen, que mitificó la figura de Hitler hasta convertirla en casi divina. Otras, por el deseo de volver a encomendarse a un líder fuerte. Y la mayoría, por puro interés, porque veían cómo la situación económica y social estaba mejorando y las políticas del Gobierno nazi las beneficiaban... Todas estas mujeres representaban a los mundos del dinero y el arte y a todas Hitler hizo sus aliadas. Sus camaradas de partido, al verle rodeado de mujeres tan elegantes durante el período muniqués, le bautizaron con el sobrenombre de «el rey de Múnich».

El misógino Adolf Hitler desatendió a todas las mujeres que pasaron por su vida y llegó a declarar al mundo: «Mi novia es Alemania». También llegó a escribir: «Lo peor que tiene el matrimonio es que crea derechos. Resulta más cómodo disponer de una amante. No hay cargas que soportar, y todo es como un hermoso regalo. Esto, desde luego, no es válido más que para los hombres excepcionales como yo»[57]. Los ideólogos del NSDAP, apoyados por la propaganda de Joseph Goebbels, diseñaron el ideal anacrónico del Führer y la mujer, creando un modelo de feminidad nazi: «Una criatura alegre, alta, trabajadora, rubia, nórdica, en medio de muchos descendientes, junto al fuego doméstico y escuchando la *Volksempfänger* [radio del pueblo]»[58].

A decir verdad, ningún otro régimen había sabido movilizar a las mujeres a tan gran escala. En 1939, de los 40 millones de mujeres

---

57 Ian Sayer y Douglas Botting, *Hitler and Women...*, *op. cit.*

58 Anna Maria Sigmund, *Las mujeres de los nazis...*, *op. cit.*

del Reich, 12 millones pertenecían a alguna asociación afiliada al Partido Nazi y llegaron a formar a más de 600.000 enfermeras. El Partido Nazi supo sacar provecho del fanatismo femenino y de su esperanza en un mundo mejor. El Tercer Reich buscó a su vez un papel para las mujeres que permitiese valorarlas al tiempo que servían a los objetivos marcados por el Führer. Para Hitler, el orden mundial y la política era cosa de hombres, y se aseguró de que las mujeres no pudieran compartir cargos en la dirección del partido. A lo sumo, podían ser «compañeras en la lucha. Pero solo en cargos de categorías inferiores». Aunque subordinada al hombre, a la mujer alemana se le atribuyó un papel fundamental en la sociedad: el de madre[59].

El nazismo valoró desde el principio el papel de la mujer como pilar del régimen. Según Hitler, «la mujer era la célula madre del Estado». Le daba el poder de ser garante de la raza aria y también de la sociedad nazi que se estaba gestando. Ellas eran necesarias para los planes de Hitler de establecer un Reich de los Mil Años. Para ellas, resultaba muy atractivo que se valorase y se diese importancia tanto a su papel de madres como lo que representaba la familia en la nueva Alemania. A partir de 1933, el régimen ofreció el llamado «préstamo marital» en forma de cheque regalo a las parejas jóvenes que quisieran formar una familia. Este podía llegar a 1000 marcos imperiales, lo que suponía el salario anual de cualquier trabajador de la época. La primera condición para dicho préstamo era que la pareja se sometiera a un exhaustivo examen médico. Este determinaba si estaban sanos o no, según los criterios nazis. Es decir, no padecer una enfermedad hereditaria o de transmisión sexual y ser fértiles. Querían madres sanas que tuvieran hijos sanos. La segunda condición para la obtención del préstamo era que las mujeres debían renunciar a sus respectivos trabajos. Los empleos que dejaban libres eran ocupados por hombres, y el resultado fue un espectacular descenso del paro[60]. Hitler, en su más profundo carácter misógino, estableció: «Las mujeres fuera de los trabajos y los hombres a ocupar dichos trabajos». Quería cuidar de las madres alemanas, indispensables para sus fines políticos.

---

[59] Paul Roland, *Nazi Women of the Third Reich: Serving the Swastika*, Arcturus Publishing, Londres, 2014.

[60] Cate Haste, *Nazi Women…*, *op. cit.*

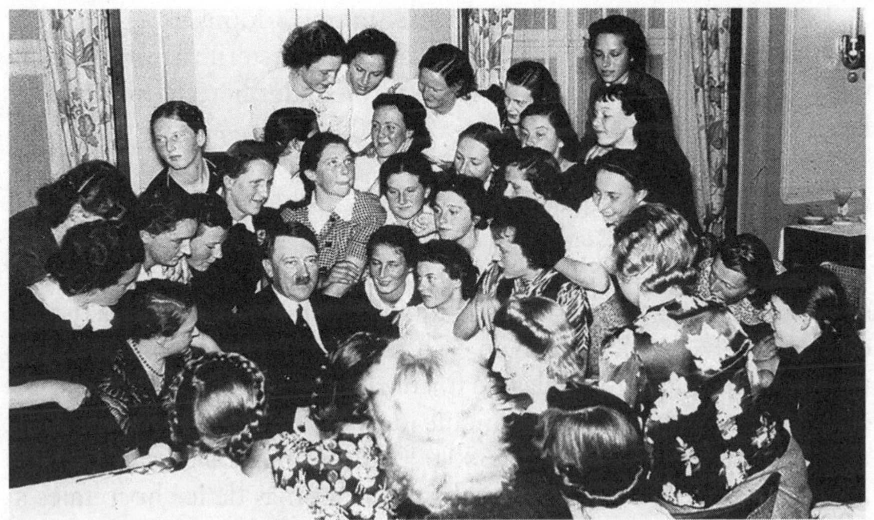

Hitler consiguió la entrega total a la causa nazi de millones de mujeres alemanas.

El Führer solía gritar en sus discursos ante los millones de mujeres que le escuchaban: «Madres, vuestras cunas son ejércitos dormidos», y así pretendía el régimen que fuera la mujer alemana: una incubadora de futuros soldados arios. Para eso, el Führer creó una distinción especial: la Cruz de Honor de la Madre Alemana. Dicha condecoración era de bronce si la madre tenía cuatro hijos, de plata por seis hijos y de oro por ocho hijos. En total, 5 millones de mujeres recibieron esta cruz y el régimen logró su objetivo. Los nacimientos aumentaron hasta un 25 % entre 1933 y 1939. Pero el régimen debía controlar también los nacimientos para poder poner en práctica su delirante idea de una nación pura, y su primer apoyo serían las matronas. El Estado las necesitaba para acercarse a las madres en la intimidad del hogar. En una época en la que las mujeres no iban al hospital a dar a luz, sino que lo hacían en casa, las matronas se convirtieron en personas de confianza muy importantes[61].

Incluyeron a las matronas en el sistema sanitario del Estado, donde desempeñaban una labor importante. Tenían que redactar informes de los nacimientos y denunciar los casos de niños con malformaciones. Recibían una prima por cada denuncia, así que cuando nacía un niño con alguna deformación lo comunicaban a los servicios sanitarios y pasaban a manos de médicos del partido.

---

[61] Paul Roland, *Nazi Women of the Third Reich…*, *op. cit.*

La medida más importante y violenta que adoptó el régimen en el marco de la política demográfica fue una esterilización masiva. Con la idea de erradicar todas las enfermedades hereditarias esterilizaron a unos 100.000 hombres y 200.000 mujeres.

A partir de 1939, también decidieron eliminar a la parte de la población que no se ajustara al ideal nazi. Hitler autorizó entonces una matanza a gran escala que llamó «Aktion T4», y que no era otra cosa que un programa de eutanasia para eliminar a todos los «indeseables» de la sociedad. Es decir, aquellos con discapacidades físicas o mentales. La participación en este programa era totalmente voluntaria y de las nuevas escuelas de formación salía un tipo diferente de enfermera, a la que le habían inculcado valores eugenésicos. El régimen llegó a formar a más de 600.000 enfermeras bajo estos principios. El *modus operandi* trasladaba a las víctimas de los hospitales a los campos de exterminio. Allí los asesinaban en la cámara de gas. A partir de 1941, hicieron lo mismo con los discapacitados de todos los hospitales psiquiátricos. Se estima que, con la colaboración de matronas y enfermeras, alrededor de 300.000 alemanes con discapacidades físicas o mentales fueron exterminados.

Un buen ejemplo de la misoginia de Hitler y de los altos mandos del Tercer Reich es lo que escribió el propio Joseph Goebbels en su diario, el 23 de marzo de 1932:

> El Führer ha desarrollado ideas completamente nuevas sobre la situación de la mujer. Son importantísimas para la próxima campaña electoral, porque precisamente en ese terreno nos atacaron en las primeras elecciones. La mujer es compañera sexual y de trabajo del hombre. Siempre lo ha sido y siempre lo será. Ha de serlo también en las actuales condiciones económicas. Antes en el campo, ahora en la oficina. ¡El hombre es el organizador de la vida, la mujer su ayuda y su órgano de ejecución! Estas concepciones son modernas, y nos elevan más alto que una torre sobre el resentimiento de los del partido popular alemán[62].

Tras ganar las elecciones, nuevamente Goebbels anuncia: «No porque despreciemos a las mujeres, sino porque las apreciamos por encima de todas las medidas, es por lo que las hemos mantenido apartadas de las intrigas parlamentario-democráticas que dominan

[62] Joseph Goebbels, *The Goebbels Diaries…*, *op. cit.*

la política alemana». En 1933, es Hitler quien, en un discurso ante los miembros del NSDAP, asegura: «La mujer tiene la obligación de ser hermosa y traer hijos al mundo. Esto no es tan crudo y antimoderno como parece. El ave se acicala para el macho e incuba para él los huevos. A cambio, el macho se encarga de traer alimento. El resto del tiempo lo pasa en guardia, para rechazar al enemigo»[63]. Después de 1933 las mujeres conservaron su derecho de voto, algo verdaderamente inútil en una dictadura nazi. A cambio, los nazis comenzaron a desalojar a las mujeres hasta hacerlas casi invisibles de todos los estamentos de la vida pública alemana. Finalmente, el 25 de abril de 1933, Hitler ordenó la promulgación de la llamada «ley contra la congestión en escuelas y universidades», que no era otra cosa que decretar cuotas de matrículas para judíos y mujeres. Un 1,5 % para los primeros y un 10 % para las segundas.

Esta política misógina nazi no nació mediante decretos ni leyes, ni nada por el estilo, sino mediante eslóganes como «La mujer, guardiana de la raza, la virtud doméstica y las costumbres», que realmente enmascaraban las metas nazis de reducir el desempleo, enviando a las mujeres a casa y cambiándolas en sus puestos por hombres. El «ABC del nacionalsocialismo», un panfleto publicado en 1936, explicaba la imagen ideal de la mujer alemana:

> Queremos volver a tener mujeres, no juguetes adornados con baratijas. La mujer alemana es como el buen vino. Cuando ama, la tierra florece. La mujer alemana es la luz del sol en el hogar patrio. Debe seguir siendo venerable, no al placer y a diversión de razas ajenas. El pueblo debe mantenerse puro y limpio, ese es el objetivo superior del Führer[64].

Pero lo cierto es que mientras Hitler pronunciaba en sus discursos frases misóginas como: «Mala cosa cuando una mujer empieza a pensar en las cuestiones de la existencia», al mismo tiempo fomentaba las carreras de mujeres dentro del Tercer Reich como la arquitecta Gerdy Troost; la cineasta Leni Riefenstahl; las pilotos de pruebas Hanna Reitsch, Beate Uhse o Melitta Schiller; la guionista, escritora y actriz Thea von Harbou; la historiadora Sigrid Hunke; o

---

[63] Claudia Koonz, *Mothers in the Fatherland: Women, the Family, and Nazi Politics*, St. Martin's Press, Nueva York, 1987.

[64] *Ibidem.*

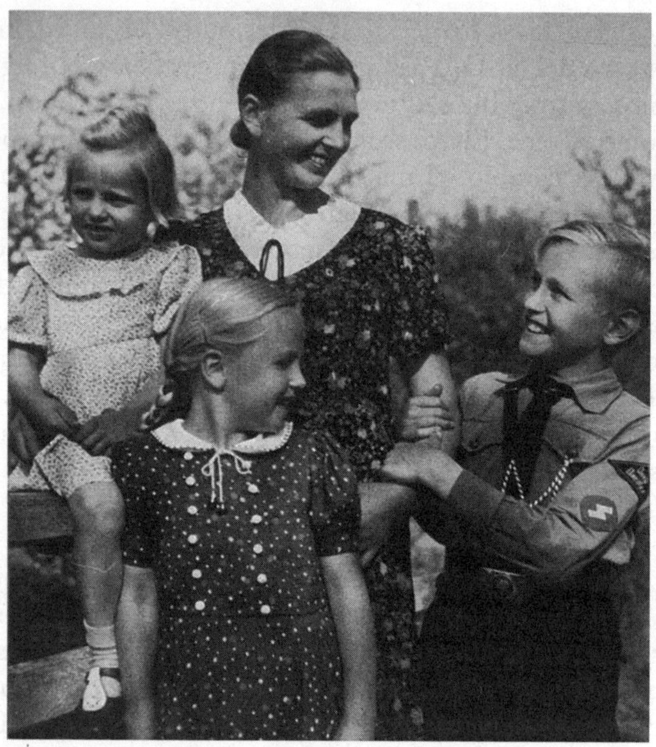

Fotografía de propaganda nazi: una madre, sus hijas y su hijo, con el uniforme de las Juventudes Hitlerianas, posan para la revista *SS-Leitheft* de febrero de 1943.

la pianista Elly Ney. Los nacionalsocialistas se jactaban de haber resuelto el papel que la mujer debería jugar en el Reich de los Mil Años, porque estaban convencidos de conocer las inquietudes y necesidades de las mujeres alemanas.

Albert Speer, entonces ministro de Armamento, describía la situación tras el fin de la Segunda Guerra Mundial:

> En 1941, Hitler habría podido tener sin dificultades un ejército con el doble de equipamiento. Solo con haber aplicado las mismas normas para el trabajo femenino válidas en Inglaterra y Estados Unidos, se habrían aportado a la industria armamentística alrededor de cinco millones de mujeres; y con tres millones de soldados, Hitler habría podido poner en pie a muchas más divisiones[65].

---

[65] Albert Speer, *Spandau: The Secret Diaries*, MacMillan Publishers, Nueva York, 1976.

Lo cierto es que, a pesar de las misóginas leyes aprobadas por Adolf Hitler y defendidas por hombres como Joseph Goebbels, Heinrich Himmler, Hermann Göring o Martin Bormann, el Tercer Reich consiguió enrolar a todas las mujeres en su empresa asesina. Hasta las quc no tenían funciones oficiales en el aparato del Estado, como las esposas de los miembros de las SS, la élite del régimen. Estas debían ayudar a sus maridos a convertirse en auténticas máquinas de matar. Fueron cuidadosamente seleccionadas. Para poder casarse, algunas parejas tuvieron que presentar hasta ciento cincuenta documentos que demostrasen su ascendencia aria durante cuatro generaciones. Se estima que unas 240.000 cumplieron con los requisitos exigidos. Disfrutaban de un estatus muy privilegiado en esa élite nazi. Pero una cosa era el perfecto retrato que Hitler y los nazis querían crear de la ideal mujer alemana y otra muy distinta la imagen que el propio Führer tenía de las mujeres que pertenecieron a su círculo más íntimo, como las esposas de sus más estrechos colaboradores, sus propias secretarias, sus diversas amantes o la propia Eva Braun.

5
El parafílico

Desde que Adolf Hitler se suicidara en el búnker de la Cancillería, los enemigos de la Alemania nazi buscaron humillar la figura del hombre que había sembrado el terror en toda Europa. Entre ficción y realidad sus aparatos propagandísticos se unieron en un discurso que hablaba de un líder nazi homosexual, impotente, masoquista o pederasta. Para demostrar cuáles de las muchas afirmaciones que se hicieron en torno a Hitler, expertos e investigadores de todos los campos llevan décadas estudiando archivos que hacen referencia a su nombre. Sus problemas de salud, sus inseguridades, incestos, complejos sexuales, fetichismo y adicción a las drogas influyeron en sus comportamientos y se convirtieron en materia de estudio para los expertos en la figura de Adolf Hitler.

Las parafilias consisten en la presencia de conductas o fantasías sexuales de tipo excitatorio frecuentes e intensas que implican objetos inanimados, niños o adultos que no consienten, o el sufrimiento o la humillación de la propia persona o de la pareja[1]. Según la Asociación Americana de Psiquiatría, existen hasta ocho parafilias registradas: fetichismo, travestismo fetichista, exhibicionismo, voyerismo, pedofilia, sadomasoquismo, trastornos múltiples u otras formas clínicas. Los trastornos parafílicos son fantasías recurrentes e intensas de excitación sexual, pulsiones o comportamientos sexuales angustiosos o incapacitantes y que involucran objetos ina-

---

[1] George R. Brown, *Introducción a las parafilias y a los trastornos parafílicos*, East Tennessee State University, Johnson City, Tennessee, 2023.

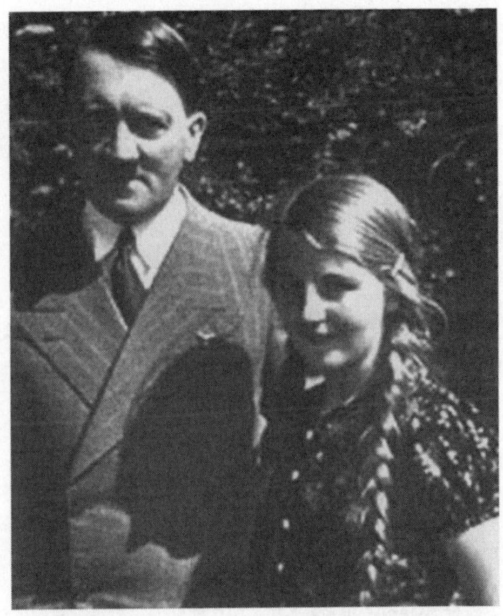
Adolf Hitler y la adolescente Maria «Mitzi» Reiter.

nimados, niños o adultos sin consentimiento, o el sufrimiento o la humillación de la persona o una pareja con probabilidad de causar daño, y al parecer el líder alemán sufría alguna de ellas.

En 1926, Hitler, que entonces tenía treinta y siete años, se enamoró de Maria Reiter, una dependienta de dieciséis años, después de que se conocieron en la ciudad turística bávara de Berchtesgaden. En una entrevista de 1959 con la revista *Stern*, Reiter afirmó que Hitler «le dijo que quería que ella fuera su esposa, que fundara una familia con ella y que tuviera hijos rubios, pero en ese momento no tenía tiempo para pensar en esas cosas». Reiter y Hitler desarrollaron una amistad. Más tarde, Hitler rompió con ella, después de lo cual Reiter intentó suicidarse en 1928. Después de un matrimonio fallido, Reiter viajó a Múnich para ver a Hitler en 1931, durante el cual afirmó: «Dejé que todo sucediera. Nunca había sido tan feliz como lo fui aquella noche».

Cabe señalar que no hay una evidencia histórica clara de que Hitler hubiera tenido relaciones sexuales con Raubal, Reiter o Braun cuando estas eran aún adolescentes. Además, la «pedofilia» se utiliza normalmente para describir la atracción sexual hacia niños o niñas prepúberes, algo que ninguna de las tres niñas habría sido cuando conocieron a Hitler. Según el diccionario de la Real Academia de la Lengua Española (RAE), la pedofilia es la «atracción erótica o sexual que una persona adulta tiene hacia niños». En declaraciones a la revista *Newsweek*, Paul Lerner, profesor de Historia Alemana en la Universidad del Sur de California, argumentó que la atracción de Hitler por las mujeres jóvenes no fue clave para entender su política, aunque sí su personalidad: «Cabe destacar que el supuesto interés sexual de Hitler por las mujeres jóvenes (respaldado por algunas pruebas) no nos dice mucho sobre la historia del nazismo o el

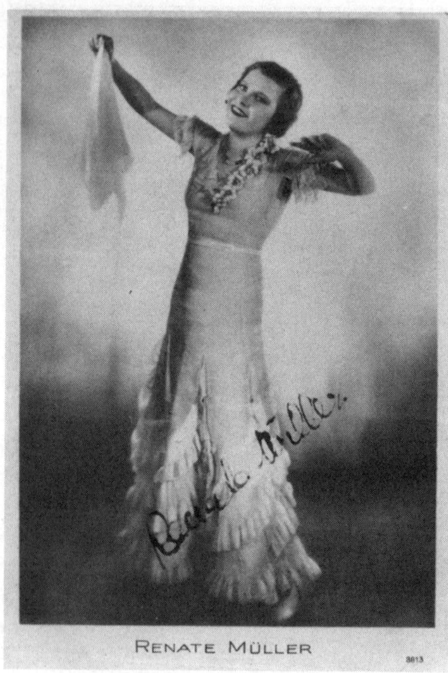

La actriz Renate Müller contó a un amigo cómo tuvo que patear a Hitler para que este se excitase sexualmente.

fascismo, que, creo, es donde deberíamos poner nuestras energías como historiadores»[2].

Hay, en cambio, algunas pruebas de que Hitler pudo haber sido un masoquista que obtenía placer sexual al ser herido o humillado por mujeres. En la década de 1930 Hitler inició una relación con Renate Müller, una actriz de cine alemana, después de ser presentados por el director Alfred Zeisler. Según la serie documental del año 2021 titulada *La vida sexual secreta de Hitler*, Müller le confió más tarde a su amigo Zeisler que Hitler «le había ordenado que lo pateara mientras yacía en el suelo, lo que provocó que el futuro dictador se excitara visiblemente».

El informe redactado en 1943 por el psicoanalista Walter Langer para la Oficina de Servicios Estratégicos de Estados Unidos concluyó que Hitler era un «coprófilo impotente» al que le gustaba que le orinaran y defecasen encima durante la actividad sexual. La fuente de esta información no era otro que Otto Strasser, uno de los primeros nazis y oponente político de Hitler, quien afirmó que este obligó a Raubal a realizar estos actos con él, aunque esto nunca pudo ser probado. Langer escribió entonces en su informe secreto:

> En la mayoría de los pacientes que sufren esta perversión, las fuerzas inconscientes solo quedan fuera de control hasta este grado cuando se establece una relación amorosa bastante poderosa y la sexualidad tiene exigencias decisivas. En otras relaciones en las que el componente amoroso es menos fuerte, el individuo se contenta con actividades menos degradantes. Esto surge claramente en el caso de Rene Mueller, que le confió a su director, Zeisler, que

[2] James Bickerton, «Was Adolf Hitler a Pedophile? Breaking Down the Nazi Leader's Perversions», *Newsweek*, 24 de enero de 2023.

> le había preguntado qué le ocurría después de haber pasado una noche en la Cancillería, «que la noche anterior había estado con Hitler y que estaba segura de que este le haría el amor; que ambos se desnudaron y aparentemente se disponían a ir a la cama cuando Hitler se tiró al suelo y le pidió que lo pateara». Ella se resistió, pero él le suplicó y se acusó de indigno, acumuló todo tipo de insultos sobre sí mismo y se arrastró de manera desfalleciente[3].

Para la actriz, aquella escena llegó a ser intolerable, pero, según el relato de Zeisler, ella accedió a sus deseos y comenzó a patearlo. «Esto lo excitó en alto grado mientras le suplicaba más y más, diciendo que merecía mucho más y que no era digno de estar en la misma habitación que ella. Mientras ella seguía pateándolo, él se excitaba cada vez más», reveló el director de cine a Langer[4].

En una entrevista con la revista *Newsweek*, Helga Thorson, profesora asociada de Historia en la Universidad de Victoria (Canadá) y experta en la figura de Hitler, explicó: «La ideología y la propaganda del Partido Nazi intentaron proyectar y desviar sus propios comportamientos sexuales o de otro tipo hacia otros grupos opositores, generalmente hacia algunos de sus miembros, como comunistas, socialdemócratas o contra la población judía en general»[5]. Además, la propaganda nazi buscaba, por un lado, retratar a un Hitler como una deidad, como un gran servidor desinteresado y comprometido con el pueblo alemán, minimizando notablemente, por otro, cualquier referencia a su vida personal o sexual, sus compulsiones, impulsos o deseos.

Ernst —Putzi— Hanfstaengl, Otto Strasser y Hermann Rauschning, que conocieron a Adolf Hitler en sus primeros años, señalaron que cuando el Führer se sentía atraído por alguna jovencita adolescente, solía cortejarla de forma humillante, llegando incluso a ser desagradable. «[Hitler] solía decirme que era indigno para besarme la mano o de sentarse junto a mí, o que esperaba que fuera buena con él y cosas semejantes», relató Maria Reiter[6].

---

[3] Walter C. Langer, *The Mind of Adolf Hitler…*, *op. cit.*

[4] Entrevista realizada por Walter C. Langer al director de cine Alfred Zeisler, en Hollywood, California, el 24 de junio de 1943.

[5] James Bickerton, «Was Adolf Hitler a Pedophile? Breaking Down the Nazi Leader's Perversions»…, *op. cit.*

[6] Ian Sayer y Douglas Botting, *Hitler and Women…*, *op. cit.*

Según Langer, Hitler sufría una lucha constante contra la degradación sexual cada vez que entraba en juego una relación con claros componentes afectivos. «Ahora queda claro que la única forma mediante la que Hitler podía controlar estas tendencias coprófagas o sus manifestaciones más benignas era apartarse de toda relación íntima en la que podían afirmarse sentimientos cálidos de afecto o amor. [...] Estas tendencias le disgustan a él tanto como a nosotros, pero en estas circunstancias escapan a su control y se desprecia y condena por su debilidad», escriben Henry Murray, de la Harvard Psychological Clinic; Ernst Kris, de la The New School for Social Research; Betrand Lewin de la Nueva York Psychoanalytic Society & Institute; y el propio Walter Langer.

En el llamado *Informe Hitler*, redactado para Stalin por agentes del NKVD soviético basándose en los interrogatorios a Otto Günsche, ayudante personal de Hitler, y a Heinz Linge, su ayuda de cámara, se explica:

> Hitler desempeñaba un papel absolutamente pasivo en su relación con las mujeres. Su comportamiento era masoquista en extremo, en tanto obtenía placer sexual de los castigos infligidos a su propio cuerpo. Existen razones para suponer que durante sus primeros años, en lugar de identificarse con su padre, como la mayoría de los hijos varones, se identificó con su madre. Quizás esto fue lo más fácil para él que para la mayor parte de los niños, porque, como hemos visto, existe un gran componente femenino en su estructura física. Su madre [Klara Pölzl Hitler] debe haber sido una persona extremadamente masoquista, si no jamás hubiera llevado a cabo un matrimonio ni hubiera soportado el brutal tratamiento que le prodigaba su marido [Alois Hitler]. Una identificación emocional con su madre le conduciría, entonces, en dirección a una forma de ajuste pasivo, sentimental, humillante y sumiso[7].

Su madre, Klara Pölzl, era un tipo de mujer muy decente y conservadora, pero de la que Hitler jamás habló públicamente. Klara era un ama de casa católica devota centrada en su hogar y en la crianza de sus hijos. Incluso soportó de forma silenciosa su enfermedad, el cáncer, con resignación. También sufrió de forma silenciosa

---

[7] Henrik Eberle y Matthias Uhl, *The Hitler Book...*, *op. cit.*

las vejaciones a las que le sometió su esposo, Alois. Lo que sí es conocido es que la unión de Klara con su hijo Adolf era muy estrecha, tal vez en parte por la pérdida de tres hijos antes del nacimiento del futuro líder alemán. El resultado fue que cumplió con todos los caprichos de su débil hijo, al que llegó a malcriar y a sobreproteger del maltrato de su marido. El resultado fue un fuerte vínculo libidinoso entre madre e hijo[8].

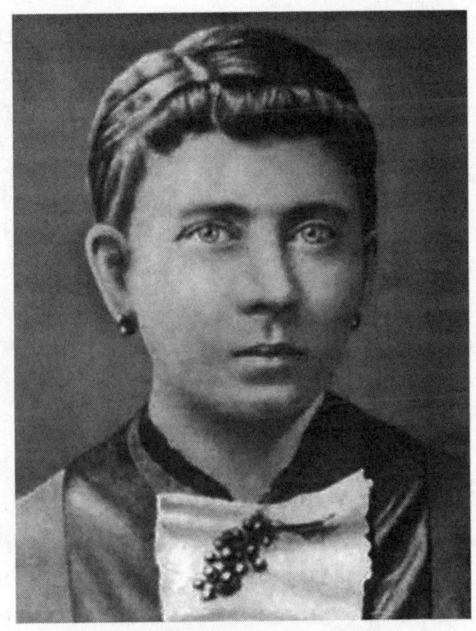

Klara Hitler sobreprotegía a su pequeño hijo Adolf.

Walter Langer, en su estudio sobre la mente de Adolf Hitler, escribe:

> Es casi seguro que durante esa época Adolf padeciera rabietas, aunque no de naturaleza grave. Su propósito inmediato consistía en lograr lo que quería de su madre e indudablemente alcanzar sus fines. Las rabietas eran una técnica mediante la que podía dominarla toda vez que quería, ya fuese por temor de su madre a perder su amor o por miedo a que si continuaba llegase a ser igual que su padre. [...]
>
> A medida que él crecía y se fortalecía el apego libidinoso con su madre, indudablemente aumentaron tanto el resentimiento como el temor. Probablemente, en esta relación, fueron muy importantes las sensaciones sexuales y las fantasías de naturaleza infantil. Este es el complejo de Edipo mencionado por los psicólogos y psiquiatras que han escrito sobre la personalidad de Adolf Hitler. La enorme cantidad de cariño prodigada por su madre y el carácter indeseable de su padre contribuyeron a desarrollar este complejo en alto grado. Cuanto más odiaba a su padre, más dependiente se volvía el cariño y el amor de su madre, y, cuanto más amaba a su madre, más temeroso se volvía de la venganza de su padre en el caso de que descubriese su secreto[9].

[8] Ron Rosenbaum, *Explaining Hitler...*, *op. cit.*

[9] Walter C. Langer, *The Mind of Adolf Hitler...*, *op. cit.*

Otro factor importante en su forma de pensar hacia las mujeres fue cuando accidentalmente descubrió a sus padres realizando el acto sexual. Al parecer, sus sentimientos se vieron mezclados. Se indignó con su padre por lo que consideró un brutal ataque a la intimidad de su madre. Y se indignó con su madre por haberse plegado a los deseos libidinosos de su padre. El hecho de haber sido espectador de esta escena tuvo muchas repercusiones en el futuro de las relaciones de Adolf Hitler con el sexo femenino. A decir verdad, perdió su respeto por las mujeres. Su amigo de entonces de la época vienesa, Reinhold Hanisch, explicaba: «[Hitler] tenía ideas muy austeras sobre las relaciones de los hombres y mujeres. Sostenía que solo con desearlo los hombres podían adoptar un modo de vida estrictamente moral. A menudo decía que si un hombre iba por mal camino era por culpa de una mujer y solía aleccionarnos sobre esto, diciendo que cualquier mujer podía ser poseída. En pocas palabras, consideraba a las mujeres como seductoras responsables de las caídas de los hombres y las condenaba por su deslealtad»[10].

Se sabe que Hitler no volvió a entregarse a una mujer, a excepción de su sobrina Geli Raubal. Fuera de esta excepción, Hitler vivió su vida sin amor y trató a las mujeres como simples herramientas para llevar a cabo sus parafilias.

Probablemente, el desarrollo de su vida sexual, según los autores Ian Sayer y Douglas Botting en su obra *Hitler and Women. The Love Life of Adolf Hitler*, y Guido Knopp, en *Hitler's Women*, se encontraba íntimamente entrelazado con la madre, Klara, y la falta de frustraciones del pequeño Adolf. Al no estar acostumbrado a estas, Hitler estaba muy mal preparado para enfrentarse a malas experiencias en cualquier tipo de relaciones íntimas con una pareja y tal vez estas frustraciones las superase mediante la práctica de diversas parafilias con sus parejas. Ya en el Hitler adulto, la frecuencia del uso de metáforas en sus discursos mezcladas con palabras como excrementos, suciedad, mal olor y un largo etcétera evidencia el tipo de relaciones sexuales que practicará en su vida privada. El psicoanalista Walter Langer, en su trabajo para la OSS, destaca varios ejemplos de ello:

---

[10] Ian Sayer y Douglas Botting, *Hitler and Women…*, *op. cit.*

«No comprendéis: estamos pasando un imán sobre un estercolero (el pueblo alemán) y ahora veremos cuánto hierro había en el estercolero y se ha adherido al imán».

«Cuando él (judío) mueve los tesoros en su mano, estos se transforman en excrementos y basura».

«La caridad es en verdad comparable, a veces, al abono que se esparce en el campo, no por amor a este último, sino como previsión del propio beneficio posterior».

«Arrojado a la suciedad y la mugre de las más bajas profundidades. Después el olor de los que llevan caftán (homosexuales) me hizo sentir enfermo. A esto se sumaban sus ropas mugrientas y su aspecto no demasiado heroico».

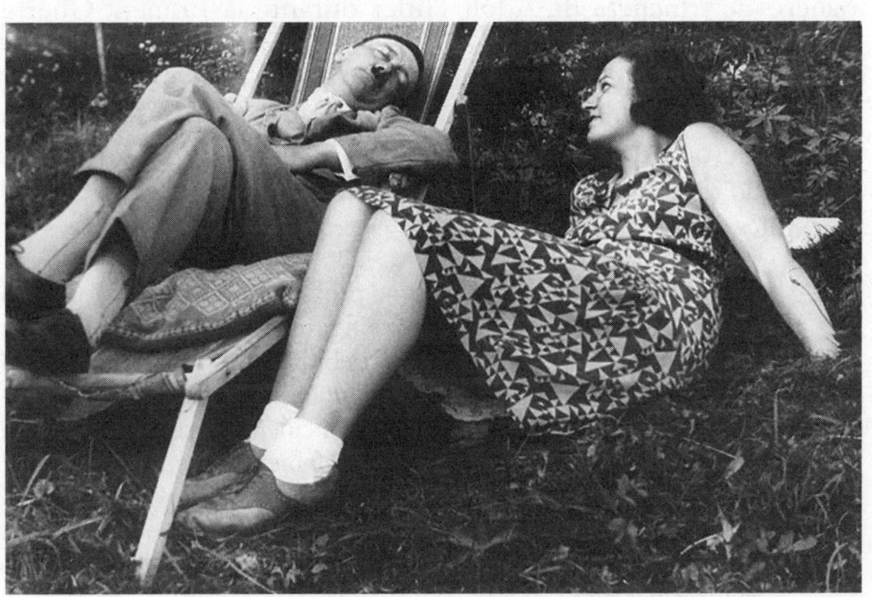

Adolf Hitler y su sobrina adolescente Geli Raubal.

Ernst Hanfstaengl recuerda que un día enseñó una carta que le había escrito Adolf Hitler de puño y letra al gran psiquiatra y psicoanalista suizo Carl Gustav Jung. Este exclamó al verla: «Se trata de una letra de una mano típicamente femenina»[11]. Pero también fue el mismo quien, en 1933, en una entrevista en la radio en Berlín aseguraba: «Como Hitler decía hace poco, el jefe [Führer] debe ser capaz de estar solo y de tener el valor de seguir su propio camino

[11] Peter Conradi, *Hitler's Piano Player…*, *op. cit.*

[…] El jefe [Führer] es portavoz y la encarnación del alma nacional. Es la punta de lanza de la falange de todo el pueblo en marcha. La necesidad de las masas siempre exige un jefe [Führer], sea cual fuere la forma de Estado»[12].

Según el estudio de la Oficina de Servicios Estratégicos, Hitler dio importantes muestras de ese lado «femenino» que destacaba Jung en su letra. «Muchos camaradas de regimiento informaban que durante los cuatro años que [Hitler] prestó servicio no solamente fue en exceso sumiso con todos los oficiales, sino que con frecuencia se ofrecía voluntario para lavar y cuidar sus ropas como si fuera una criada», explicaba Ernst Hess, de origen judío y compañero de trinchera de Adolf Hitler durante la Primera Guerra Mundial. Condecorado con la Cruz de Hierro y la Orden del Mérito Militar de Baviera, Ernst Moritz Hess comenzó como oficial en el mismo batallón de infantería de Hitler y en el otoño de 1914 ambos fueron desplegados en el frente de Flandes donde Hess sería herido de gravedad[13]. El estudio redactado por Walter Langer lo explica así:

> Con certeza esto indicaría una profunda tendencia a asumir el rol femenino en presencia de una figura masculina, toda vez que ello fuera factible y pudiera ser debidamente racionalizado. Su sentimentalismo extremo, su emocionalidad, su ocasional blandura y su llanto, aun después de ser canciller, pueden considerarse como manifestaciones de un modelo femenino fundamental que, indudablemente, se originó en su relación con su madre. Su persistente temor al cáncer, que es la enfermedad de la que murió su madre, también puede considerarse como expresión de su temprana identificación con ella.

---

[12] Elisabeth Roudinesco, *Freud, in His Time and Ours*, Harvard University Press, Cambridge, Massachusetts, 2016.

[13] El antiguo camarada de origen judío y exjuez pidió a Hitler un salvoconducto para él y su familia, pero Hitler se lo negó. En 1940 el líder nazi autorizaría una protección especial firmada por Himmler. Un año después, Hess fue citado a la oficina de «arianización» de Múnich. Hess fue deportado al campo de concentración de Milbertshofen-Am Hart, cerca de Múnich. Estar casado con una mujer alemana de credo protestante supuso su salvación. Su hermana Bertha no fue tan afortunada. Murió en Auschwitz a pesar de que trató de explicar que el Führer protegía a su familia. Ernst Moritz Hess murió en Frankfurt en 1983, a los noventa y tres años.

Desde que era niño Adolf se había refugiado en su madre, cuya relación ha dado mucho de qué hablar. Ernst Hanfstaengl, antiguo amigo de Hitler, afirmó que «uno de sus mejores recuerdos era dormir a solas con su madre». Así, el joven austriaco creció solitario y marginado, siempre cerca de la indulgente Klara. Mostraba muy poco interés en las chicas: no tuvo romances tempranos y ni siquiera relaciones amistosas con el sexo opuesto[14]. El 21 de diciembre de 1907 su madre muere de cáncer a los cuarenta y siete años, y el adolescente huérfano Adolf, de diecisiete años, decide abandonar el hogar familiar y salir al mundo. Su paso por Viena es difícil de documentar ya que la mayor parte del tiempo se dedica a pasear por los parques sin oficio ni beneficio, además de dormir en refugios para vagabundos o en «dormitorios para hombres».

Con veinticinco años se alistó para luchar en la Primera Guerra Mundial; algunas fuentes revelan que de ahí proviene su extraño comportamiento hacia los hombres y sus anomalías anatómicas. Según su amigo Ernst Hanfstaengl, «Hitler fue objeto de burlas de carácter sexual. Los camaradas que le habían visto en las duchas habían notado que sus genitales estaban anormalmente infradesarrollados»[15]. «¿Es posible que esa deformidad tenga algo que ver con la brutalidad del régimen de Hitler? Hitler compensaba la inseguridad que le causaban sus genitales con alardes de fuerza bruta e implacable dominación, y con su afán por conquistar el mundo», explicaba el psicoanalista Henry Murray, quien trabajó junto a Langer en el estudio sobre el líder alemán durante la guerra. Hoy se sabe que Hitler sufría de hipospadias, un defecto de nacimiento por el cual la apertura de la uretra se encuentra en la parte inferior del pene en lugar de la punta. Por lo tanto, este pequeño orificio hacía que el joven goteara cada vez que orinaba, mojándose los pantalones. Asimismo, se ha apuntado también que los testimonios que aseguran que solo tenía un testículo provienen de los soviéticos, quienes siempre intentaron ridiculizar la figura del Führer para mostrarlo como un «deforme sexual». No obstante, los informes de la prisión de Landsberg, en la que estuvo encar-

---

[14] Thomas Childers, *Reevaluating the Third Reich*, Holmes & Meier Publishers Inc., Nueva York, 1993.

[15] Peter Conradi, *Hitler's Piano Player...*, *op. cit.*

celado Hitler tras el fallido golpe de Estado de 1923, parecen señalar que es cierto que el futuro canciller de Alemania tenía tan solo un testículo[16].

De todos modos, no solo los soviéticos utilizaron este defecto como forma de propaganda contra los nazis. También los británicos se dedicaron a denigrar la figura de Hitler y de las tropas nazis, con una famosa melodía titulada «Hitler solo tiene un huevo» (*Hitler Has Only Got One Ball*) compuesta por el teniente F. J. Ricketts como compositor de la melodía original y de Toby O'Brien, un publicista que trabajaba para el British Council, como autor de la letra. La tonada reflejaba el entusiasmo con el que se adoptó por primera vez como una canción de marcha del ejército británico y después como una canción popular de desafío contra el régimen de la Alemania nazi en las otras ramas de las fuerzas armadas británicas, y entre los civiles británicos, desde 1940 hasta el final de la guerra. Incluso se sabe que llegó a haber una traducción al alemán que cantaban los opositores al régimen nazi. La letra decía así:

Tierra de agua y jabón,
Hitler se está bañando.
Churchill está mirando por el ojo de la cerradura,
se ríe alegremente.

Hitler solo tiene un huevo,
Göring tiene dos pero muy pequeños,
Himmler es bastante similar,
pero el pobre Goebbels no tiene huevos en absoluto.

Göring solo tiene un huevo,
los de Hitler [son] tan pequeños,
Himmler es muy similar,
y Goebbels no tiene huevos en absoluto.

Hitler solo tiene un huevo,
el otro está en el Albert Hall.
Su madre, esa sucia cabrona,
cortó el otro, cuando era pequeño.

---

[16] V. K. Vinogradov; J. F. Pogonyi y N.V. Teptzov, *Hitler's Death, Russia's Last Great Secret from the Files of the KGB*, Chaucer Press, Londres, 2005.

Lo tiró al manzano,
cayó en el mar azul y profundo,
los peces sacaron sus platos
Y comieron vieiras y cojones para el té.

El historiador alemán Peter Fleischmann, director de los archivos estatales de Núremberg, publicó un libro en 2019 titulado *Hitler como prisionero en Landsberg am Lech 1923/24. Archivo personal de prisioneros de Hitler junto con otras fuentes de la custodia protectora, el centro de detención preventiva y la prisión fortaleza de Landsberg am Lech.* En su obra, Fleischmann afirma, sobre la base de la evidencia de un examen médico forzoso al que se tuvo que someterse Hitler en 1923 en la prisión, que sufría de «criptorquidia del lado derecho», es decir, que solo uno de sus testículos había descendido al escroto. El libro también sugería que Adolf Hitler sufría microfalosomía (micropene) provocada por niveles bajos de testosterona durante la gestación[17]. Estas pruebas se unen a los documentos de la autopsia realizada al cuerpo de Hitler por parte de patólogos forenses soviéticos, justo después de encontrar su cadáver el 5 de mayo de 1945. El informe forense de los rusos constató que al cuerpo le faltaba un testículo: «Hallazgos de la autopsia, realizada por los patólogos del Ejército Rojo en el cuerpo de Hitler: el testículo izquierdo no pudo ser hallado ni en el escroto, ni en el cordón espermático dentro del canal de la ingle, o en la pelvis pequeña»[18].

Si su desinterés por el sexo se debía a los problemas físicos (hipospadias, criptorquidia o microfalosomía) o fruto de la endogamia de sus padres, se desconoce. De alguna manera, debieron influir. Ya en la década de los treinta, Hitler comenzó a interesarse por un perfil de mujer que recordaba más a una figura materna que a una compañera sexual. Eran mayores y el estrecho lazo que creaban llegó a escandalizar a algunos de sus seguidores más fieles, quienes dieron rienda suelta a todo tipo de rumores.

[17] Laura Geggel, «The Science Behind Hitler's Possible Micropenis», *Live Science*, 23 de febrero de 2016.

[18] Esta obra ha sido tan solo publicada en lengua alemana bajo el título *Hitler als Häftling in Landsberg am Lech 1923/24: Der Gefangenen-Personalakt Hitler nebst weiteren Quellen aus der Schutzhaft-, Untersuchungshaft- und Festungshaftanstalt Landsberg am Lech*, editada por Verlag Ph. C. W. Schmidt, en el año 2019.

El informe de Walter Langer para la OSS también concluía que Hitler amaba la pornografía y el sexo masoquista, y en particular que tenía «claras tendencias coprofágicas o sus manifestaciones más leves» en sus relaciones heterosexuales, y de manera masoquista obtenía «gratificación sexual del acto de hacer que una mujer orine o defeque sobre él».

> Una de las aficiones de Hitler cuidadosamente oculta al público es su amor por la pornografía. Se impacienta esperando que aparezca el siguiente número de *Der Stürmer*, y cuando llega, lo hojea ávidamente. Parece obtener gran placer de los cuentos verdes y de los dibujos que ofrece esta publicación. Hitler llegó a decir a Hermann Rauschning que *Der Stürmer* era una forma de pornografía permitida por el Tercer Reich. Además, Hitler posee una gran colección de desnudos y, según Ernst Hanfstaengl y otros, también goza viendo películas obscenas en su teatro privado, algunas de ellas realizadas por Heinrich Hoffmann para él[19].

Robert M. Kaplan, profesor de Psiquiatría Forense que participó en la serie documental de cuatro capítulos *Hitler's Secret Sex Life*, dirigida por Brendan Dahill, expresa que «de ser ciertos esos rumores, habrían encajado perfectamente con algunas de las prácticas básicas del sadomasoquismo, que consisten en ser humillado por los fluidos físicos más desagradables. Por dentro era masoquista y, de cara a la galería, sádico». Cuando dio comienzo la Segunda Guerra Mundial toda la propaganda que se vertía sobre el Führer se intensificó, principalmente en Gran Bretaña y Estados Unidos. Adolf Hitler era, según la prensa alemana, un líder valiente, intimidante y que trabajaba sin cesar. Era todo un ejemplo para la raza aria germana. Cuando le preguntaban por qué se empeñaba en estar soltero, y se rumoreaba que era homosexual, él contestaba que «su única novia era la madre patria»[20].

Realmente, Hitler temía que la población alemana conociera su delicado estado de salud. A medida que la guerra avanzaba, Hitler envejecía y el párkinson se hacía cada vez más evidente. «Babeaba, no podía dejar de mover los brazos. Empezaban a notársele los sín-

---

[19] Walter C. Langer, *The Mind of Adolf Hitler...*, *op. cit.*

[20] Ron Rosenbaum, *Explaining Hitler...*, *op. cit.*

tomas de la enfermedad», explica Kaplan en la serie documental. En plena época de victorias de la Wehrmacht, y para evitar mostrarse débil ante el pueblo que le veneraba, exigía a su médico personal, Theodor Morell, que le facilitase vitaminas y todo tipo de drogas. La cocaína se convirtió en uno de los placeres del líder alemán, además de otras sustancias depresoras. En resumen, Hitler se convirtió en un adicto, lo cual redujo enormemente su libido sexual. El historiador Alan Bullock esboza en su obra sobre el dictador alemán un perfil más íntimo llegando a hablar de su sexualidad, y afirma que «el Führer se sentía en su elemento en compañía de mujeres, aunque probablemente era sifilítico e impotente»[21]. Pero no le basta con eso. El británico habla también de sus fobias y filias, en las que incluye su atracción por las jovencitas, por las prácticas sexuales masoquistas o por la homosexualidad. Pero la imagen que Bullock da en su obra sobre Hitler cambia de tono en su obra posterior de 1991, *Hitler and Stalin: Parallel Lives*.

Desde los primeros días de su carrera política, Hitler se había negado rotundamente a divulgar nada sobre su vida personal pasada o presente. Para sus colaboradores más cercanos, como Goebbels, Hess o Göring, era en realidad un hombre misterioso. No fue necesario limpiar incidentes desagradables antes de comenzar el proceso de propaganda previa. De hecho, cuanta más reserva mantenía sobre su vida personal, mayor curiosidad sentían sus seguidores. La máquina de propaganda nazi dedicó todos sus esfuerzos a la tarea de retratar a un Hitler como alguien «sobrehumano». Absolutamente todo lo que hacía era presentado por el Ministerio de Propaganda de tal manera que retratase su personalidad superlativa. No comía carne, no bebía alcohol, no fumaba, y esto no se debía al hecho de que tuviese algún tipo de inhibición ni porque eso mejorara su salud. Sencillamente, esas cosas no eran dignas del Führer[22].

Según su antiguo amigo y colaborador Ernst Hanfstaengl, Hitler llegó a decirle: «Es una cuestión de fuerza de voluntad. Una vez que he decido no hacer algo, simplemente no lo hago. Y una vez que la decisión está tomada, lo está para siempre». Y en lo que respecta al sexo, esto es exactamente igual. Por lo que el pueblo alemán sabe,

---

[21] Alan Bullock, *Hitler, A Study in Tyranny*..., *op. cit.*

[22] Werner Maser, *Hitler: Legend*..., *op. cit.*

Hitler no tiene vida sexual. Tampoco está considerado como una anormalidad, sino más bien como una gran virtud. «El Führer está por encima de las debilidades humanas de este tipo», repiten una vez tras otra los medios de comunicación nazis.

Lo cierto es que muchos autores e historiadores han escrito extensamente acerca del gran amor de Hitler por los niños, y la prensa nazi de la época se encuentra plagada de fotografías que lo muestran en compañía de niños. Se afirma que cuando estaba en Berchtesgaden, los pequeños de la vecindad lo visitaban todas las tardes y él les repartía caramelos y dulces. Tanto Hans-Joachim Neumann y Henrik Eberle en su obra *Was Hitler Ill? A Final Diagnosis*, como Robert Waite en *The Psychopathic God: Adolf Hitler*, coinciden en señalar que «jamás hubo un soltero de mediana edad tan encantado en compañía de niños». Al menos en los tiempos actuales, sería sospechoso y no dejaría de ser investigado por la policía[23].

Otra de las parafilias que probablemente padecería Adolf Hitler es la de voyerismo. «Los ojos, por ejemplo, pueden convertirse en un órgano sustitutivo, y la visión adquiere entonces un significado sexual», explica Langer en su estudio sobre la mente de Hitler para la OSS. Esto parece haber ocurrido, según mucha gente que le conoció personalmente, en múltiples ocasiones en las que hablan de un absoluto deleite cuando Hitler era espectador de actuaciones de *striptease* y números de baile donde las bailarinas iban completamente desnudas. Algunas de estas artistas son invitadas a la sede del Partido Nazi en Múnich para actuar en privado, e incluso muchas de ellas acuden al Berghof. Todos estos espectáculos están organizados por el fotógrafo oficial Heinrich Hoffmann. Sobre esta parafilia, Walter Langer escribe en el informe dirigido al coronel William Donovan, director de la Oficina de Servicios Estratégicos:

> El segundo embarazo de su madre fue su alejamiento de ella. El resultado directo fue, por un lado, una idealización del amor, aunque sin componente sexual; por el otro, la instalación de una barrera contra las relaciones íntimas con otras personas, espe-

---

[23] Hans-Joachim Neumann y Henrik Eberle, *Was Hitler Ill?...*, *op. cit.* y Robert G. L. Waite, *The Psychopathic God: Adolf Hitler*, DaCapo Press, Nueva York, 1993.

> cialmente mujeres. Después de haber sido herido una vez, inconscientemente se protege contra un daño similar en el futuro. En su relación con su sobrina Geli, intentó superar esa barrera, pero volvió a ser defraudado y desde entonces no ha vuelto a exponerse a relaciones verdaderamente íntimas con ningún hombre ni con ninguna mujer. Se ha escindido del mundo en el que el amor desempeña algún papel, por temor a ser herido; y todo el amor que puede experimentar lo fija en la entidad abstracta Alemania, que, como hemos visto, es un símbolo de su madre ideal. Esta es una relación amorosa en la que el sexo no tiene participación directa[24].

Tal vez muchas de las parafilias que Hitler sufrió pudieron haber sido generadas en su infancia, al ser testigo de relaciones sexuales entre su padre y su madre. Lo que sí es cierto es que este acontecimiento provocó en el niño un intento de satisfacer su curiosidad. Esta curiosidad sentó las bases de sus extrañas perversiones. En su descripción de las experiencias sexuales con Hitler, Geli Raubal relató la importancia que tenía para él el que ella se sentase en cuclillas sin ropa interior, de manera que desde un sofá cercano pudiese observarla, aunque sin que hubiera contacto entre ellos. Ernst Röhm, refiriéndose a este tipo de excitación sexual por parte de Hitler, lo explicaba así:

> [Hitler] está pensando en las campesinas. Cuando estas están en los campos y se inclinan para realizar su trabajo y pueden ser vistas desde atrás, eso le gusta, especialmente cuando tienen las nalgas grandes. Esa es la vida sexual de Hitler. ¡Qué hombre![25].

Analizando todas las evidencias y testimonios conocidos de personas que conocieron a Adolf Hitler aún más estrechamente, e incluso de algunas mujeres que formaron parte de la vida sentimental del Führer, parecería que Geli Raubal no fue la única objeto de las parafilias del líder alemán. Es probable que Hitler llevara hasta el extremo sus obsesiones masoquistas con su sobrina Geli y, probablemente, también con Henny Hoffmann, la hija del fotógrafo ofi-

---

[24] Tim Heath, *Sex Under the Swastika: Erotica, Scandal and the Occult in Hitler's Third Reich*, Pen and Sword History, Barnsley, South Yorkshire, 2023.

[25] Lothar Machtan, *The Hidden Hitler*, Basic Books, Nueva York, 2002.

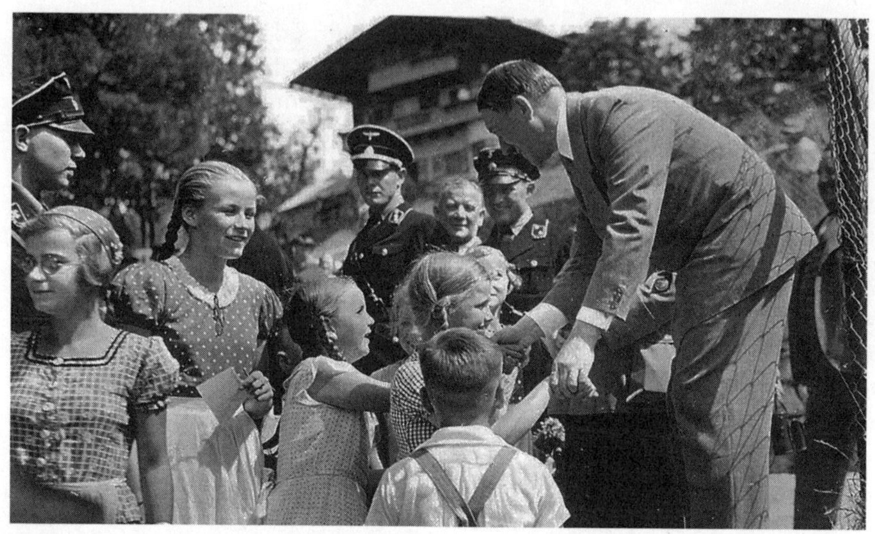

Hitler se sentía a gusto con los niños que le visitaban en el Berghof.

cial. En la mayoría de los pacientes que sufren este tipo de perversiones, estas aparecen cuando el sujeto, en este caso Hitler, llega a tener una relación amorosa bastante estrecha. Pero la verdad es que él desempeña siempre el papel pasivo en la pareja. Su comportamiento es masoquista en extremo, en tanto que obtiene placer sexual con los castigos infligidos a su propio cuerpo[26]. Hitler era un perfecto ejemplo de masoquista, con claros temores sobre las consecuencias de sus actos y con violentos sentimientos de culpa.

Según la introducción de Walter Langer a la publicación de su informe en 1972, él y sus compañeros investigadores llegaron en 1943 a una conclusión preliminar a partir de un «estudio de la materia prima recolectada» y del «conocimiento de las acciones de Hitler tal como se informaron en las noticias» sobre que Hitler «era, con toda probabilidad, un neurótico psicópata. Hubo un acuerdo general entre los colaboradores [cuatro psicoanalistas que han estudiado el material] de que Hitler es probablemente un psicópata neurótico rayando en la esquizofrenia, y no un paranoico como tan frecuentemente se supone».

El historiador británico Alan Bullock, en su magna obra *Hitler: A Study in Tyranny*, describe al Führer como un político maquiavélico de la peor especie, al que solo le importa el poder personal,

---

[26] Hans-Joachim Neumann y Henrik Eberle, *Was Hitler Ill?...*, *op. cit.*

dispuesto a destruir Alemania por mantenerlo, al que no le guía ningún dogma, sino el poder en sí mismo. Bullock deja claro el retrato de un hombre sin escrúpulos ni inhibiciones, un psicópata y sádico, con un total desarraigo sin hogar ni familia, como alguien sin ataduras morales, humanas o tradicionales. «Debía su poder a dos habilidades sobresalientes: la capacidad retórica y el talento teatral. Hitler era capaz de hablar durante horas con el fin de manipular los sentimientos de los demás. [...] Hitler tenía el don de meterse absolutamente en su papel y de tomar por verdadero lo que en ese momento él estaba representando. Convencía a todos y podía encubrir con éxito su brutal voluntad de poder. Hitler construyó un mito en torno a su propia persona, lo cultivó cuidadosamente y lo puso al servicio de sus propios objetivos. Mientras lo hizo así obtuvo brillantes éxitos y solo cuando comenzó a creerse su propio mito le falló su intuición», escribe Bullock.

Sus colaboradores sabían que, con respecto a las mujeres, el Führer estaba lejos de ser el asceta que él y el Ministerio de Propaganda querían que el pueblo alemán creyese. Ninguno de ellos, con la posible excepción de Heinrich Hoffmann, su fotógrafo, y Julius Schaub, su ayudante personal, conocían realmente la naturaleza parafílica de sus actividades sexuales. Este desconocimiento llevó a todo tipo de especulaciones. Hay quienes creían que su vida sexual era normal, aunque reducida. Otros, que era inmune a las tentaciones sexuales. Y muchos pensaban que Hitler era homosexual, o al menos, bisexual.

El informe de Langer sirvió también como base para *The Mind of Adolf Hitler: The Secret Wartime Report*, en el que el propio psicoanalista indagaba en la cronología de la guerra como introducción junto al también psicólogo e historiador Robert White.

Para averiguar la personalidad del Führer así como sus motivaciones, los investigadores realizaron un análisis pormenorizado a su persona en la que, según la OSS, declaraban que Hitler era impotente y coprofílico, sin descartar la posibilidad de que pudiera ser homosexual. En cuanto a esta última teoría, los informes de la inteligencia estadounidense afirmaban que las pruebas de la supuesta homosexualidad de Hitler no tenían solidez alguna para llegar a tal conclusión.

Ernst Hanfstaengl escribió sobre su sexualidad: «Tuve la sensación de que Hitler era uno de esos que no eran ni de "carne" ni de "pescado", así como tampoco homosexual o heterosexual, llegué a la conclusión de que era impotente o de los que preferían masturbarse»[27]. Tuviera razón o no, lo cierto es que la figura de Hitler ha quedado unida para siempre a la imagen de un hombre que fue presa de sus filias, fobias y también de sus parafilias, fueran ciertas o inventadas por la propaganda aliada.

[27] Peter Conradi, *Hitler's Piano Player...*, *op. cit.*

6
EL HOMOSEXUAL

Se puede decir que Hitler es una de las figuras históricas sobre las que más han escrito periodistas, historiadores e investigadores, incluso más que sobre otros personajes destacados de la historia como Winston Churchill, Julio César, Napoleón o Alejandro Magno. Aunque todos coinciden en afirmar que su forma de actuar no tuvo justificación alguna, la mayor parte decidieron pasar por alto un punto polémico en la vida del dictador alemán: su posible homosexualidad.

Pero tal vez la cuestión de la orientación sexual de Hitler estaba todavía sin investigar. Lothar Machtan, catedrático de Historia Moderna y Contemporánea en la Universidad de Bremen, respondió a este vacío en su obra *El secreto de Hitler. La doble vida del dictador*:

> Las poses de Hitler, sus ademanes y mímica en fotografías y películas, sus adornos (bigote, fusta, etcétera), sus gestos afeminados, su gusto artístico atlético-monumental, su marcada complacencia en la contemplación del cuerpo masculino, etcétera, todo eso no nos ofrece conclusiones convincentes sobre su homosexualidad, ni siquiera «latente». [...] Pero Hitler vivía en una permanente angustia de que pudiera aparecer en documentos o incluso llegar a la opinión pública algo que le señalara como homosexual, y por eso evitó todo tipo de intercambio confidencial por escrito.

Lo cierto es que no se han conservado testimonios jurados sobre la homosexualidad de Hitler, aunque los documentos referidos a la vida del futuro Führer de Alemania entre 1910 y 1923 fueron requisados y tal vez destruidos por las SS o la Gestapo. Hitler hizo desaparecer cuanto pudo y eliminó a todo aquel que pudiera mostrar el más mínimo ápice de su vida privada y su faceta homosexual. Borró sus huellas al igual que habían intentado hacer otros líderes del Partido Nazi como Rudolf Hess, Baldur von Schirach, Edmund Heines, Ferdinand von Bredow o Hans Kerrl, todos ellos homosexuales reconocidos. Tampoco nadie de su entorno juvenil se atrevió jamás a relacionar a Hitler con conductas homosexuales.

Una vez fallecido Hitler, varios de sus «admiradores», como Kurt Lüdecke (recaudador de fondos del NSDAP), Rudolf Diels (jefe de la Gestapo entre 1933 y 1934), Erich Ebermayer (guionista y escritor de novelas), Eugen Dollmann (diplomático y miembro de las SS), Christa Schroeder (secretaria de Hitler) o Hans Severus Ziegler (publicista y miembro del Consejo de Estado) coincidieron en declaraciones o en libros biográficos sobre que Hitler «no tenía relaciones sexuales con mujeres», y también afirmaban que era «explícitamente homosexual». Aunque su vida privada a partir de 1933 se vio coartada por sus obligaciones como canciller del Reich, pudo conseguir ciertos espacios libres ante el amparo de cuantos le rodeaban. Hitler sabía que existían rincones oscuros de su vida que debían ser ocultados para siempre, y cuanto más ascendía en el poder político más expuesto estaba a alguna indiscreción. Sentía auténtico pánico a que la opinión pública detectara o sintiera que su Führer era homosexual. Este sentimiento se agravó cuando las SA, bajo el liderazgo de su amigo Ernst Röhm, un abierto homosexual que se describía a sí mismo como *gleichgeschlechtlich* ('orientado al mismo sexo'), se rebelaron exigiendo mayor poder en el Tercer Reich. Röhm sabía demasiado sobre Hitler, y el pánico a una denuncia pública sobre su sexualidad llevó al líder alemán a desembarazarse de su antiguo camarada. En esta misma acción, las SS de Himmler ampliaron la lista de objetivos a todos aquellos que tuvieran conocimiento de las tendencias sexuales de Adolf Hitler[1]. Quiso dar así un escarmiento público a los homosexuales de Alemania, aunque él siguiese siendo homosexual.

La dura persecución a los homosexuales en todo el país —y, a partir de 1939, en toda la Europa ocupada— amedrentó a los testigos y convirtió la homosexualidad en algo «único» del Partido

[1] Tim Heath, *Sex Under the Swastika...*, *op. cit.*

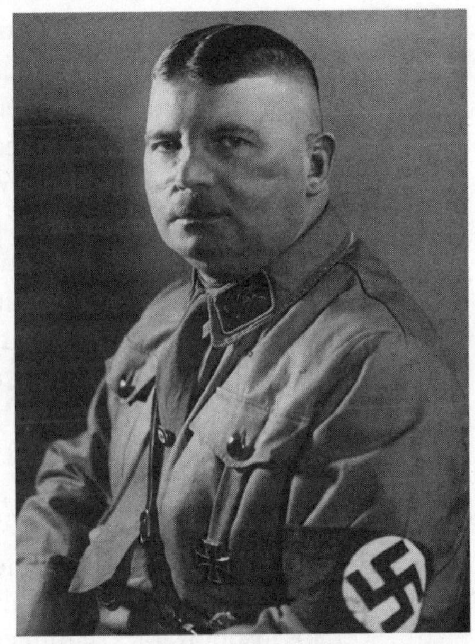

Ernst Röhm era abiertamente homosexual.

Nazi. Antes de que los nazis ascendieran al poder en 1933, en Alemania habían florecido comunidades y redes de gais, especialmente en las grandes ciudades. Esto ocurrió pese a que las relaciones sexuales entre hombres estaban prohibidas. A partir de 1933, el régimen nazi acosó y desmanteló las comunidades gais de todo el país. Detuvieron a gran cantidad de ellos, de acuerdo con el «párrafo 175» del estatuto del Código Penal alemán que prohibía las relaciones sexuales entre hombres. Entre 5000 y 15.000 hombres fueron encarcelados en campos de concentración como «transgresores sexuales» o *homosexuelles*. A este grupo de prisioneros se les obligaba a llevar un triángulo rosa en el uniforme del campo, como parte del sistema de clasificación de prisioneros[2].

Hasta la llegada de Hitler al poder identificarse como gay jamás estuvo penalizado explícitamente en Alemania. Sin embargo, la campaña nazi contra la homosexualidad y la estricta aplicación del «párrafo 175» por parte de los nazis hizo que la vida en la Alemania de esta época fuera peligrosa para los homosexuales. Los gais no eran un grupo monolítico, y el régimen nazi no los veía de esa forma. No obstante, hubo otros factores que moldearon la vida de los gais durante el nazismo. Entre ellos estaban la supuesta identidad racial, las actitudes políticas, la clase social y las expectativas culturales sobre la forma en que debían comportarse los hombres y las mujeres (es decir, las normas de género). Esta diversidad significó que los hombres gais tuvieron una gran variedad de experiencias en la Alemania nazi. Por ejemplo, los hombres gais que participaban en movimientos políticos antinazis corrían el riesgo de ser detenidos como

[2] Richard Plant, *The Pink Triangle*, Henry Holt, Nueva York, 1988.

opositores políticos. Los judíos gais se enfrentaron a la persecución y al asesinato masivo por el simple hecho de ser judíos[3].

La vida sexual de Hitler fue siempre objeto de muchas especulaciones. La mayoría de sus más estrechos colaboradores eran absolutamente ignorantes sobre esta cuestión. Algunos creían que era inmune a los impulsos sexuales. Muchos opinaban que era un masturbador crónico. Otros pensaban que obtenía placer sexual mediante el voyerismo y muchos consideraban que era completamente impotente. Otros, quizás la mayoría, suponían que el Führer de Alemania era homosexual. Probablemente fuera cierto que era impotente, pero no se sabe a ciencia cierta que fuera homosexual, aunque sí tal vez bisexual. Su perversión tenía una naturaleza distinta que pocos han conseguido adivinar.

> [...] [Hitler] debe permanecer constantemente en guardia contra cualquier manifestación abierta, sino que además debe luchar con los insoportables sentimientos de culpa generados por sus inoportunos y secretos deseos. Estos, junto con sus temores, le persiguen noche y día y lo incapacitan en lo que se refiere a la obra consistente y constructiva[4].

Tras ser detenido al final de la Segunda Guerra Mundial, Theodor Morell aseguró a sus interrogadores del CIC, la contrainteligencia estadounidense, que Hitler tuvo contacto sexual con Eva Braun «de vez en cuando», aunque normalmente dormían en camas separadas. Sus ayudantes de campo también afirmaron lo mismo a diversos autores como James O'Donnell, David Irving o Michael Musmanno. Pero lo cierto es que ninguno de ellos tenía la más mínima prueba de ello. En cuanto a la deficiencia de hormona sexual masculina aparecida en el análisis del 9 de enero de 1940, y que los británicos utilizaron en una amplia campaña de propaganda contra el líder nazi, expertos actuales afirman que en aquellos años no había laboratorio o análisis capaces de medir esta hormona con suficiente precisión, así que tanto el dato como la afirmación de Morell y sus edecanes no deben ser tomados en demasiada consideración[5].

---

[3] VV.AA., *The Holocaust Chronicle*, Publications International Limited, Morton Grove, Illinois, 2002.

[4] Walter C. Langer, *The Mind of Adolf Hitler...*, *op. cit.*

[5] Theodor Morell, *The Diaries 1941-1945...*, *op. cit.*

El Instituto de Diagnóstico Médico de Berlín, bajo la dirección del doctor Albert Schmidt-Burbach, llevó a cabo un gran estudio de las secreciones glandulares y muestras de sangre recogidas por Theodor Morell. El instituto informó al médico de Hitler: «Reducción ligeramente discordante en los valores de hormona sexual, valores para tiroides y glándula pituitaria posterior, son también ligeramente bajos»[6]. Morell recetó al Paciente A «medicación hormonal como Orchikrin, pituitaria Merck, tiroides».

Hay otro círculo que creía que Adolf Hitler era homosexual. Esta última creencia se basaba, principalmente, en el hecho de que durante los primeros años del NSDAP muchos miembros de su círculo íntimo eran homosexuales reconocidos. Ernst Röhm, líder de las SA, jamás escondió sus actividades homosexuales. Rudolf Hess, lugarteniente de Hitler, era conocido como «Fraulein Anna». Baldur von Schirach, líder de las Juventudes Hitlerianas, era bastante popular en los clubes de ambiente de Viena. Heinrich Hoffmann, el fotógrafo de Hitler, al morir su primera esposa se hizo muy aficionado a los clubes gais, llegando incluso a contagiarse de una molesta enfermedad venérea de la que le curó el doctor Theodor Morell. Y no eran los únicos.

El 22 de mayo de 1905, el joven Adolf Hitler conoció a August Kubizek, al que llamaban Gustl, y a quien más tarde calificará en una carta como «el único amigo de su infancia». El testimonio de Kubizek es el único realmente próximo que queda de aquella época y habría resultado inestimable de haber sido sincero. Por desgracia, y sin que se sepa el motivo, Kubizek llegó a poner en duda la afirmación de Hitler de que fuese su mejor amigo. Es posible que el Führer exagerara sobre su amigo de la infancia, lo cual constituía una política beneficiosa para un hombre al que se le reprochaba su falta de humanidad. Gustl Kubizek tenía nueve meses más que Hitler. Su padre era tapicero, pero él se interesaba por la música. Se había vuelto a encontrar con Adolf Hitler en el teatro, en la época en que este último asistía todavía a la escuela de Steyr, ya que no había conseguido ingresar en el instituto de Linz. Los dos jóvenes sentían el mismo interés absorbente por el teatro, al que acudían casi todas las noches. Hitler dibujaba mucho y hablaba de convertirse un día en un gran arquitecto. En su imaginación había dado ya nueva forma a

6 «Hitler as Seen by his Doctors»..., *op. cit.*

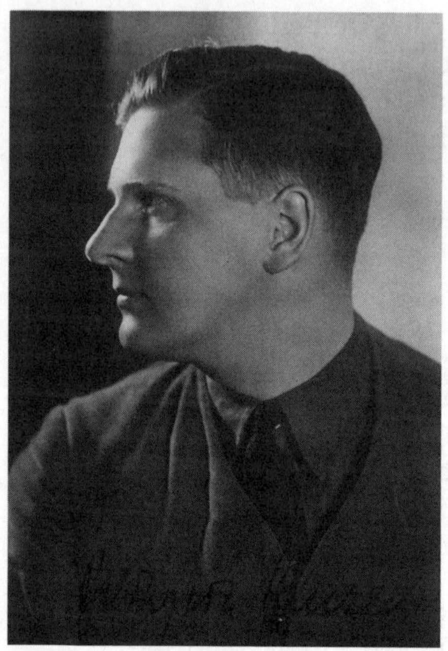

Baldur von Schirach era otro homosexual reconocido.

la ciudad de Linz. Las conversaciones de los dos jóvenes solían consistir en prolongadas discusiones acerca de Wagner y su obra[7].

Su amigo Kubizek compartió aquella vida estudiando música en el conservatorio durante cinco años y medio. Asistían juntos al teatro, como hicieran antes, discutían de política en el café, iban a nadar y en invierno practicaban a veces el esquí. Hitler escribía novelas, dibujaba y hasta llegó a componer una ópera inacabada, *La leyenda de Wieland*. Kubizek habla en su biografía raramente de las chicas en esa época; no obstante, admite que Hitler gustaba mucho a las mujeres. Hitler llevaba a su amigo al barrio «de los placeres», y se reveló como un experto en el drama social que encarnaban las prostitutas. Un buen día, al regresar Kubizek de un viaje a Linz, no encontró a Hitler en su casa. El futuro Führer se había marchado sin dejar dirección alguna. Ya no volvería hasta 1938. Kubizek se hallaba entre la muchedumbre que aclamaba a Hitler el día que este realizó su entrada triunfal en Linz.

¿Por qué ya nunca volvió a ponerse en contacto con él? También resulta extraño que Kubizek, informado sin duda por los periódicos del período 1922-1933 de las andanzas de su antiguo amigo, no hubiese tratado de comunicarse con él. Solo cuando este se convierte en canciller le escribe una carta a la que Hitler contesta con un retraso de siete meses. Mucho más tarde aún, el Führer invita a su antiguo camarada a una función en el festival de Bayreuth. Nada más. Ningún otro favor u obsequio; ni siquiera un recuerdo personal por parte del que jamás olvidaba a un compañero de los días

---

[7] August Kubizek, *The Young Hitler I Knew: The Memoirs of Hitler's Childhood Friend*, Greenhill Books, Nueva York, 2023.

difíciles. Tampoco le invitó nunca a Berchtesgaden, adonde acudían numerosos visitantes, incluso amigos de sus amigos. La siguiente noticia de su amigo de infancia la tiene el 21 de agosto de 1938, cuando, tras la incorporación de Austria al Reich alemán, Kubizek recibe la visita de tres miembros de las SS llegados desde el cuartel general de Berlín. Según el propio August Kubizek, estos trataron de requisarle todos los papeles, postales, cartas personales e incluso libros dedicados por Hitler a su amigo, pero este consiguió evitarlo. Este acto provocó una apertura de un expediente bajo clasificación de «sujeto peligroso políticamente» por parte de la Gestapo[8].

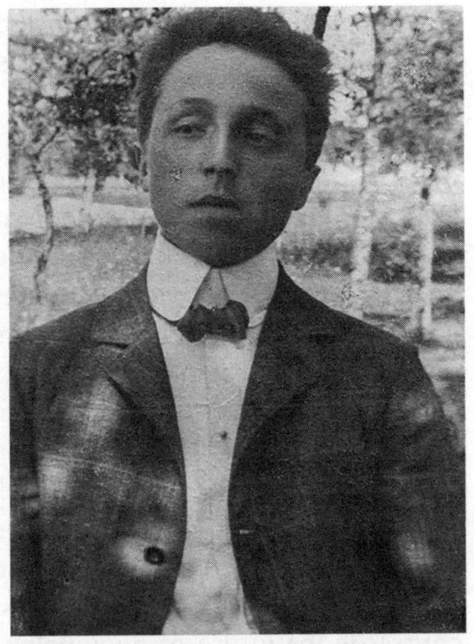

August Kubizek pudo ser el supuesto primer amante de Hitler.

Cuando Kubizek habla de Hitler emplea siempre un estilo especial, como si estuviera celoso, como si la suya hubiera sido una «amistad particular». Insiste en el hecho de que las mujeres nunca turbaron la armonía entre ambos, y cuenta cómo se cogían de la mano. Según Kubizek, «Hitler se mostraba celoso porque no podía soportar que saliera o hablara con otros jóvenes y jamás aceptó que, además de su amistad por él, sintiera interés por otras personas». ¿Acaso hizo a Hitler proposiciones que este rechazó indignado? En todo caso, la violenta aversión de Hitler hacia todo lo que se refiere a los homosexuales data de esta época aproximadamente[9]. Kubizek se dedicó hasta el resto de sus días a desmentir enérgicamente y con cierta indignación la posibilidad de que Hitler fuera homosexual. Su libro está lleno de apreciaciones para disuadir a lectores y futuros investigadores de que su relación con Adolf Hitler fue «sinceramente masculina», sin saber exactamente a qué se refería.

---

[8] *Ibidem.*

[9] Lothar Machtan, *The Hidden Hitler…*, *op. cit.*

Entre octubre de 1907 y abril de 1908, las portadas de todos los periódicos se llenaron con noticias sobre el proceso al príncipe Philipp de Eulenburg, íntimo amigo del káiser Guillermo II. Aunque estaba casado con una princesa sueca y tenían ocho hijos, Eulenburg estaba conectado a través de relaciones homosexuales con miembros del círculo más íntimo del emperador, el llamado «Círculo de Liebenberg», incluyendo al conde Kuno von Moltke, comandante militar de Berlín. Existen fuentes que afirmaban que Eulenburg continuó teniendo relaciones homosexuales incluso tras su matrimonio. La exposición pública de estas relaciones en 1907 llevó al llamado «escándalo Harden-Eulenburg». En 1908, el príncipe Eulenburg fue juzgado por perjurio por haber negado su homosexualidad. El juicio fue pospuesto en diversas ocasiones por la salud del aristócrata, pero las noticias sobre el caso fueron leídas con mucho interés por el joven Hitler. El periodista Maximilian Harden opinaba que la influencia política de los «anormales desviados» iba en contra de los intereses nacionales de Alemania. Hitler consideraba que aquel escándalo era una «campaña de descrédito orquestada por los judíos» debido a que Harden era judío y que por eso intentaba manchar el honor del káiser y de Alemania. La prensa conservadora alemana veía que en Viena existía una considerable cultura homosexual y que políticos de cierta influencia «practicaban este tipo de desviaciones». El ambiente homosexual estaba bien visto, o al menos no perseguido, en la capital austríaca donde eran famosos los restaurantes, cafés, hoteles, gimnasios o baños públicos en los que se podía tener contactos sexuales con otros hombres. Incluso el escritor Stefan Zweig describía la Viena de aquellos años como «una capital que se caracterizaba por una sofocantemente insana atmósfera de mariconería».

Hitler era un asiduo lector del *Deutsches Volksblatt*, un rotativo antisemita que según el futuro Führer se había comportado decentemente con respecto a este tema. En un artículo de opinión, el *Volksblatt* describe a Harden de la siguiente forma: «Maximilian Harden, alias Isidor Witowski, es el porquero de la prensa judía en Viena que ahora organiza un tumulto parecido al de los cerdos en la pocilga cuando se les vierte el pienso en el comedero». Al parecer, estas palabras penetraron en la mente de Hitler. Desde ese mismo momento, y así lo refleja en *Mein Kampf*, él pudo establecer una relación entre sus propias inclinaciones (homosexuales) y las ofensas

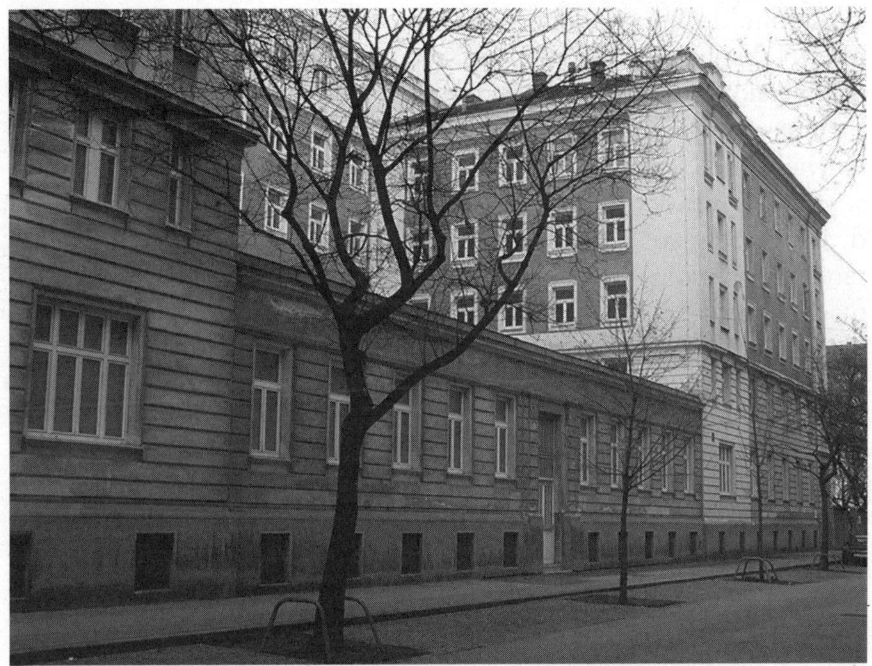

Hotel para hombres en Meldemannstrasse, 2, donde residió Hitler entre 1910 y 1913.

públicas por parte del judío Harden contra el consejero homosexual del káiser.

Es en 1909 cuando Hitler conoce a Reinhold Hanisch, que se encontraba en la misma situación desesperada que él. Según parece su encuentro se produjo en un «hotel para hombres», muy populares por aquella época. A principios del siglo pasado era bien conocido que los albergues para los «sin techo» eran lugares de vida y encuentros homosexuales. El experto Magnus Hirschfeld, en su obra *Berlin's Third Sex,* lo describe así: «Las relaciones homosexuales constituían un tema de conversación muy popular y en absoluto teórico. Muchos de los alojados en albergues sustituían los inexistentes contactos con mujeres y otros sobrevivían prostituyéndose»[10]. Por ejemplo, en el albergue de la calle Meldemann, en el que Hitler pasó una temporada, era un lugar relativamente confortable y limpio, aunque puramente masculino. Alrededor del 75 % de los huéspedes eran menores de treinta y cinco años.

[10] Magnus Hirschfeld, *Berlin's Third Sex*, Rixdorf Editions, Berkeley, 2017.

Reinhold Hanisch, que conoció a Hitler en este refugio, relata que en absoluto era un solitario sino que, por el contrario, disponía de una notable facilidad para relacionarse con los inquilinos, habiendo creado algo así como un círculo de amigos. Él y Hanisch se convierten en «socios». Hitler pinta postales y acuarelas y Hanisch se dedica a venderlas por toda Viena. Lo cierto es que tuvieron algo de éxito, pero sus dificultades no terminaban ahí. En cuanto Hitler tenía algo de dinero, se negaba a seguir trabajando. El propio Hanisch lo describe así:

> Lamentablemente, Hitler no fue jamás un ardiente trabajador. A menudo me desesperaba trayendo encargos que él no cumplía. Durante las Pascuas de 1910 ganamos unas cuarenta coronas de un gran encargo y lo dividimos a partes iguales. Al día siguiente, cuando bajé las escaleras y pregunté por Hitler, me dijeron que se había ido con Neumann, un judío... No pude encontrarlo durante una semana. Paseó con Neumann por Viena y pasó gran parte del tiempo en los museos. Cuando le pregunté qué pasaba y si íbamos a continuar trabajando, me respondió que tenía que recuperarse, que necesitaba tiempo libre. Cuando terminó la semana ya no le quedaba nada de dinero[11].

La relación con Hanisch terminó en una violenta disputa cuando Hitler acusó a este de haberse quedado con el dinero del encargo de un cuadro, pero lo cierto es que se sabe bien poco de la vida de Hitler en ese período. Según Ernst Hanfstaengl, el lugar donde vivía en aquella época tenía reputación de ser frecuentado por homosexuales que buscaban compañía. Erich Jahn, un líder de las Juventudes Hitlerianas en Berlín, miembro del Partido Nazi desde 1929 y estrecho colaborador del reconocido homosexual Baldur von Schirach, afirma que un oficial de la policía vienesa le había revelado que Hitler aparecía en sus archivos con la clasificación de «pervertido social», aunque sin proporcionar más datos de las infracciones cometidas. Es probable que la entrada en los ficheros policiales de la capital austríaca se hubiese producido en calidad de sospechoso, aunque otras fuentes afirman que en esos años Adolf Hitler frecuentaba a menudo locales y parques con baños públicos donde se solían llevar a cabo encuentros rápidos entre hombres para mantener rela-

[11] Walter C. Langer, *The Mind of Adolf Hitler...*, *op. cit.*

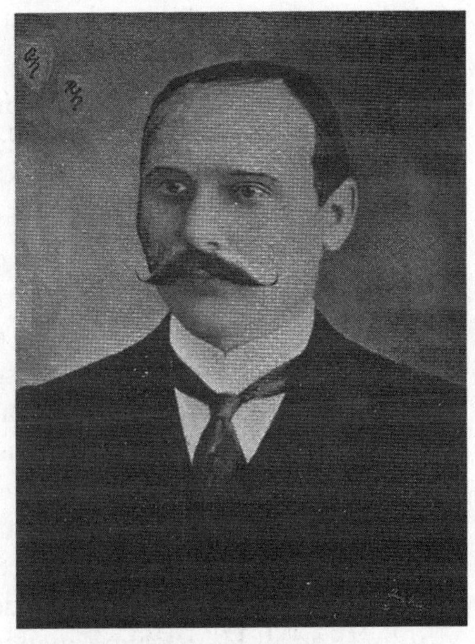
Reinhold Hanisch.

ciones sexuales. Ningún dato de este tipo es posible de comprobar, ya que tras la llegada al poder de los nazis en 1933 toda referencia a Adolf Hitler en los archivos policiales desapareció por completo y uno de los pocos testigos de esta misma época, Reinhold Hanisch, moriría misteriosamente en prisión el 2 de febrero de 1937[12]. Según Joachim Fest, «Hitler le hizo asesinar».

El «sustituto» de Hanisch en el verano de 1910 sería Josef Neumann, un obrero de treinta y un años, judío y soltero, que estuvo registrado desde finales de enero de 1910 a julio del mismo año en el «hotel para hombres» de la Meldemannstrasse. Neumann era un tipo al que nada le asustaba y a quien le caía muy bien el tal Hitler, y se convirtió para él en un «buen amigo». Durante casi una semana, Adolf Hitler y Josef Neumann se dedicaron a visitar los mejores museos de Viena y a asistir a los más importantes conciertos que se celebraban en la capital vienesa. Según Lothar Machtan, «más bien parece que Neumann hubiera sido para Hitler algo más que un amigo normal y, al parecer, la rivalidad entre Hitler y Hanisch, según los archivos policiales, no surgió por ningún fraude o estafa en un negocio, sino de un simple ataque de celos y venganza». Esos supuestos celos y rivalidad provocaron que Hanisch se convirtiera hasta su muerte, acaecida en 1937, en un serio peligro para Hitler.

Según los registros policiales, Adolf Hitler, entonces desempleado y que subsistía de la venta de sus cuadros, vivió en el dormitorio durante tres años, del 9 de febrero de 1910 al 24 de mayo de 1913. Se sabe que en su último año, Hitler recibió la herencia de su padre, que ascendía a 830 coronas, por lo que, con ese dinero en el bolsillo, decidió abandonar Viena y se marchó a Múnich junto a Rudolf

[12] Lothar Machtan, *The Hidden Hitler…*, *op. cit.*

Häusler, cinco años menor que él. Häusler había nacido en Viena en 1893. A los diecinueve años se quedó en paro y, después de una fuerte discusión con su padre, le prohibieron volver a pisar el hogar familiar, por lo que se vio obligado a mudarse. Encontró un nuevo alojamiento en el «hotel para hombres» de la Meldemannstrasse de Viena, donde vivió del 4 de febrero al 25 de mayo de 1913. Durante su estancia, Häusler conoció al joven Adolf Hitler. El 25 de mayo de 1913, Hitler y Häusler se trasladaron juntos a Múnich. Desde mayo de 1913 hasta febrero de 1914 los dos compartieron una habitación en la casa del sastre de Múnich Josef Popp, en Schleissheimer Strasse, 34. Mientras Hitler llevaba una vida ociosa como pintor de postales y artista autodidacta, Häusler trabajaba como repartidor, aprendiz de carnicero, recolector de cartón, etcétera. En febrero de 1914, y de forma sorpresiva, Häusler decidió abandonar el alojamiento que compartía con Hitler, tras hartarse de su verborrea, ataques de enfado y egoísmo. De todas formas «Adi» (Adolf Hitler) y «Rudi» (Rudolf Häusler) permanecieron en estrecho contacto. Tras el estallido de la Primera Guerra Mundial, Häusler regresó a Austria el 3 de agosto de 1914, donde se alistó en el ejército, experimentando la guerra de trincheras como soldado y más tarde como líder de pelotón en los campos de batalla de Rumanía e Italia. De su matrimonio en 1918 tuvo una hija, Marianne, nacida ese mismo año. Entre 1927 a 1933 trabajó como empleado en un banco; desde 1933 a 1937 fue director de un hotel en Bischofskoppe, en Bohemia; y desde 1938 fue asalariado en una fábrica de azúcar[13].

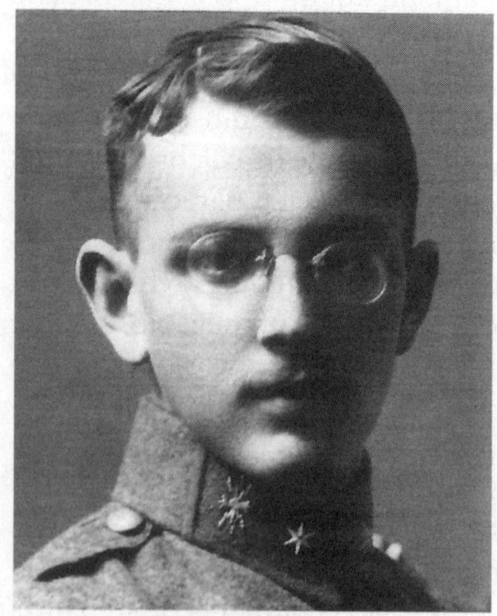

Rudolf Häusler.

En 1933, Rudolf Häusler intentó visitar al recién nombrado canciller de Alemania,

[13] Brigitte Hamann y Thomas Thornton, *Hitler's Vienna, A Dictator's Apprenticeship*, Oxford University Press, Oxford, 2000.

pero fracasó porque la Gestapo no se creyó sus afirmaciones de que era «un viejo amigo del Führer», y no se le permitió verlo tras ser declarado *persona non grata*. El 1 de mayo de 1933, Häusler pidió unirse al NSDAP, pero su solicitud no fue aceptada, aparentemente después de que el partido lo prohibiera y la declarara «no válida». Misteriosamente, alguien había ordenado que Häusler no fuera aceptado bajo ningún concepto en el Partido Nazi. Las nuevas solicitudes después de 1938 fueron también rechazadas en 1943 y 1944. A pesar de no haber aceptado su afiliación al NSDAP, Rudolf Häusler, de forma sorprendente, trabajó para el Frente Alemán del Trabajo (Deutscher Arbeitsfront o DAF) en Viena, donde fue responsable de la asignación de viviendas y el 1 de diciembre de 1938 recibió el rango de jefe de departamento principal[14].

En el cuestionario para la DAF, el propio Häusler escribió de su puño y letra el 9 de septiembre de 1939: «Conocí en 1911 a Adolf Hitler, quien se ocupó de mí, me instruyó políticamente y asentó así los cimientos para mi formación política y general. En 1912 me llevó con él a Múnich, donde vivimos juntos y realizamos algunos trabajos ocasionales».

Múnich era, en aquellos años, según el periodista de la época Wilhelm Marchand, «un paraíso para los homosexuales y el distrito bohemio de Schwabing [el mismo en el que vivían Hitler y Häusler] el más representativo». Marchand escribió en un folleto de 1913:

> Ese barrio [Schwabing] se caracteriza por los innumerables recién llegados que esperaban encontrar la felicidad. En la abigarrada mezcla de población, se podían encontrar tipos de toda índole: pintores, escultores, poetas, modelos, haraganes, filósofos, profetas, subversivos, renovadores, sexólogos, psicoanalistas, músicos, arquitectos, artesanos, niñas bien que se han escapado de casa,

[14] A diferencia de otros testigos de los primeros años de Hitler, como Reinhold Hanisch o August Kubizek, Häusler nunca escribió sus recuerdos de su tiempo con Hitler. Además, aunque se le pudo encontrar en las guías telefónicas hasta su muerte en 1973, nunca fue entrevistado por un historiador. Sin embargo, la historiadora austriaca Brigitte Hamann pudo localizar y entrevistar a la hija de Häusler en los años noventa. Gracias a los informes de su hija, algunas de las experiencias de Häusler con el joven Hitler y algunas de las impresiones que obtuvo de él se conservaron posteriormente para la investigación histórica basándose en sus historias familiares.

> estudiantes eternos, aplicados y vagos, sedientos de vida y hartos de vivir, gente con rizos indómitos y gente acicalada hasta las uñas[15].

Marchand intentaba, en este folleto de tan solo veinte páginas, demostrar el inquietante incremento del número de homosexuales en Múnich señalando las escasas posibilidades de intervención por parte de la policía. Aunque resulta fácil de adivinar cómo de cautivados se pudieron sentir ambos hombres en aquel Múnich de 1912.

Otro hombre importante en la vida de Adolf Hitler sería Ernst Schmidt, compañero inseparable desde el verano de 1914 hasta el verano de 1919. Hitler jamás estuvo tan unido con nadie como a Schmidt. Nacido el 16 de diciembre de 1889 en la ciudad alemana de Wurzbach, en una familia de molineros, tras salir de la escuela aprendió el oficio de pintor. Lo cierto es que poco se sabe de él porque nadie dejó nada escrito así que se desconoce cómo, cuándo o dónde conoció a Hitler. El único dato cierto es que Ernst Schmidt se alistó el mismo día que Hitler, exactamente el 6 de agosto de 1914.

Al día siguiente, ambos fueron destinados al Regimiento List y enviados al frente occidental. Desde el primer día, se hicieron inseparables, llegando incluso a compartir habitación en el cuartel general, donde servían como ayudantes. Hitler definió aquella época como «el mejor y magnífico sentido de una sociedad masculina». El historiador Lothar Machtan explica:

> ¿Por qué se mantuvo durante toda la guerra como un simple cabo? Si no sus dotes, al menos su obediencia le habría merecido un ascenso. De hecho, le hicieron varias ofertas al respecto, pero Hitler las rechazó; mejor sería decir que no deseaba el ascenso. Como suboficial habría tenido más pronto que tarde que renunciar a lo que hasta entonces le había permitido aguantar la incomodidad de la guerra: Ernst Schmidt, su «fiel compañero», la vida relativamente protegida de la retaguardia y, sobre todo, la aceptación de sus inclinaciones homosexuales, que como suboficial le habría costado proseguir[16].

---

[15] Wilhelm Marchand, *¡El amor de los muchachos en Múnich! Los homosexuales en Múnich. Cuadro de costumbres de la gran ciudad*, Múnich, 1904.

[16] Lothar Machtan, *The Hidden Hitler*, Basic Books, Nueva York, 2002.

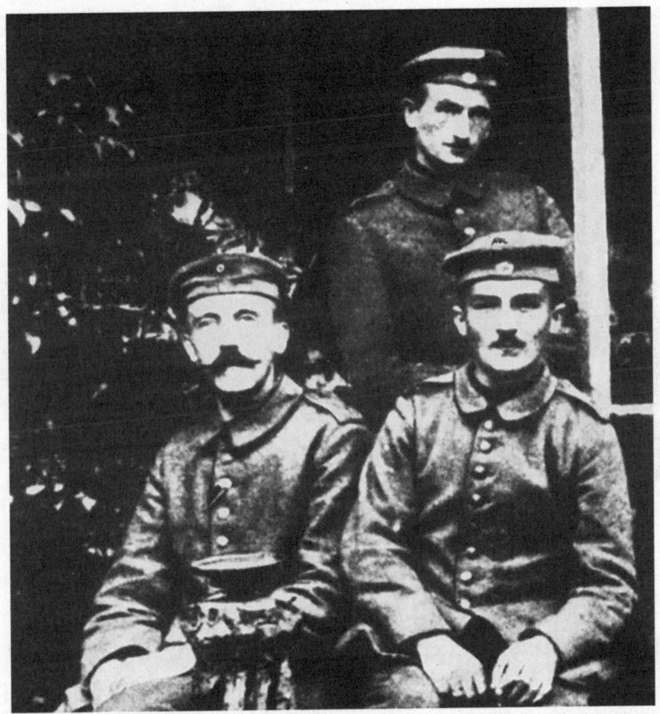

Hitler (sentado a la izquierda) y Schmidt a su lado.

Ambos hombres pasan juntos un permiso de casi dos semanas visitando las ciudades de Bruselas, Colonia, Leipzig y Dresde. Después se separan, ya que Schmidt pasa el fin de su permiso militar en su ciudad natal. Allí, el futuro Führer de Alemania le escribe hasta tres largas cartas y las tres las acaba con «Te saluda tu A. Hitler». El propio Schmidt confirmó al historiador Werner Maser que, en aquellos momentos de la guerra, Hitler aún no había decidido entre dedicarse al arte o a la política[17]. Al finalizar la guerra, el 7 de noviembre de 1918, Schmidt viaja a Múnich para reunirse con Hitler. Ambos hombres se unieron para pasar por aquellos años catastróficos para su país envuelto en desempleo, delincuencia, hambre, desesperación, disturbios políticos, asesinatos. «Dos pobres diablos que se protegían el uno al otro», dijo Schmidt a Maser. En aquellos oscuros años es cuando ambos hombres conocen al capitán Ernst Röhm. Schmidt se dedica a trabajos poco remunerados y Hitler, a

[17] Werner Maser, *Hitler's Letters and Notes*, Harper & Row, Nueva York, 1974.

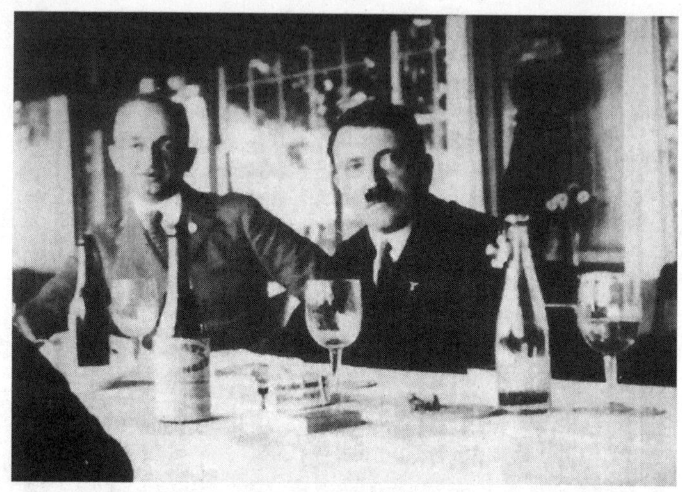

Adolf Hitler junto a su amigo Ernst Schmidt en 1932.

cambio de dinero, hace de informador de Röhm, en ese momento jefe del Estado Mayor del *Freikorps* (Cuerpo de Voluntarios), pero ambos hombres pasan el día y la tarde siempre juntos.

«Hitler decidió en otoño de 1919 apostar por su futuro político, pero no me dijo nada. Él comenzaba su larga marcha hacia la política, lo que en definitiva significaba nuestra separación», explicaría el propio Schmidt tras finalizar la Segunda Guerra Mundial. Pero ¿a qué se refería el antiguo camarada al hablar de «separación»? Hasta el 1 de marzo de 1920 no volvieron a verse y fue cuando Ernst Schmidt decidió afiliarse al Partido Obrero Alemán (Deutsche Arbeiterpartei o DAP), en el que Hitler ha conseguido cierta influencia. Ambos hombres continúan viéndose en privado. Al parecer, la relación se mantuvo hasta el verano de 1922, cuando, de forma sorpresiva, Schmidt es elegido para un importante puesto del DAP en la ciudad de Garching, a casi cien kilómetros de Múnich. ¿Es que acaso Hitler decidió alejar de su lado a Ernst Schmidt por temor a que su vinculación con él perjudicara su ascendente carrera política? El propio Schmidt dijo al historiador Werner Maser que nunca pensó en ello, pero que a pesar de esos cien kilómetros jamás perdieron el contacto, ni siquiera cuando Adolf Hitler fue elegido canciller del Reich, once años después. Se sabe, por ejemplo, por los registros históricos de instituciones penitenciarias de Alemania, que Schmidt estuvo visitando a su camarada en la prisión de Landsberg durante 1924. Se sabe también que en 1932 Schmidt se encontró con Hitler, a punto de tomar el poder, en la Hostería Bavaria de Múnich, porque Eva Braun los fotografió juntos y esa imagen ha llegado hasta nosotros. Dos años después, el Führer le concedió la medalla de oro del Partido Nazi. Tras el fin de la Segunda Guerra Mundial, Ernst Schmidt fue detenido el 28 de mayo de 1945 por las tropas estadounidenses y recluido en el campo de prisioneros de Dachau. No fue puesto en libertad hasta 1948[18]. Hans Mend, compañero de armas de Hitler y Schmidt en la Primera Guerra Mundial, veía aquella amistad masculina como «una estrecha relación amorosa». Schmidt permaneció soltero hasta que cumplió cuarenta y siete años y solo entonces decidió contraer matrimonio con una mujer veinte años más joven que él y con la que nunca tuvo descendencia.

Machtan, en su libro *The Hidden Hitler*, explica: «Si los signos no engañan, tanto Schmidt como Hitler eran, pues, dos ambiciosos autodidactas, que se sentían atraídos mutuamente no solo debido a su índole homosexual. Obviamente, Hitler era el *spiritus rector*, pero en Schmidt había encontrado un compañero dispuesto a aprender. [...] Eso y no otra cosa es lo que Hitler había esperado de Kubizek y Häusler. Schmidt había sido su tercer intento»[19].

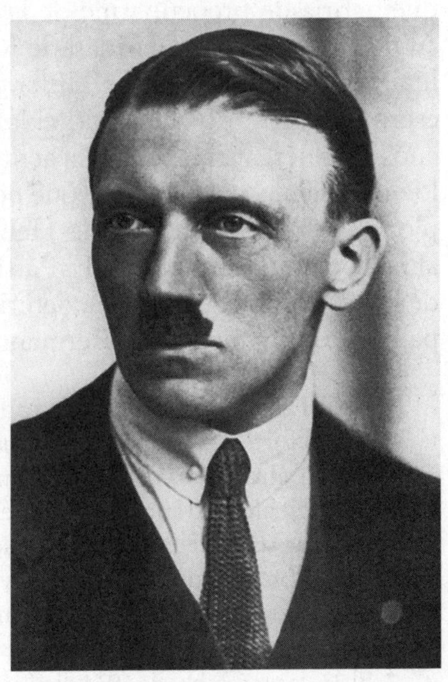

Hitler en los años en los que vivió en Viena.

Después de 1933, todos aquellos que habían sido camaradas de Adolf Hitler durante la Primera Guerra Mun-

[18] El 1 de mayo de 1925, Schmidt se unió al NSDAP. Hitler le envió un ejemplar del *Mein Kampf*, lujosamente encuadernado y dedicado a mano: «Querido y fiel camarada de guerra, como recuerdo». Se sabe que fue alcalde de la ciudad de Garching bei München en 1941. Schmidt jamás dejó nada escrito sobre su larga relación con Adolf Hitler y lo que se sabe es porque pudo ser entrevistado por el historiador Werner Mase. Ernst Schmidt falleció en 1985 a los noventa y seis años.

[19] Lothar Machtan, *The Hidden Hitler*..., *op. cit.*

dial se vieron beneficiados por parte del Führer y canciller del Tercer Reich. Parece ser que se les premió para que nunca esparcieran rumores que pusieran en serias dificultades al poderoso líder de Alemania. En este grupo estaban todos menos Hans Mend, quien no tuvo ningún problema en afirmar que «Hitler tuvo con Ernst Schmidt una relación sexual».

Kurt Lüdecke, el hombre que consiguió que el magnate Henry Ford financiase al Partido Nazi y uno de los principales recaudadores de fondos para el NSDAP, afirmaba que, al hablar de algunos de los «moralistas» que se quejaban de las acciones de los hombres de las SA, Hitler decía siempre que prefería que las mujeres fuesen tomadas por sus hombres de las SA y no por «ricachones». «¿Por qué habría de preocuparme de la vida privada de mis partidarios? Al margen de la singularidad de Röhm, sé que puedo confiar absolutamente en él», afirmaba Hitler. Hermann Rauschning[20], político, escritor y miembro del Partido Nazi desde 1932 al que renunció dos años después, afirmaba que la actitud general del NSDAP era: «Haz lo que quieras, pero trata de que no te pillen haciéndolo». Por ejemplo, el capitán de la Marina Hellmuth von Mueke renunció a su afiliación al Partido Nazi: «El Partido del Pueblo ya no es el partido de la gente respetable. Se ha deteriorado y está corrompido. En una palabra, es una pocilga». Hermann Rauschning opinaba igual:

> Lo más repugnante de todo es el hediondo miasma de sexualidad furtiva y antinatural que impregna y ensucia toda la atmósfera a su alrededor, como una emanación dañina. [...] Nada en este ambiente es franco. Relaciones subrepticias, símbolos y sustitutos, falsos sentimientos y lascivia secreta: nada de lo que le rodea a este hombre [Hitler] es natural y auténtico, y nada tiene que ver la franqueza de un instinto natural[21].

[20] El 23 de noviembre de 1934 dimitió del Senado y del partido. En las elecciones de Danzig de abril de 1935, apoyó a candidatos «constitucionalistas» contra los nazis y escribió artículos apoyando la cooperación con los polacos, lo que enfureció a los nazis. Rauschning se encontró en peligro personal. Vendió todas sus propiedades y huyó a Polonia en 1936. Se trasladó a Suiza en 1937, a Francia en 1938 y al Reino Unido en 1939. Rauschning se unió a los emigrados alemanes antinazis representando a uno de los polos más conservadores y disfrutó de una cierta celebridad gracias a sus conferencias. Falleció el 8 de febrero de 1982, en su residencia de Portland, Oregón.

[21] Walter C. Langer, *The Mind of Adolf Hitler*..., *op. cit.*

Lo más curioso de todo es que, a partir de todas las evidencias, Hitler muestra un serio rechazo a la homosexualidad a través de sus críticas hacia la sífilis. A lo largo del texto de su obra *Mein Kampf*, cita una y otra vez el tema de la sífilis y emplea casi todo un capítulo a describir sus horrores. Según el estudio de Walter Langer para la OSS, «En casi todos los casos, este temor fue tan poderoso que el niño [Adolf Hitler] abandonó por completo su sexualidad genital y regresó a las primeras etapas del desarrollo libidinoso. Con el objeto de mantener posteriormente en la vida estas represiones, utiliza los horrores de la sífilis como justificación de su temor inconsciente de la que la sexualidad genital es peligrosa para él, y también como racionalización para evitar situaciones en las que pueden despertarse sus anteriores deseos o parafilias»[22]. Al abandonar la práctica de relaciones sexuales, Hitler se vuelve impotente en cuanto a relaciones sexuales se refiere, o al menos eso es lo que afirman los psicólogos que han estudiado el comportamiento del líder alemán. De hecho, los estudiosos y biógrafos están de acuerdo en que, de todos los periodos de la vida de Hitler que van desde su infancia hasta su paso por Viena, no dan ningún tipo de dato sobre relaciones heterosexuales e insisten en que, en esos años, Hitler no mostraba el más mínimo interés por las mujeres ni ningún contacto con ellas.

Y desde que asumió el poder en 1933, los mismos estudiosos coinciden en que su peculiar relación con las mujeres fue tan notable que muchos de ellos creen que Hitler era «completamente asexuado». Una parte de los investigadores han supuesto que sufrió alguna lesión genital durante la Primera Guerra Mundial y otra parte cree sencillamente que era un homosexual al que le era imposible salir del armario.

El estudio sobre la mente de Hitler que redactó el psicoanalista Walter Langer utilizó muchas fuentes para perfilar al líder alemán, incluidos varios informantes, como el propio sobrino de Hitler, William Patrick Hitler; su médico de familia, el doctor Eduard Bloch; su amigo Ernst Hanfstaengl; Hermann Rauschning; la princesa Stephanie von Hohenlohe; Otto Strasser; Friedlinde Wagner o Kurt Lüdecke. El llamado *Libro de consulta de Hitler*, que se adjuntaba al informe de la guerra, tenía más de 1000 páginas y estaba indexado con respecto al informe. Este estudio innovador fue pionero en la

---

[22] *Ibidem.*

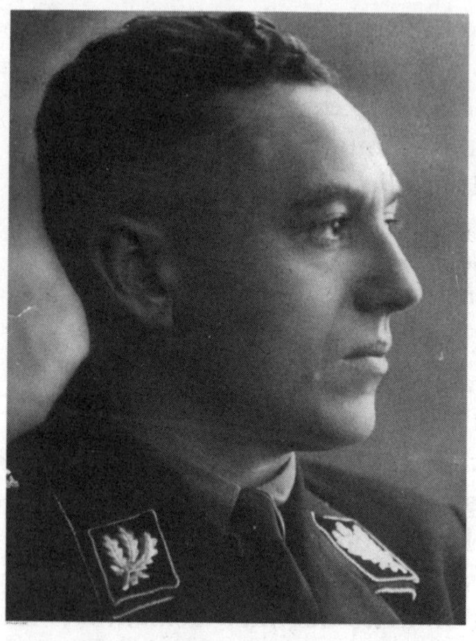

SS-Gruppenführer Albert Förster, homosexual y supuesto amante de Hitler.

elaboración de perfiles de delincuentes y la psicología política, hoy comúnmente utilizados por muchos países como parte de la evaluación de las relaciones internacionales. Además de predecir que, si la derrota de Alemania estuviera cerca, lo más probable es que Hitler optara por el suicidio, el informe de Langer afirmaba que este era «probablemente impotente» en lo que se refería a las relaciones heterosexuales y que existía la posibilidad de que hubiese participado en alguna relación homosexual. El informe afirma de forma tajante que:

> La creencia de que Hitler es homosexual probablemente se desarrolló (a) a partir del hecho de que muestra tantas características femeninas, y (b) del hecho de que había tantos homosexuales en el partido durante los primeros días y muchos continúan para ocupar puestos importantes. Probablemente sea cierto que Hitler llama a Albert Förster «Bubi», que es un apodo común empleado por los homosexuales para dirigirse a sus parejas. Sin embargo, esto por sí solo no es prueba suficiente de que realmente haya practicado prácticas homosexuales con Förster, de quien se sabe que es un homosexual reconocido.

Además, una vez que Hitler llegó al poder, la situación para poder mantener relaciones homosexuales quedaba fuera ya de su alcance debido a la gran seguridad que el Führer tenía en sus desplazamientos. La mayoría de estas medidas de seguridad se ocultaban al pueblo alemán. Mientras los alemanes veían a un Hitler extremadamente valiente, de pie en su coche oficial mientras saludaba, lo cierto es que los ciudadanos ignoraban el gran número de hombres de la Gestapo que se encontraban constantemente mezclados con la multitud, a los que había que sumar los miembros de la policía, SS y SA que formaban un cordón en torno a él. En consecuencia, existen serias discrepancias entre el Hitler que conoce el pueblo alemán y el Hitler que conocían sus colaboradores más estrechos. En la mayor parte de los casos, sus colaboradores eran totalmente inconscientes de los rasgos contradictorios de la personalidad de Hitler[23].

En el mes de septiembre de 1948, el diplomático alemán Werner Otto von Hentig recibió un paquete desde Londres cuyo contenido indicaba tan solo «Documento sobre Hitler»[24]. El documento en cuestión había sido redactado por Hans Mend, compañero de armas de Hitler durante la Primera Guerra Mundial, y en él se hablaba de forma absolutamente clara y desinhibida del futuro dictador alemán. El texto se centraba en la etapa de Hitler entre 1914 y 1919. La importancia de este documento radica en la proximidad de Mend con Hitler cuando ambos servían en el servicio de correo de la comandancia del Regimiento List, y en que alude a las peculiaridades de Hitler y a su homosexualidad.

> Desde el momento en que Hitler llegó a nuestro regimiento como ordenanza no tuvo nada que ver con el servicio de armas. No era otra cosa que encargado de llevar recados de un sitio a otro y se encontraba junto al mando del regimiento en la retaguardia. Cada dos o tres días tenía que llevar algún despacho; el resto del tiempo se dedicaba a pintar, discutir de política y armar trifulcas detrás. Muy pronto se ganó el apodo de «el loco Adolf» con toda la gente con la que se cruzó. Desde el principio, me dio la impresión de ser un psicópata. Caía en frecuentes ataques de cólera; en cuanto alguien le contradecía, se arrojaba al suelo y lanzaba espumarajos de rabia. El soldado Ernst Schmidt, con el que Hitler tenía amistad desde antes, y con el que había trabajado ocasionalmente en la construcción, era su compinche. [...]
>
> Entretanto habíamos conocido a Hitler más a fondo. Notamos que nunca miraba a una mujer. Entre nosotros se despertó desde un principio la sospecha de que era homosexual, pues ya le conocíamos otras anormalidades. Era extraordinariamente excéntrico y mostraba en ese sentido rasgos afeminados. Nunca tenía un propósito fijo, ni tampoco firmes convicciones. En 1915, estábamos entonces en la fábrica de cerveza Le Fébre en Fournes y teníamos por yacijas montones de paja. Hitler dormía con «Schmidt», su puta masculina. Oímos un crujido en la paja. Uno encendió su

[23] Ron Rosenbaum, *Explaining Hitler...*, *op. cit.*

[24] *Documento Mend sobre Hitler*, Stadtarchiv, Múnich.

> linterna y refunfuñó: «Ya está la pareja de maricas haciendo de las suyas». Ya no me volví a interesar por ese tipo de cosas[25].

El retrato que Hans Mend hace es absolutamente despiadado. Pero habría que preguntarse qué tenía Mend contra su camarada el cabo Adolf Hitler. Nacido en marzo de 1888, en el seno de una familia numerosa de origen campesino, Mend se había ganado la fama de ser un valiente correo a caballo, atravesando campos bombardeados para llevar el correo y creando así la leyenda del «Jinete Fantasma». Se tiene documentado que Mend fue enviado al frente en el Regimiento List donde coincidió con Hitler, en aquel momento correo a pie. Tras la guerra, en agosto de 1919, pasó por la prisión donde cumplió cinco meses por estafa. Ese mismo año fue desterrado de la capital bávara por tener un hijo ilegítimo con una joven de familia noble.

En 1920 y 1921 cometió varios delitos en la ciudad de Núremberg, por los que cumpliría otros dos años de reclusión. Posteriormente, se le pierde la pista hasta que aparece en Ámsterdam y después en Bruselas trabajando como *jockey* en hipódromos. Luego nada, hasta 1930, que vuelve a aparecer en Múnich, donde es condenado de nuevo por falsificación. Es a finales de ese mismo año cuando Hans Mend consigue saltarse los círculos de seguridad del Führer y llegar hasta él.

En el dosier de la Gestapo se puede leer: «Era miembro del NSDAP desde antes de la toma de poder. En aquella época frecuentó a personalidades dirigentes del partido, así como al propio Führer». Probablemente, Hitler intentó comprar el silencio y la lealtad de Mend porque se necesitaba hacer creíble la época de Hitler en la Primera Guerra Mundial creando así el mito de un valiente soldado condecorado. Con la publicación en 1931 de su libro *I Served With Hitler in the Trenches: In the Field, 1914-1918*, en la editorial Huber, Hitler conseguía acallar los rumores e investigaciones que ya habían iniciado varios periodistas del periódico socialdemócrata *Münchener Post* sobre su época de soldado en la Gran Guerra y al mismo tiempo lograba que su excamarada Mend obtuviera unos importantes ingresos mensuales derivados de los derechos de autor.

---

[25] Hans Mend, *I Served With Hitler in the Trenches: In the Field, 1914-1918*, Frontline Books, Nueva York, 2022.

Además de lo obtenido, la oposición comunista y la socialdemócrata tuvieron que aceptar la historia como verdadera, al no ser un miembro del partido quien escribía el relato. En palabras del propio Mend: «Con este libro quiero ofrecer al pueblo alemán aclaraciones auténticas y sin maquillaje sobre Adolf Hitler en el frente. Como camarada suyo tuve a menudo la oportunidad de escuchar opiniones sobre la guerra, de constatar su valentía y de apreciar sus brillantes cualidades». Pero esta situación iba a cambiar por completo al año siguiente cuando Hans Mend decide publicar una carta abierta titulada «El camino recto» («Der gerade Weg»):

> Si hubiera trasladado a mi libro todo lo que he omitido conscientemente es seguro que Hitler no habría cristalizado como un gran héroe. Le aconsejo no elevarse demasiado hacia las altas esferas. Sería mucho más provechoso para él y para su partido reflexionar sobre lo que era antes[26].

El 1 de diciembre de 1932, ante el silencio y falta de respuesta de Hitler y los suyos, Mend envía un duro comunicado a la prensa en donde asegura que su «texto original» para el libro «fue significativamente resumido y alterado por el editor [Huber] en beneficio del partido», pero la venganza de su antiguo camarada no se iba a hacer esperar. Es el propio Hans Mend quien lo relata:

> El 9 de marzo de 1933, por la noche, estaba yo profundamente dormido cuando derribaron la puerta, y al despertar vi dos revólveres que me apuntaban. Grité desde la cama: «¿Qué queréis bandidos?», y la respuesta fue: «Una sola palabra más y te meto una bala en la cabeza». Yo dije: «Ya podréis». Vi entonces en la oscuridad a dos personas con el uniforme del partido. Luego entró un tercero, vestido de civil, y me dijo tranquilamente: «Jinete Fantasma, te vienes con nosotros». Me vestí, mientras las dos personas con uniforme de las SA seguían apuntándome con sus revólveres. Uno de ellos era Kugler, que más tarde pertenecería a la dirección del Reichstag, y el otro era Groll, jefe de la Oficina Central. Me llevaron abajo y me introdujeron en un automóvil. Yo pregunté: «¿A la Braune Haus?», y el que iba de civil me respondió: «No, a la Jefatura de Policía». Una vez allí, me recibió el consejero del

26 «Der gerade Weg», *Münchener Post*, número 41, 9 de septiembre de 1932.

> Gobierno, Beck, quien más tarde pertenecería a la Gestapo. Ordenó mi aislamiento y se despidió con las palabras: «Estate tranquilo». Hitler se enteró de mi detención por casualidad. Y así es como me dejaron en libertad en Pentecostés, por orden directa del Führer, como me dijeron. Todo el tiempo me mantuvieron en el más estricto aislamiento[27].

Lo cierto es que Mend recibió el mensaje sabiendo además que quien había ordenado su detención había sido el ayudante personal del Führer, el SS-Obergruppenführer Wilhelm Brückner. Le quedaba ya claro que Hitler le daba una nueva oportunidad, y Mend recibió el mensaje de que el único que podría salvarle la vida en una situación como la que había vivido era nada más que el mismísimo Adolf Hitler, su antiguo camarada. A cambio de permitirle vivir, Hitler solo le exigía lealtad y sumisión absoluta. Tras pasar tres meses encerrado en completo aislamiento, Mend fue puesto en libertad, indultado y puesto bajo estrecha vigilancia de la Gestapo. Se enteraría poco después de que la noche de su detención las SA se hicieron con gran cantidad de material personal relacionado con el Führer que después fue destruido.

Se sabe que, indignado por no ser colocado para un puesto en el partido o en el nuevo Gobierno tras el triunfo electoral del NSDAP, Hans Mend exigió una entrevista personal con Hitler para hacerle entrega de todos sus escritos y para dejar claro que él solo había sido víctima de ciertos chivatos que querían sacar dinero de sus vivencias con Hitler. En el mes de marzo de 1935 recibió una llamada de Fritz Wiedemann, ayudante de Hitler, quien le hizo saber que su visita no era deseada y que se abstuviera en el futuro de pedir otra audiencia con el Führer. Finalmente, en el verano de 1936, Mend fue nuevamente detenido por la división criminal de la Gestapo. Durante el registro de su casa, la seguridad nazi confiscó todos los documentos, dibujos y cuadros pintados por Hitler, incluido un reloj de plata que este le había regalado. La Gestapo comunicó entonces a Hermann Alletag, abogado de Mend: «Objetos, fotografías, escritos, etcétera, han sido requisados por indicación de un alto funcionario de la policía de Berlín. No hay posibilidad de devolución».

---

[27] Lothar Machtan, *The Hidden Hitler…*, *op. cit.*

En esa misma época, el libro de Mend fue también retirado de las librerías y los ejemplares destruidos por orden de la policía secreta de Berlín, con la aprobación de la Cancillería del Führer. Una denuncia anónima de «agresión sexual a niños» llevó al antiguo camarada de Hitler a cumplir otra condena, esta vez de dos años y medio de cárcel y tres de inhabilitación. Aunque Mend negó los cargos, vio que su vida se había acabado, aunque jamás le permitirían salir del país ya que podría contar lo que sabía sobre Hitler. Su condena como «agresor sexual a niños» le estigmatizaba, privándole de toda credibilidad. Lo que nadie sabía hasta ese momento es que Hans Mend había escrito un documento que fue puesto a salvo en Londres y que, en 1948, seis años después de su propia muerte, recibiría el diplomático alemán Von Hentig.

Durante el último proceso a Mend por «abusos sexuales a varias mujeres», se planteó la cuestión de por qué Hitler no había contraído matrimonio. «El Führer —afirmaba Mend en el famoso documento— no había sentido jamás el más mínimo interés por las mujeres, sino que su propensión natural era semejante a la de Röhm [homosexual reconocido]. Durante la guerra, cuando nos bañábamos juntos, solíamos saltar unos sobre otros desnudos. Hitler hacía todo lo imaginable con nosotros y por la noche se apartaba por allí con alguno. […] En el cuartel, le habíamos untado la cola [pene] con betún para las botas mientras dormía». Esta era una forma de estigmatizar a los camaradas homosexuales. Pero si esto es así, ¿cuál es la realidad? ¿Su libro-maquillaje de los años bélicos de Hitler o el «Documento Mend», supuestamente redactado también por él?[28].

El historiador Lothar Machtan, por el contrario, defiende de forma tajante la supuesta homosexualidad del Führer en su obra *The Hidden Hitler*. En el libro habla sobre las supuestas experiencias en Viena con sus amigos de juventud y su relación con varios miembros de su círculo interno. En 2004, la cadena estadounidense HBO produjo un documental basado en la teoría de Machtan

[28] En septiembre de 1940, Hans Mend fue detenido y acusado de diversos delitos sexuales contra mujeres. Un tribunal especial lo condenó a dos años de prisión. Según las autoridades penitenciarias, Mend murió en la penitenciaría de Zwickau, el 13 de febrero de 1942. La causa de su muerte jamás se hizo pública, aunque muchos creen ver la mano de Hitler detrás, al igual que había ocurrido tres años antes con Reinhold Hanisch.

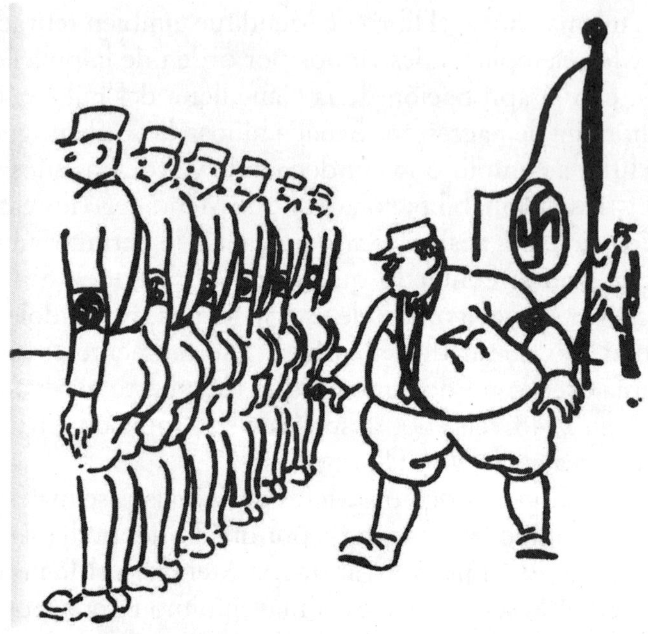

Caricatura del diario comunista *Roten Pfeiffer* de 1933, en la que intentan desprestigiar al homosexual Röhm.

titulado: *The Hidden Führer: Debating the Enigma of Hitler's Sexuality*. Dicha producción no se libró de las críticas de Ron Rosenbaum, que declaró: «Las evidencias caen por su propio peso». Ian Kershaw, el famoso historiador y autor de varias obras sobre Hitler llegó a decir: «¿Que si a Hitler le molestaban los homosexuales? ¿Que si se avergonzaba de su propia orientación sexual? Estas temáticas de la psicohistoria van más allá del conocimiento que tenemos hoy en día. Mis planteamientos sobre la sexualidad de Hitler es que era "asexual" en el sentido tradicional de la palabra con un fetichismo sexual bastante bizarro». También Walter Langer en su famoso estudio sobre Hitler es partidario de defender que Hitler era homosexual.

Ernst Hanfstaengl, amigo personal del Führer, declaró a la OSS estadounidense en 1942: «La residencia de Hitler tenía fama de ser un lugar al que acudían hombres mayores en busca de jóvenes con el propósito de mantener relaciones homosexuales». En sus memorias, Hanfstaengl recuerda la relación que mantenían Hitler y Ernst Röhm, líder de las SA: «La relación de amistad entre Hitler y Röhm se hizo más profunda [en 1923, tras un intento de golpe de Estado], lo que llevó desde el tuteo fraternal hasta rumores sobre supuestas relaciones íntimas entre ambos hombres». También Friedrich Alfred Schmid-Noerr, opositor a Hitler, recogió en 1939 el testimonio de un compañero del futuro líder alemán en el Regimiento List, donde ambos sirvieron durante la Primera Guerra Mundial: «Entre nosotros se despertó desde un principio la sospecha de que [Hitler] era homosexual»[29].

Otro ejemplo de los rumores sobre su homosexualidad que circulaban alrededor de la propia esfera de Hitler sucedió en 1942 cuando el ayudante personal del Führer, Julius Schaub, denunció al escritor y periodista Hans Walter Aust, por aquel entonces miembro del gabinete de prensa del Tercer Reich y declarado «insustituible» por el ministro de Propaganda Joseph Goebbels. Aust se había afiliado el 1 de mayo de 1933 al NSDAP, incorporándose a la Oficina de Prensa del Reich y por lo tanto «exento» del servicio militar. Al parecer, Aust le había dicho a una informante de Schaub que «el Führer hospedaba en el Obersalzberg a una joven, de nombre Everl [se supone que se trata de Eva Braun], pero solo con la finalidad de disimular su homosexualidad». Según la argumentación del juez Otto Georg Thierack[30], del Tribunal de Pueblo [*Volksgerichtshof*], en su sentencia, «la calumnia lanzada por Hans Walter Aust es tanto más grave, cuanto que con ella se atribuye al Führer la misma inclinación antinatural que él [Hitler] condenó de la forma más rotunda con ocasión del incidente "Röhm" en el año 1934». En 1942, Hans Walter Aust fue condenado a dos años de prisión y expulsado de la Oficina de Prensa del Reich tras haber difundido el rumor de que Adolf Hitler era «homosexual».

---

[29] Peter Conradi, *Hitler's Piano Player…*, *op. cit.*

[30] Otto Georg Thierack fue un abogado, político y criminal de guerra nazi. En 1932 se unió al NSDAP, presidiendo la Asociación de Juristas (*Rechtswahrerbund*) y pronto fue ascendido a presidente del recientemente establecido Tribunal del Pueblo, cargo que ocupó entre 1936 y 1942 siendo sucedido por el famoso Roland Freisler. El 20 de agosto de 1942 fue nombrado ministro de Justicia del Tercer Reich, modificando leyes con el fin de perseguir a grupos «antisociales» (judíos, polacos, rusos, gitanos, homosexuales) y coincidiendo con la opinión de su amigo Heinrich Himmler sobre que estos debían ser «aniquilados trabajando». Ordenó ejecuciones masivas a partir del 7 de septiembre de 1943. Después de su detención, se suicidó con veneno, el 26 de octubre de 1946, antes de su juicio en Núremberg.

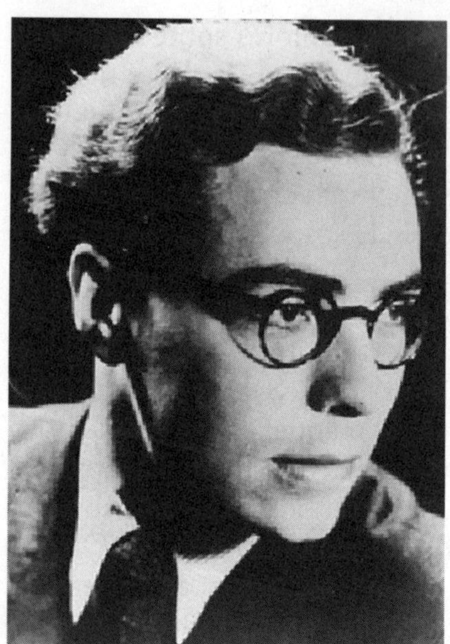

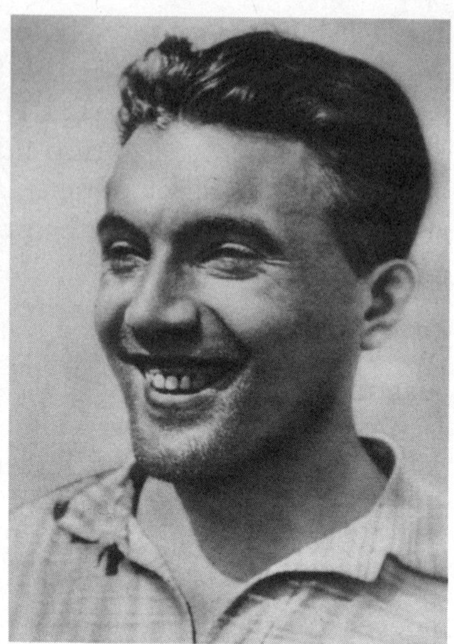

El pianista alemán Karlrobert Kreiten y el periodista checo Julius Fučík fueron ejecutados por difundir rumores sobre la homosexualidad de Hitler.

En enero de 1943, con la firma de Thierack, ya como ministro de Justicia, y de Roland Freisler, como presidente del Tribunal del Pueblo, se aprobó la aplicación de la pena de muerte como castigo para todos aquellos que atribuyeran una orientación homosexual al Führer. Esta pena sería aplicada bajo la llamada «ley contra la insidia», aprobada en 1935, en la que se castigaban todas las expresiones, manifestaciones, palabras, declaraciones públicas o privadas que atentasen contra el bienestar del Reich o la imagen pública de su Gobierno, del NSDAP o de cualquiera de sus miembros.

El famoso pianista alemán Karlrobert Kreiten sería ejecutado en la horca, en la prisión de Plötzensee, el 7 de septiembre de 1943, por este motivo. Durante una reunión con amigos, Kreiten imitó a Hitler haciendo gestos de forma amanerada. Alguien que estaba en aquel grupo lo denunció de forma anónima a la Gestapo. También sería ejecutado por este mismo motivo el periodista, escritor y miembro de la resistencia checa Julius Fučík. El periodista editaba un periódico clandestino en Praga en el que solían publicarse dibujos satíricos en los que aparecían líderes del Tercer Reich como Hitler, Himmler o Göring semidesnudos, con botas altas de cuero negro y armados de fustas en bacanales homosexuales. El 8 de septiembre de 1943 fue decapitado en la guillotina en la prisión de Plötzensee.

En 1973 se hicieron públicos varios documentos pertenecientes al Sicherheitsdiensts (SD), el servicio de inteligencia de las SS, los cuales contenían supuestamente gran cantidad de material sobre la vida sexual de Adolf Hitler durante los años de la Primera Guerra Mundial. El escritor británico David Lewis consiguió hacerse con estos y hacerlos públicos en 1977, en su libro *The Secret Life of Adolf Hitler.* El libro llevaba en su portada la frase: «Del archivo más custodiado de Himmler». Según estos documentos, «entre 1916 y 1917, Hitler sirvió como modelo en Francia para un desnudo pintado por un oficial homosexual de nombre Lammers, en la vida civil pintor en Berlín, y a continuación se fue a la cama con él». Lewis también asegura que consiguió entrevistar a un antiguo suboficial del SD, que confirmó la veracidad de los documentos, pero debido a que no existen copias de la entrevista, ni fotografías o copias de ese dibujo del desnudo, la información no ha podido ser verificada[31]. Lo que sí existe, según dijo Hermann Rauschning a Walter Langer, son documentos fiables sobre un «proceso militar» abierto contra el cabo Adolf Hitler y un oficial, por tener relaciones homosexuales. Los rumores sobre la homosexualidad de Adolf Hitler continuaron incluso después de su suicidio en el Führerbunker de Berlín, el 30 de abril de 1945, hasta nuestros días.

---

[31] David Lewis, *The Secret Life of Adolf Hitler*, Heinrich Hanau Publications, Londres, 1977.

7
El demente

El mundo ha llegado a conocer a Adolf Hitler, gracias a cientos de investigadores e historiadores, por su insaciable ansia de poder, su crueldad, su total falta de sentimientos, su desprecio por las instituciones establecidas democráticamente, por su falta de respeto por la vida humana o por su carencia de restricciones morales. En el curso de pocos años se las ingenió para usurpar tan grandes poderes que unas pocas amenazas veladas, acusaciones o insinuaciones fueron suficientes para que el mundo temblara y se viera inmerso en una guerra mundial. En abierto desafío a los tratados, ocupó inmensos territorios a través de la fuerza o la amenaza de ella, sojuzgando a millones de personas sin disparar un solo tiro. La vida y el sufrimiento humanos parecían no tocar a este hombre a medida que se introducía en el camino que creía estar predestinado a tomar por derecho propio y por el del pueblo alemán. Al principio, las Cancillerías de Londres, París e incluso Washington observaron con cierto regocijo a este hombre de aspecto ridículo con un bigote igual de ridículo. «No es posible que dure demasiado en el poder», decían los más optimistas. Pero a medida que iba logrando éxito tras éxito, como la anexión de Austria (*Anschluss*), en marzo de 1938, o los Sudetes (*Sudetenkrise*), en octubre del mismo año, aquel hombrecillo que suscitaba cierto desdén se convirtió en una figura que provocó absoluta incredulidad.

Para los países occidentales era inconcebible que estuviera ocurriendo en un mundo moderno, en una civilización desarrollada y en una nación, Alemania, completamente evolucionada y educada.

Pero aquel demente inhumano e incomprensible, en el que se convirtió Hitler poco después, ayudó a entender que era necesario eliminar del tablero a aquel loco y reemplazarlo por un hombre sano y el mundo volvería a su estado pacífico y normal[1].

«Sigo mi camino con la precisión y la seguridad de un sonámbulo», dijo el propio Hitler tras la ocupación de Renania en 1936. Lo cierto es que esta afirmación fue más una declaración de intenciones que una línea de conducta, y más cuando su principal objetivo era, en primer lugar, tranquilizar a los ciudadanos alemanes que aún le veían más como un «agitador» que como un «líder», y que se preguntaban: ¿es sincero o un impostor? Y, en segundo lugar, no alertar a la comunidad internacional. El líder nazi no la quería agitar hasta que Alemania no estuviera preparada para la guerra. Hay que destacar que Adolf Hitler no tuvo un desarrollo normal de temperamento y personalidad y ni siquiera alcanzó una cierta madurez. No tenía buen carácter, tampoco era simpático o flexible. Era tremendamente tímido. Los psicoanalistas Walter Langer y Henry Murray, que trabajaron en el informe para la Oficina de Servicios Estratégicos (OSS) sobre la mente del líder alemán, destacaron que sus características positivas eran la audacia, el valor o la perseverancia, todos ellos signos de «dureza», mientras que las negativas eran la crueldad, la venganza, la falta de fe y la inhumanidad[2].

Hitler carecía, además, de una absoluta falta de autocrítica. Solo pensaba en sí mismo. Alan Bullock, en su magna obra *Hitler and Stalin: Parallel Lives*, aseguraba que el líder soviético Iósif Stalin usó el culto a la personalidad como un instrumento político, pero sin dejarse dominar por él, mientras que, en el caso de Adolf Hitler, él mismo era su más tenaz y apasionado devoto[3]. En el informe sobre el Führer que el NKVD preparó para Stalin se destacan siete momentos clave en la vida de Hitler y que marcarían su propio destino como líder del Tercer Reich[4]:

— Su temprana y completa concentración en la política como un sustituto de una vida normal.

---

1 Walter C. Langer y Sanford Gifford, «An American Analyst...», *op. cit.*

2 Walter C. Langer, *The Mind of Adolf Hitler...*, *op. cit.*

3 Alan Bullock, *Hitler and Stalin...*, *op. cit.*

4 Henrik Eberle y Matthias Uhl, *The Hitler Book...*, *op. cit.*

— Su primer acto político, aunque privado: su emigración desde Viena a Múnich.
— Su decisión de dedicarse a la política.
— El descubrimiento de sus habilidades hipnóticas como orador político ante las masas.
— Su decisión de llegar a ser el «Führer» (el Líder).
— Su determinación de adaptar su guía o itinerario en la política a los años que esperaba vivir, unida a su intención de iniciar una guerra.
— Su decisión final de suicidarse.

Realmente, las cinco primeras decisiones no fueron tomadas por el propio Hitler, sino que fue la época que le tocó vivir lo que le llevaría a ellas. Las dos últimas sí que dependieron única y exclusivamente de él. En aquella época de entreguerras, los jóvenes estaban contagiados de un gran interés por las actividades políticas, y como Hitler, que había sido rechazado por el mundo artístico, la política pudo suponer al principio una buena forma con la que ganarse la vida. La Europa en la que creció y maduró, antes incluso de la Primera Guerra Mundial, era mucho más activa políticamente hablando. Potencias imperialistas, en continua rivalidad y en pie de guerra entre ellas, eran las piezas del puzle europeo. Lo más curioso de todo es que los ciudadanos de estos imperios veían esta situación como muy emocionante. Además, existía el continuo conflicto de las clases sociales, comunistas contra fascistas; extremadamente ricos contra extremadamente pobres; fervientes nacionalistas de derechas contra convencidos comunistas y anarquistas defensores de la «Revolución Roja». De una manera u otra, Adolf Hitler creció políticamente a la sombra de las cervecerías de Múnich, o mejor dicho entre los cafés burgueses y las tabernas proletarias.

Sus vivencias en la guerra del 14 supusieron para él su despertar político. De repente, parecía que ya no tenía pasado, sino un futuro esperanzador en el mundo político, y con ello ya no necesitaba moverse en el mundo laboral de posguerra. «Experimenté la lucha de 1914 con tanta ansiedad y como liberación de los sentimientos irritados de la juventud», decía él mismo, pero con estas palabras dejaba bien claro que su vida política o su lucha por el liderazgo no iba a ser por el «pueblo», sino por la perspectiva de un cambio de destino de vida, y, por supuesto, por la perspectiva de un buen sustento económico acompañado de una buena posición social[5]. Tal vez, como afirma el periodista y escritor alemán Konrad Heiden[6], la derrota de Alemania devolvió a Hitler a su «patria elegida» en un momento de inestabilidad y radicalización de la vida pública que le ofreció una nueva vía de escape: la política. Heiden escribió:

> Hasta entonces no había desarrollado nunca algo así como unas convicciones políticas: lo que traía de Viena no era mucho más que un batiburrillo de resentimientos. La imagen que de sí mismo tenía lo vinculaba más bien a la «gente corriente», y hasta comienzos de 1919 era quizás algo así como un «socialista por sentimiento». Pero no se trataba en ningún caso de convicciones firmes; por el contrario, su inclinación social-revolucionaria resultó bien pronto no ser más que una actitud y no una conclusión alcanzada mediante el razonamiento. [...] En consecuencia, buscó ante todo su propia ventaja entre ambos frentes.
>
> Cuando decidió convertirse en político profesional de la derecha populista alemana, no tenía ni idea de lo que hablaba. La política, tal como él la entendía, no era sino un magnífico instrumento para mejorar en la vida, y para alcanzar ese objetivo capaz de recurrir a cualquier medio, ya fuera a las diatribas antisemitas cargadas de odio como a la terminología contrarrevolucionaria extraída del arsenal del nacionalismo radical[7].

En 1920, por fin Hitler encontró eco en una ciudadanía desesperada, desatando oleadas de entusiasmo, y supo aprovecharlo de inmediato. Comprobó que su capacidad oratoria le permitía escapar cada vez más del anonimato y convertirse en la esperanza del auditorio. Además, tuvo la suerte de ponerse a las órdenes de la gente adecuada, como Ernst Röhm o Karl Mayr, hombres más inteligentes que el propio Hitler pero que creyeron que, a pesar de sus ex-

---

5 Ron Rosenbaum, *Explaining Hitler...*, *op. cit.*

6 Para el estudio de los primeros años de Hitler las obras de Heiden son fundamentales. Entre 1920 y 1923, se convirtió en el corresponsal en Múnich de los diarios *Vossische Zeitung* y *Frankfurter Zeitung*. Su presencia en la capital bávara le permitió conocer el ascenso del Partido Nazi y de su líder, Adolf Hitler. Se dice que él no comenzaba sus discursos hasta que no veía presente a Heiden. No obstante, el periodista recibió numerosas amenazas de muerte y, tras la llegada al poder de Hitler en 1933, tuvo que marcharse al exilio.

7 Konrad Heiden, *Der Fuehrer. Hitler's Rise to Power,* Haughton Mifflin, Boston, 1944.

centricidades, podrían potenciar su politización. Él, por su lado, pondría a disposición de Röhm y Mayr su total entrega y disponibilidad, sus dotes teatrales y su gran capacidad para mentir con tal de responder a las expectativas puestas en él[8]. Langer y Murray aseguran que su talento en estas tareas estaba ya desarrollado plenamente como reacción frente a las humillaciones sufridas y la estigmatización por las que se vio obligado a aprender cómo sacar provecho de esa conducta y de esos rasgos de su carácter. «En aquella confusa sociedad de la República de Weimar estaba a su alcance algo que Hitler siempre había anhelado: la atención social; el reconocimiento como "verdadero hombre" y que él creía merecer; y a partir de ahí, una reparación o rehabilitación de su propia persona, de su propio yo», explica el psicoanalista Walter Langer en su estudio sobre el Führer.

Muchos colaboradores de Hitler durante sus primeros años en política coinciden en afirmar que el líder alemán creía realmente en su grandeza. Estaba convencido de ello. Kurt Schuschnigg, el que fuera canciller austríaco tras el asesinato de Engelbert Dolfuss en 1934, relata que, durante una reunión con Hitler en el Berghof, este llegó a decirle: «¿Se da cuenta de que está en presencia del más grande alemán de todos los tiempos? Yo no necesito de su opinión para convencerme de mi grandeza histórica». A su antiguo camarada de partido Otto Strasser, le comentó: «No puedo estar equivocado. Lo que yo hago y digo es histórico».

Lo cierto es que Hitler siente que nadie en la historia de Alemania estuvo preparado como lo estuvo él para llevar a los alemanes a la posición de supremacía que todos los estadistas germanos han creído merecer, pero han sido incapaces de lograr. Esto era lo que creía el propio Hitler, que llegaría a confesar al escritor y político Hermann Rauschning: «Yo no juego a la guerra. No permito que los "generales" me den órdenes. La guerra la conduzco yo. El momento preciso del ataque será decidido por mí. Solo existirá un momento que será realmente auspiciado y esperaré ese momento con inflexible determinación. Y no lo dejaré pasar».

Él se comparaba con Federico II el Grande, rey de Prusia desde 1740 a 1786, y al igual que él, Hitler pretendía escribir grandes tratados sobre política, historia o poesía. Federico componía música y

[8] Ron Rosenbaum, *Explaining Hitler…*, *op. cit.*

coleccionaba obras de arte, y promovió la construcción de la ópera de Berlín y la Biblioteca Real, revitalizó la Academia de Ciencias de la que fueron miembros Voltaire o Kant y, sobre todo, modernizó las estructuras del Estado. Hitler pretendía superar o, al menos, igualar la magna obra de Federico. En su megalomanía, estaba dispuesto a dejar huella en la historia. Cree ser un brillante juez experto en cuestiones legales y no se ruboriza cuando ante el Reichstag anuncia: «Durante las últimas veinticuatro horas yo he sido el Tribunal Supremo del pueblo alemán».

También está convencido de ser un experto arquitecto capaz de dar lecciones al más experimentado, ya que desde 1925 garabatea los diseños de los edificios que piensa construir en Berlín cuando llegue al poder. Hitler pasa gran parte de su tiempo diseñando nuevos edificios y planificando la remodelación de ciudades enteras. Pese a haber fracasado en los exámenes de admisión a la Academia de Bellas Artes de Viena, se considera el único juez en este campo. Por ejemplo, en 1934 crea un comité de expertos para actuar a modo de tribunal de arquitectura formado por Werner March, arquitecto del Estadio Olímpico de Berlín; por Hermann Giesler; y por Roderich Fick. El problema fue que los veredictos de este tribunal de arquitectura no complacieron al Führer, lo que provocó su disolución, y él mismo decidió asumir sus competencias. También se permitía el lujo de criticar, rechazar o corregir los proyectos de sus arquitectos de cabecera, Paul Ludwig Troost (hasta 1934) y Albert Speer (desde 1934). El propio Speer relata en sus memorias que un día llegó a preguntar a Hitler por qué no se había dedicado a la arquitectura. El Führer le respondió: «Decidí ser el maestro de obras del Tercer Reich». Tuvo las mejores herramientas: un grupo de arquitectos dispuestos a hacer realidad sus visiones, una burocracia con una capacidad casi ilimitada para planificar y ejecutar y un estado de terror que convirtió en prohibida la palabra «imposible».

Otro de los aspectos de su personalidad de la que se siente orgulloso es de su brutalidad. «Soy uno de los hombres más duros que ha tenido Alemania durante décadas, quizás durante siglos, dotado de la más grande autoridad de cualquier líder alemán… pero, sobre todo, creo en mi éxito. Creo en él incondicionalmente», llega a confesar a su médico Theodor Morell. Sir Eric Phipps, embajador británico en Berlín desde 1933 a 1937, afirmaba en sus memorias:

> Desde los acontecimientos del año pasado, su fe en su propio genio, en su instinto o, podríamos decir, en su estrella, es ilimitada. Quienes lo rodean son los primeros en admitir que ahora se cree infalible e invencible. Eso explica por qué ya no puede soportar la crítica ni la contradicción. Contradecirlo es, a sus ojos, un crimen de lesa majestad; oponerse a sus planes, sea quien fuere el que lo haga, es un sacrilegio definitivo, ante el cual la única respuesta es un despliegue inmediato y chocante de su omnipotencia.
>
> Cuando lo conocí, me impresionaron su lógica y su sentido de la realidad, pero, a medida que pasaba el tiempo, cada vez me parecía más irrazonable y convencido de su propia infalibilidad y grandeza[9].

Muchos personajes que conocieron a Adolf Hitler en aquella misma época se refieren a este en la misma línea. Por ejemplo William Dodd, embajador de Estados Unidos en Berlín, entre 1933 y 1937, escribía entonces:

> Parece haber, en consecuencia, muy pocas dudas respecto a la firme creencia de Hitler en su propia grandeza. Ahora debemos inquirir en las fuentes de estas creencias. Muchos atribuyen la confianza de Hitler al hecho de que es un gran creyente en la astrología y en los astrólogos con los que está en constante contacto y que le aconsejan en lo que a su línea de conducta se refiere. Pero esto es absurdo. Muchas de nuestras fuentes afirman con total seguridad que esto es falso. Además, todos los que conocen a Hitler coinciden en que nada es más extraño a la personalidad de Hitler que buscar ayuda en fuentes exteriores de este tipo. El Führer no solo no se ha hecho jamás el horóscopo, sino que, en principio, está en contra de ello, porque piensa que podría dejarse influir conscientemente por ello[10].

Según su antiguo camarada en el NSDAP, Otto Strasser, parece como si Hitler actuara por alguna guía de este tipo que le proporciona el sentimiento y convicción de su propia infalibilidad. Según Strasser, a principios de la década de 1920, Hitler tomaba lecciones

---

[9] Gaynor Johnson, *Our Man in Berlin: The Diary of Sir Eric Phipps, 1933-1937*, Palgrave MacMillan, Nueva York, 2008.

[10] «Doctor W.E. Dodd Dies: Ex-Envoy to Reich», *The New York Times*, 10 de febrero de 1940.

de oratoria y psicología de masas de un hombre llamado Erik Jan Hanussen, que también afirmaba ser adivino y astrólogo. Hanussen, que llegó a ser uno de los astrólogos favoritos de Hitler, proclamaba ser descendiente de aristócratas daneses, cuando en realidad procedía de una familia judía de Moravia. Existen numerosas historias de los encuentros entre Hanussen y Hitler, en especial de uno celebrado poco antes de las elecciones de noviembre de 1932, durante el cual Hanussen enseñó al futuro Führer técnicas de control de masas mediante el empleo de gestos y pausas dramáticas durante un discurso. El psicoanalista Walter Langer confirmaría las reuniones entre ambos personajes[11].

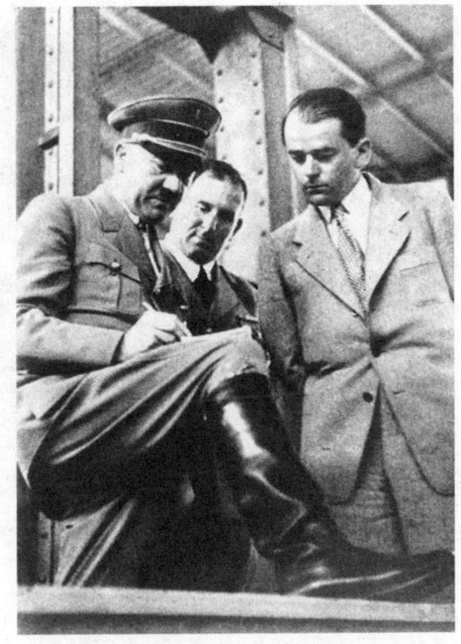

Hitler se permitía el lujo de corregir los planos de Albert Speer.

Karl Henry von Wiegand, periodista estadounidense del grupo Hearst, uno de los primeros en entrevistar a Hitler y también uno de los primeros periodistas que lo tomó en serio, publicó su historia el 12 de noviembre de 1922, un año antes del Putsch de Múnich. Von Wiegand proporcionó la primera aproximación que los estadounidenses tuvieron de Hitler. En su reportaje se refirió a él como el «Mussolini alemán» y expresó una profunda preocupación por su popularidad, escribiendo: «La sombra del fascismo está surgiendo en Alemania. [...] Si lo que todavía es solo una sombra, es seguro que se vestirá con la carne, la sangre y el espíritu del "Mussolini alemán", y dependerá de varias cosas». También destacó sus cualidades de «hombre del pueblo», su carisma y su electrizante capaci-

[11] A comienzos de abril de 1933, Hanussen fue encontrado a las afueras de Berlín. Había sido asesinado en la noche del 24 al 25 de marzo de 1933, probablemente por un grupo de hombres de las SA, y su cuerpo abandonado en un descampado cerca de Stahnsdorf.

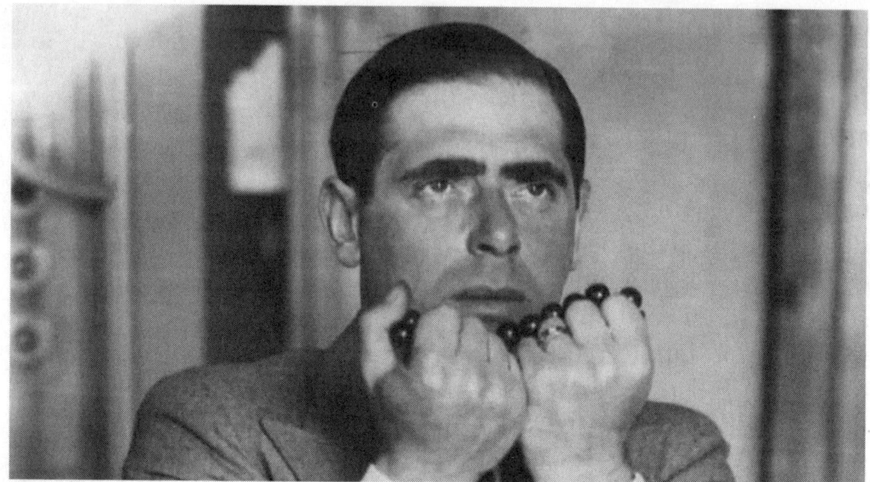

Erik Jan Hanussen, astrólogo y adivino, se convirtió en uno de los asesores más cercanos a Hitler.

dad de oratoria. Lo calificó como un gran líder potencial y afirmó: «Hitler tiene las características de un líder. Ya sea simplemente de una banda o de un gran movimiento, solo el futuro lo dirá». En otra de sus crónicas, Karl Henry von Wiegand escribía:

> Cuando conocí a Adolf Hitler en Múnich, en 1921 y 1922, este estaba en contacto con un círculo que creía firmemente en los portentos de las estrellas. Se hablaba mucho de la venida de «otro Carlomagno» y también de un nuevo Reich. Si en aquellos días Hitler creía o no en estas predicciones y profecías astrológicas, nunca lo pude saber por el propio Führer. Nunca negó ni afirmó creer en ello. No obstante, no le repugnaba utilizar las predicciones para aumentar la creencia popular en él y en su entonces joven y esforzado movimiento[12].

Parece seguro que Hitler creía absolutamente que había sido enviado a Alemania por la Providencia para cumplir una misión especial, y que no era otra que redimir al pueblo alemán y rehacer el continente europeo con una Alemania como líder. El propio Hitler diría: «Cumplo los mandatos que la Providencia me ha mandado. Ningún poder en la tierra podrá sacudir ahora al Reich alemán; la

---

[12] Karl Henry von Wiegand, «Europe for the Europeans, America for the Americans», *New York Journal American*, 14 de junio de 1940.

Providencia ha deseado que yo lleve el cumplimiento de esta gran empresa germánica. [...] pero si la voz habla, sé que ha llegado el momento de actuar». Su percepción de que estaba protegido por el destino y la Providencia lo deja claro cuando él mismo relata un hecho acaecido durante la Primera Guerra Mundial:

> Cenaba en una trinchera con varios camaradas. Repentinamente, pareció que una voz me decía: «Levántate y ve para allá». La voz había sido tan clara e insistente que automáticamente obedecí, como si se tratase de una orden militar. De inmediato me puse en pie y caminé unos veinte metros por la trinchera, llevándome mi cena en un bote de latón. Después me senté para seguir comiendo, con la mente otra vez tranquila. Apenas lo había hecho cuando desde el lugar de la trinchera que acababa de abandonar llegó un gran destello y un estampido ensordecedor. Acababa de estallar un obús perdido entre el grupo donde había estado sentado y todos sus miembros murieron[13].

Es también el propio Hitler quien recuerda que, estando en el hospital de Pasewalk en 1918, recuperándose de la ceguera provocada por un ataque con gas, «se me ocurrió la idea de que liberaría a Alemania, de que la haría grande. Inmediatamente supe que esto se cumpliría». El periodista Karl Henry von Wiegand recuerda un alegato que dio Adolf Hitler ante el tribunal que presidía el juicio contra los cabecillas del Putsch de Múnich y que podía llevar a todos los acusados a ser condenados a la pena de muerte. Hitler tuvo oportunidad de hablar ante el tribunal:

> Debéis aceptar el convencimiento de que no considero que valga la pena esforzarse por un cargo ministerial. No considero valioso que un gran hombre como yo desee que su nombre pase a la historia solo por haber llegado a ser ministro. Desde el primer día he tenido en mente algo mil veces más importante: quería ser el aniquilador del marxismo. Cumpliré la tarea, y cuando esté resuelta, el título ministerial será para mí una cuestión trivial. La primera vez que me paré frente a la sepultura de Richard Wagner, mi corazón se llenó de orgullo. Allí descansa un hombre que eliminó en vida cualquier inscripción semejante a: «Aquí descansa el consejero

---

[13] George Ward Price, *I Know these Dictators*, George Harrap & Company, Londres, 1937.

> privado director, su excelencia el barón Richard von Wagner». Me sentí orgulloso de que ese hombre y muchos otros de la historia de Alemania se sintieran satisfechos con dejar a la posteridad su nombre y no su título. No fue modestia lo que me hizo desear ser el «tambor». Eso es de suma importancia, el resto es una bagatela[14].

Cada vez era más claro que él se veía a sí mismo —y sin ningún tipo de rubor— como el mesías esperado por un pueblo desesperado y que estaba destinado a dirigir a Alemania a la gloria. Su examigo y creador de una de las más famosas frases del nazismo, el *Sieg Heil*, Ernst Hanfstaengl, llegó a afirmar entonces: «Cuando un hombre llega al punto de identificarse con Jesucristo y el Mesías, es que está ya maduro para entrar en un manicomio», pero estaba claro que los ciudadanos de Alemania no tenían la misma opinión. Hitler ya había aceptado para entonces este rol de «endiosamiento» sin ningún tipo de dificultad. Von Wiegand escribió que cuando el líder alemán oía el saludo, «Heil Hitler, nuestro salvador», realmente lo creía. Creía realmente que él era el elegido y que en su mente real-

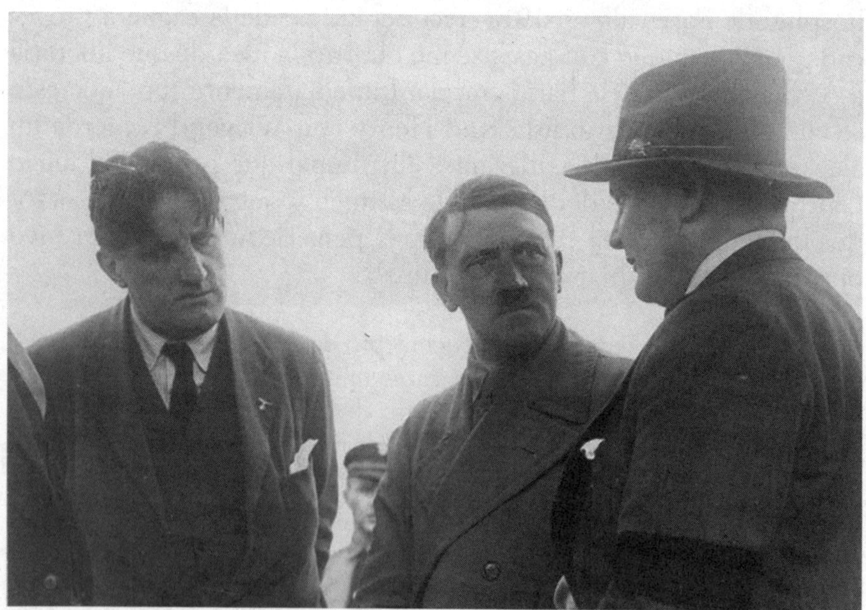

Hitler conversando con Ernst Hanfstaengl y Hermann Göring el 21 de junio de 1932.

[14] Alan Bullock, *Hitler, A Study in Tyranny…*, *op. cit.*

mente aparecía como un segundo Jesucristo que ha sido enviado para instituir en el mundo un nuevo sistema de valores basados en la brutalidad y la violencia. Su primer pensamiento de cada día era la forma en que esperaba permanecer vivo en la mente del pueblo alemán una vez que hubiese muerto[15].

Albert Speer recuerda en su biografía que, en junio de 1940, luego de que Alemania conquistara Francia, Hitler visitó París. Fue un viaje muy breve, de tan solo tres horas. Su arquitecto favorito le acompañaba. También el escultor Arno Breker y el arquitecto Hermann Giesler. Cuando visitaron la tumba de Napoleón en los Inválidos, Hitler y el resto de la comitiva se quedaron abrumados por el silencio y el clima del lugar. Ante la tumba de Napoleón, se sacó la gorra y la apretó contra el pecho mientras bajaba la cabeza en señal de respeto ante quien él consideraba un igual. Al salir del edificio, construido por orden del rey Luis XIV de Francia, Hitler se giró hacia Speer y le dijo:

> Tiene muchos defectos en muchos aspectos. Lo han colocado [a Napoleón] en un agujero, lo que obliga a la gente a tener que bajar la vista, y no a elevarla. Jamás cometeré semejante error. Sé cómo mantener mi dominio sobre el pueblo después de muerto. Seré el Führer ante quien deban levantar la mirada, de quien deban hablar y a quien deban recordar al volver a casa. Mi vida no acabará en la mera forma de la muerte. Por el contrario, entonces comenzará[16].

Es interesante el análisis que hace el psicoanalista Walter Langer en su estudio para la OSS, sobre esta época concreta de Adolf Hitler. Su plan, si debe tener éxito, necesita del constante juego emocional sobre la mente de las masas histéricas de los alemanes, y cuanto mejor pueda él disponer las formas y medios de lograr esto después de muerto, más seguro está de alcanzar su meta final:

> Está [Hitler] firmemente convencido de que el ritmo furioso y la era trascendental en la que vivió y se movió terminará inmediatamente después de su muerte, desplazando al mundo por natura-

[15] Karl Henry von Wiegand, «Hitler Foresees His End», *Cosmopolitan*, abril y mayo de 1939.

[16] Albert Speer, *Inside the Third Reich…*, *op. cit.*

> leza e inclinación de un prolongado lapso de proceso de asimilación marcado por una especie de serena inactividad. El pueblo de su «Reich de los Mil Años» levantará monumentos en su honor y tocará y mirará las cosas que él ha construido, según creía. Esto llegó a decir en aquella visita a Roma, efectuada en 1938, añadiendo que mil años después sería la grandeza y no las ruinas de su tiempo lo que instigaría a los hombres de esos lejanos días por venir. Porque, créase o no, así es cómo la mente de Hitler se proyecta en los siglos, sin una sola muestra de rubor[17].

Todo esto es bastante cercano a la visión que Hitler tenía de sí mismo próxima a un dios. Ernst Röhm ya lo advirtió cuando aseguró: «Aún hoy, lo que más le gustaría es sentarse en las montañas y hacer el papel de Dios». En este punto, Adolf Hitler se cree destinado a convertirse en un Führer inmortal, elegido por Dios para ser el nuevo salvador de Alemania y el fundador de un nuevo orden social (el nacionalsocialismo) para el mundo. Lo cree firmemente y está seguro de que, a pesar de todas las pruebas que debe sortear, finalmente alcanzará su objetivo. Él estaba convencido de que, de todos los millones de alemanes en los que había prendido el mito de Adolf Hitler, el más exaltado de todos era el propio Adolf Hitler.

El célebre Carl Jung, líder de una escuela psicoanalítica en disputa con la freudiana, participó alegremente en la arianización del diván. «Como Hitler decía hace poco, el jefe [Führer] debe ser capaz de estar solo y de tener el valor de seguir su propio camino. [...] El jefe es portavoz y la encarnación del alma nacional. Es la punta de lanza de la falange de todo el pueblo en marcha. La necesidad de las masas siempre exige un jefe, sea cual fuere la forma de Estado», aseguró un enfebrecido Jung en una entrevista radiofónica en Berlín en 1933, y puede que este discurso de uno de los más famosos psicoanalistas del mundo ayudara a Hitler a crear y desarrollar una imagen «narcisista». Ese mismo año, y después de aquella polémica declaración en Radio Berlín, Jung volvió a meter la pata cuando en un artículo de 1933 para la revista *Zentralblatt für Psychotherapie* afirmaba la superioridad del inconsciente ario sobre el inconsciente judío.

> El inconsciente ario está cargado de fuerzas explosivas y de la simiente de un futuro aún por nacer. [...] Todavía jóvenes, los pue-

---

[17] Walter C. Langer y Sanford Gifford, *An American Analyst...*, *op. cit.*

blos germánicos pueden producir nuevas formas de cultura y ese porvenir duerme aún en el inconsciente oscuro de cada ser, donde descansan gérmenes colmados de energía y próximos a abrasarse. El judío, que tiene algo de nómada, jamás ha producido y, sin duda, jamás producirá una cultura original[18].

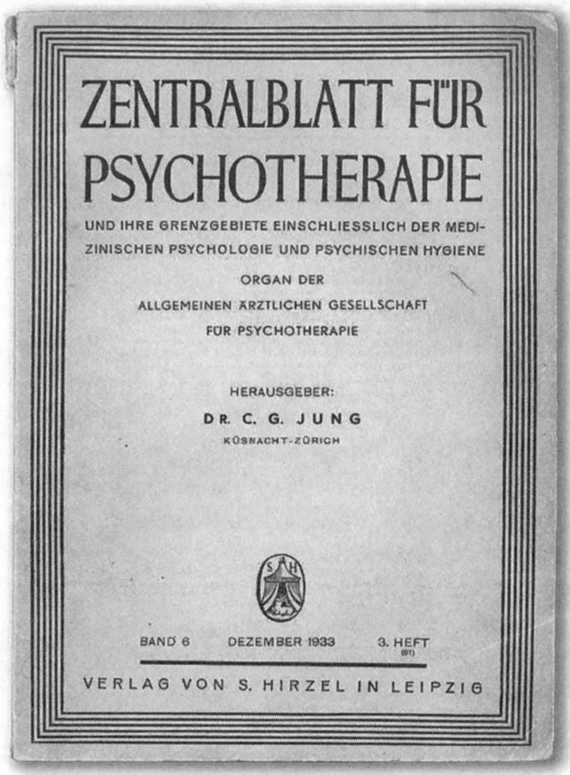

C. G. Jung, ed. *Zentralblatt für Psychotherapie*, Band 6, 3 heft, Dezember 1933.

El narcisista

Estaba claro que Hitler era un narcisista y, como buen narcisista, jamás tuvo amigos. Sus personas más cercanas eran conductores, guardaespaldas, secretarios o miembros del partido, pero él era el único que hablaba. En esta atmósfera de subordinados complacien-

18 Carl Jung, *Zentralblatt für Psychotherapie*, número 6 (3), diciembre de 1933.

tes era donde el Führer se sentía a gusto. Su trato diario era con personajes como Hermann Göring, Joseph Goebbels, Rudolf Hess o Heinrich Himmler. A estrechos y fieles «amigos» como Ernst Röhm ordenó que le pegaran un tiro el 1 de julio de 1934, cuando este se convirtió en una traba para su ascenso político. La intimidad que tuvieron ambos hombres desde 1920 no fue un obstáculo para deshacerse de él catorce años después. Muchos aseguran que el líder de los «camisas pardas» tenía demasiada información sobre la personalidad de Hitler y que podría haberle puesto en un serio aprieto si se hacía pública[19].

Hitler llegó a leer los textos del poeta y traductor alemán Stefan George[20], considerado por sus contemporáneos una especie de profeta que creía en la función mesiánica de la poesía. En uno de sus poemas, escrito en 1921, anunciaba la llegada de un nuevo reino que sería dirigido por las élites intelectuales y artísticas, unidas por su fidelidad a un líder más poderoso. Hitler, sin duda, creyó que aquel «líder más poderoso» se refería a él. El poeta escribió:

Traerá al hombre que nos ayude,
el que rompe las cadenas, restaura el orden en los campos de escombros.
Un orden que azote a aquellos que se han desviado,
y los vuelva a la justicia eterna,
donde el grande es grande otra vez, y el que manda,
de nuevo es el amo.
Reina la obediencia, y en los banderines del pueblo,
cuelga el verdadero signo y a través de la tormenta y el terror
del rojo amanecer, él dirige su ejército leal
a la tarea del día, el nacimiento del nuevo Reich.

La realidad es que el poderoso líder (Adolf Hitler) que rompería las cadenas, según el texto de Stefan George, vivió tan solo cincuenta y seis años, desde el 20 de abril de 1889 al 30 de abril de 1945. Treinta de ellos los pasó como un auténtico fracasado mientras que

---

[19] Alan Bullock, *Hitler, A Study in Tyranny…*, *op. cit.*

[20] Aunque Stefan George declinó la oferta de Joseph Goebbels de aceptar el Ministerio de Cultura del Tercer Reich, los críticos consideran que en su obra hay claras ideas fascistas y pronazis. Esta opinión se contradice con su autoexilio en Suiza durante el régimen nazi e igualmente porque algunos de los que lideraron la «resistencia alemana» contra Hitler eran miembros de su círculo cercano, por ejemplo, Claus von Stauffenberg.

los veinte restantes los vivió como el amo y señor de toda Europa y también como el hombre que arrastró al mundo a una guerra mundial con millones de muertos, heridos y desaparecidos y que convirtió el continente en un campo de escombros, que, en lugar de restaurarlos, como afirmaba George, los provocó. Tal vez porque ningún alemán que alzó su brazo por aquel líder narcisista de pequeño bigote había leído otro verso del poeta Stefan George de 1907 y que bien podría haber reflejado, veintiséis años antes, la visión anticipada de la llegada de Hitler.

> ¡El hombre! ¡La gesta! Así clamaban el pueblo y el
> Alto Consejo.
> No esperéis que sea alguien que se ha sentado
> a vuestra mesa.
> Tal vez alguien que por años estuvo entre los asesinos,
> que durmió en sus celdas, se levantará y emprenderá
> la hazaña.

Muchos historiadores y biógrafos, como Joachim Fest, Alan Bullock o Antony Beevor, afirman que la vida de Hitler antes de 1919 no tiene la menor importancia. Incluso el propio Fest llegó a escribir, «Antes de 1919, la historia forjó a Adolf Hitler. Después de 1919, fue Hitler quien forjó la historia». En su vida ya no existió un «antes» debido a que el propio Führer, con el apoyo de los servicios de seguridad del Tercer Reich, se ocupó de hacerla desaparecer, así como a aquellos actores y actrices que habían pasado por su vida antes de convertirse en el poderoso líder de Alemania. Fuera de la vida pública o de la política su vida era completamente vacía. Pero si algo hay que destacar en su personalidad es su pronunciado narcisismo que le permitía colocarse en una especie de altar de sabiduría desde donde criticar vehementemente a los máximos líderes mundiales.

Se sabe, por ejemplo, que Hitler detestaba a Roosevelt al que consideraba un «títere» cuyos hilos eran movidos por oscuros intereses judíos. A Churchill, a quien calificaba como el «borracho del Imperio», pretendía enviarlo a una finca vigilada «donde podría emborronar cuantas telas quisiera», mientras que a Stalin lo calificaba como un genio maligno, pero un genio al fin y al cabo[21]. El Führer aludía también y en muy diversas ocasiones a su retirada política

---

[21] Eva Braun y Alan Bartlett, *The Diary of Eva Braun…*, *op. cit.*

cuando acabara la guerra. «Eva y yo nos casaremos, viviremos en una hermosa casa, en Linz, desde luego, y no habrá un solo uniforme en mi hogar, nada que recuerde a la guerra», decía.

Respecto a Estados Unidos, Hitler tenía una idea bastante errónea sobre los estadounidenses. Su único conocimiento era a través de las películas de gánsteres que le gustaba ver una vez tras otra, y estaba convencido de que los soldados de este país eran incapaces hasta de sostener un fusil entre sus manos. Después del desembarco en Normandía, Hitler explicaba a sus colaboradores más cercanos como Albert Speer, que este había sido posible debido al origen prusiano de generales como Eisenhower, Carl Spaatz, Chester Nimitz e incluso George Patton. De Estados Unidos admiraba la «Prohibición», debido a su militante antialcoholismo, aunque no prohibía beber a sus colaboradores o a Eva. Sus fobias, según Speer, eran innumerables. Detestaba viajar en barco porque se mareaba y tenía miedo al mar porque apenas sabía nadar. Tampoco le gustaba montar a caballo o esquiar, después de haberlo intentado. Era estrictamente vegetariano y jamás escuchaba la radio[22]. Pero su mayor temor era el tabaco. «Antes de que me retire voy a ordenar que todos los paquetes de cigarrillos que se vendan en mi Europa lleven marcado una inscripción: "Peligro. El tabaco mata; peligro de cáncer"», le dijo Hitler a Gretl, la hermana de Eva. Él reconocía que había tenido ese vicio cuando era joven en Linz, pero al darse cuenta de la cantidad de dinero que gastaba en ello, y que le privaba de poder asistir a funciones de teatro, decidió sacar de su bolsillo todo el tabaco que llevaba y arrojarlo al Danubio. «Desde entonces jamás volví a fumar», confesó a Gretl Braun. El odio de Hitler al tabaco era tal que un día ordenó destruir una fotografía en la que aparecía Stalin fumando un cigarro.

Según el psicoanalista Walter Langer, para muchos de sus allegados y colaboradores, la oposición de Hitler al alcohol, al tabaco, a la carne o a la caza era una prueba absoluta de «la humanidad del Führer». Un día llamó al doctor Ferdinand Sauerbruch, considerado el mejor cirujano de Europa y pionero entre otras cosas de la cirugía torácica. Poco después se supo que el líder del Tercer Reich había requerido sus servicios para que operase a su perra Bella. Pero no le gustaban todos los animales. Encontraba estúpidos a los caba-

[22] Albert Speer, *Inside the Third Reich…*, *op. cit.*

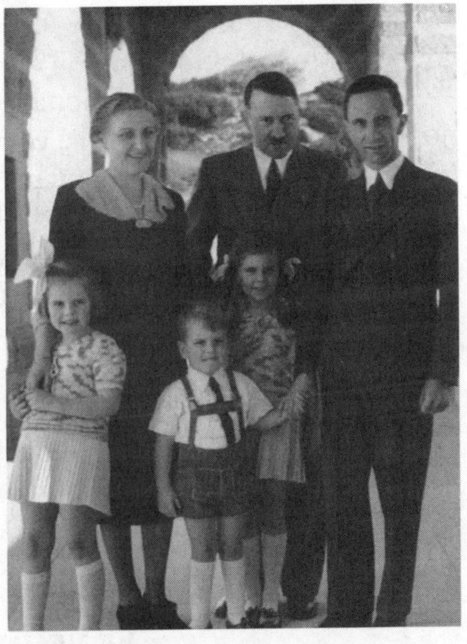

Helmut (en el centro), el supuesto hijo de Hitler y Magda Goebbels, en 1938.

llos, antipáticos a los bulldogs o bóxeres y odiosos a los gatos. Y desde 1921 amaba a los pastores alemanes, tras recibir uno de regalo aquel mismo año. Incluso cuando estaba en el Berghof podía hablar horas y horas a su auditorio cautivo, sobre las maravillas de sus perros Bella y Muck, y por supuesto de Blondie. «Esa perra lo aprende todo, me sigue como una sombra; es valiente, fiel y atenta. ¿Saben que Bella se alimenta de hierbas y que cuando estoy en el búnker tengo que hacer que se las traigan hasta allí? Además, aunque en el interior no hay luz del día, Bella sabe exactamente la hora que es», explicaba Hitler[23].

Tal vez en la misma medida que a los perros, Hitler adoraba a los niños. «Ciertamente, mi hermano buscaba la compañía de los niños. No sabía resistirse a la súplica de unos ojos infantiles», comentó Paula Hitler al juez Michael Musmanno, tras el fin de la guerra[24]. «Yo sería un buen padre de familia, pero no quiero hijos. Los descendientes de un genio conocen enormes dificultades en la vida. Se espera de ellos que demuestren la misma capacidad que sus padres. Eso difícilmente lo consiguen. En realidad, casi todos salen unos cretinos», confesaría el propio Hitler a su secretaria Traudl Junge[25]. También su secretaria recuerda que Hitler comentó la posibilidad de adoptar como hijo propio a Harald[26], el hijo que Magda Goebbels

---

23 Nerin E. Gun, *Hitler y Eva…*, *op. cit.*

24 Michael A. Musmanno, *Ten Days to Die…*, *op. cit.*

25 Traudl Junge, *Until the Final Hour…*, *op. cit.*

26 Tras la guerra, Harald y su hermano Herbert dirigieron la empresa de fabricación de baterías Accumulatorenfabrik AG (Afa), posteriormente conocida como VARTA, que les legó su padre. Ambos hermanos se convirtieron también en importantes accionistas de BMW. Harald falleció el 22 de septiembre de 1967 en Italia, tras sufrir un accidente con su avión.

había tenido con el magnate industrial Günther Quandt, antes de conocer a Joseph Goebbels.

En los fondos de los National Archives and Records Administration (NARA) en Maryland, se encuentran veintitrés álbumes de fotos pertenecientes a Eva Braun, en los que se pueden ver decenas de fotografías que muestran a Adolf Hitler en actitud cariñosa con niños. Bien es cierto que Heinrich Hoffmann, el fotógrafo oficial, realizó cientos de fotografías de este tipo, pero todas ellas con carácter propagandístico, aunque en las fotos tomadas por Eva Braun aparece un Führer cómodo entre niños. Incluso a Hitler le gustaba esta imagen. La de conquistador del mundo que tiene tiempo para dedicárselo a Úrsula y Gitta, las pequeñas hijas de Herta Schneider, una de las mejores amigas de Eva. Hasta se llegó a hablar en la época sobre el parecido de la pequeña Úrsula con Hitler y Eva Braun.

El megalómano

Hitler abre su *Mein Kampf* con el siguiente párrafo: «En esta pequeña ciudad sobre el río Inn, bávaro por sangre y austríaco por nacionalidad, embellecidos por la luz del martirio alemán, vivían, a finales de la década del ochenta del siglo pasado, mis padres: el padre, un leal funcionario del Estado, y la madre dedicada a los cuidados de la casa y de sus hijos, con la misma y eterna bondad amorosa». Es curioso cómo Adolf Hitler abre su biografía política. El futuro líder alemán implica que el destino ya le sonreía en el momento de su nacimiento porque afirma: «Hoy considero que es una suerte que el destino haya designado a Braunau sobre el río Inn como lugar de mi nacimiento».

El pueblo alemán le percibía como un hombre que era capaz de todo y, como político, como un líder capaz de cumplir sus promesas para con los ciudadanos. Para ellos estaba claro. Hitler prometió reducir el desempleo, y lo consiguió. Hitler prometió construir la más moderna y extensa red de autopistas de toda Europa, y lo consiguió. Hitler prometió levantar los más modernos edificios a lo largo de toda Alemania, y lo consiguió. Hitler prometió situar a la nueva Alemania en la más importante escena de la política internacional, y lo consiguió. Hitler prometió unir al territorio alemán a aquellos territorios con población de origen germánico, y lo consiguió sin

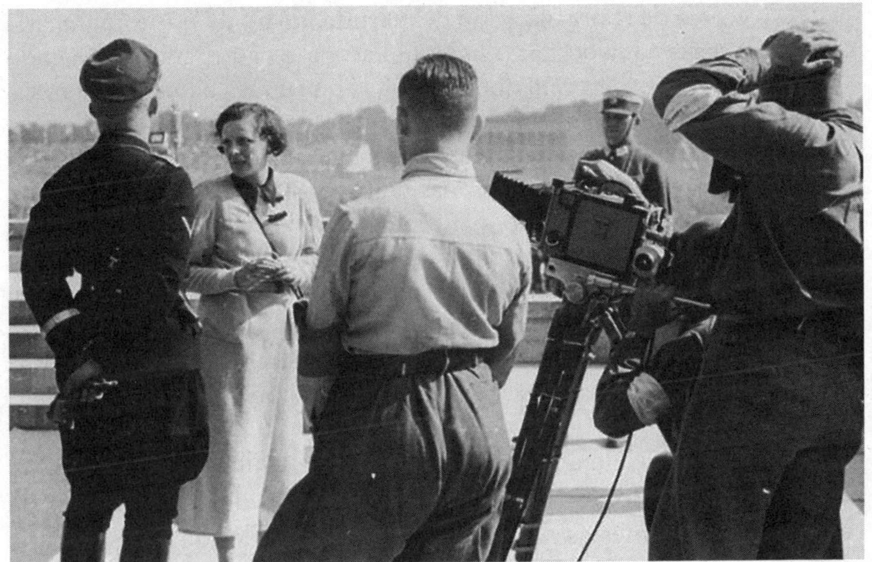

Leni Riefenstahl dirigiendo *El triunfo de la voluntad.*

disparar un solo tiro. Hitler prometió las vacaciones pagadas para los empleados, y lo consiguió. Por eso, el propio Hitler estaba tan seguro de que los ciudadanos alemanes le darían el poder absoluto.

El Ministerio de Propaganda, a las órdenes de Goebbels, convertía cada logro en un éxito personal del Führer, un éxito y un agradecimiento que él recibía con modestia. Al fin y al cabo, él era infalible y había llegado al poder para cumplir la divina misión de salvar a Alemania. Hitler y su aparato de propaganda estaban ya a un paso de esculpir ante los ojos de los alemanes la imagen del mesías que tanto ansiaban.

Desde ese momento, las reuniones del Partido Nazi, especialmente el Congreso de Núremberg de 1934, llegaron a adquirir una imagen y atmósfera absolutamente religiosas en la que Adolf Hitler era el tan esperado mesías del que todo el mundo hablaba. Una de las que más ayudó a crear esa imagen cuasi sobrenatural del Führer sería la famosa directora Leni Riefenstahl que escribe en su biografía:

> Poco después de su llegada al poder, Hitler me mandó llamar y me explicó que quería un filme acerca de un congreso del partido y que quería que yo lo hiciera. Mi primera reacción fue decir que yo no sabía nada acerca del modo en que funcionaba una cosa así

> o acerca de la organización del partido, de modo que fotografiaría las cosas equivocadas y no complacería a nadie, aun suponiendo que pudiera hacer un documental, lo que nunca había hecho antes. Hitler dijo que era por esto exactamente por lo que quería que yo lo hiciera: porque cualquiera que supiera todo acerca de la importancia relativa de las personas y grupos y demás podría hacer un filme pedante y exacto, pero que esto no era lo que él quería. Él quería un filme que mostrara el congreso desde un ojo no experto que seleccionara solo lo que fuera artísticamente satisfactorio; en términos de espectáculo, supongo que se puede decir. Él quería un filme que movilizara, atrajera, impresionara a una audiencia que no estaba necesariamente interesada en la política[27].

Toda la imagen de aquel congreso, con la ayuda de *El triunfo de la voluntad* dirigido por Riefenstahl, ayudó a los deseos de Hitler de convertirse en el mesías de Alemania, pero aquello iba a desatar una auténtica fiebre religiosa por la imagen del Führer. Un día apareció en el escaparate de una famosa galería de arte berlinesa, situada en la céntrica Unter den Linden, un gran retrato de Hitler rodeado por un halo místico. *Der Bannerträger* (*El abanderado*) era una pintura del artista austriaco Hubert Lanzinger, en la que mostraba a Hitler sentado sobre un caballo negro, vistiendo una brillante armadura a la manera de un caballero del siglo XV y portando una bandera nazi que ondea detrás de él. Hitler es retratado por Lanzinger como una figura mesiánica, que, al igual que Lohengrin, mira simbólicamente hacia un futuro mejor para Alemania. El cuadro, pintado en óleo sobre madera, se realizó entre 1934 y 1936, llevándose a exhibir públicamente por vez primera en 1937, en la Gran Exposición de Arte Alemán, en Múnich[28]. Stephen Henry Roberts, entonces corresponsal australiano en Berlín, recuerda: «A principios de 1936 vi en un escaparate de Múnich cuadros de Hitler vestido con los ropajes de

---

[27] Leni Riefenstahl, *Leni Riefenstahl…*, *op. cit.*

[28] Heinrich Hoffmann convirtió el retrato en una postal en 1938. Actualmente se encuentra en la colección del Centro de Historia Militar del Ejército de los Estados Unidos, en Washington DC. Fue una de las más de diez mil obras de propaganda nazi y arte militar alemán incautadas por el ejército de Estados Unidos tras la Segunda Guerra Mundial. La pintura se incluyó en la exposición itinerante «Estado de engaño: poder de la propaganda nazi» del Museo del Holocausto de Estados Unidos y se exhibió en la exposición de 1999 «Arte alemán del siglo XX» en el Altes Museum de Berlín.

plata de los caballeros del Grial, pero pronto desaparecieron. Desvirtuaban el espectáculo: estaban demasiado cerca de la realidad de la mentalidad de Hitler»[29].

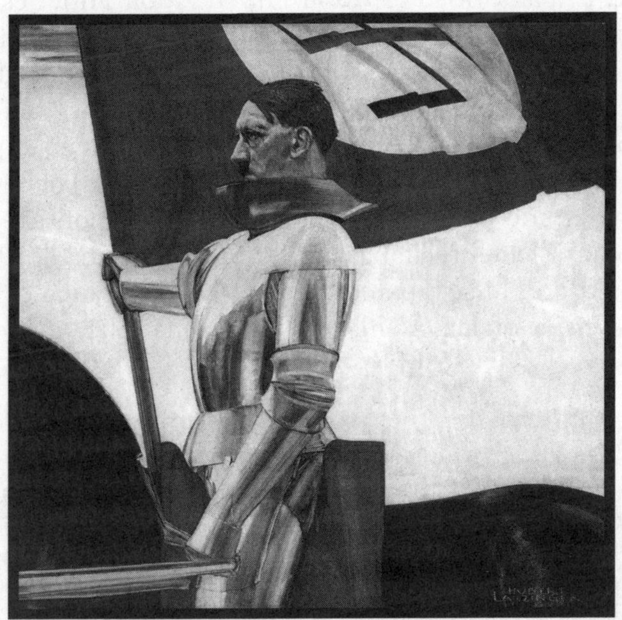

El portaestandarte de Hubert Lanzinger.

Otro corresponsal irlandés, William Teeling, que había estudiado a los movimientos juveniles en la Alemania nazi en el congreso del partido de 1937, explica que se podían ver enormes y megalómanos retratos del Führer con la frase: «Al principio fue la palabra». El mismo Teeling relata que en aquel congreso tuvo oportunidad de entrevistar a Carl Vincent Krogmann, entonces alcalde de Hamburgo, quien afirmó: «No necesitamos clérigos, ni sacerdotes. Nos comunicamos directamente con Dios a través de Adolf Hitler. Este posee muchas de las cualidades de Cristo». Es en esta misma época cuando el NSDAP decide adoptar el siguiente credo:

> Creemos, sobre la tierra, en Adolf Hitler, nuestro Führer, y sabemos que el nacionalsocialismo es la única doctrina que puede proporcionar la salvación a nuestra gran nación, que es Alemania.

[29] Stephen Henry Roberts, «The riddle of Hitler», *Harper's Magazine*, febrero de 1938.

Basándose en esta nueva doctrina, el ministro del Reich para Asuntos Eclesiásticos, Hanns Kerrl, afirmaba de forma tajante: «Ha surgido una nueva autoridad en lo que Cristo y la cristiandad son realmente. Esa autoridad es Adolf Hitler; Adolf Hitler es el verdadero Espíritu Santo». O la Asociación de Grupos Cristianos de Renania, que en abril de 1937 aprobó como resolución que «la palabra de Hitler es la palabra de Dios en la tierra». También, en la misma época, comenzaron a aparecer reportajes y noticias en la prensa en las que se destacaban cosas como: «Mientras [Hitler] hablaba, se oía crujir el manto de Dios por el salón», o el corresponsal estadounidense Gregor Ziemer relataba cómo sobre una colina de Odenwald, en el estado de Hesse, aparecían pintadas las siguientes palabras: «Creemos en la divina Alemania. ¡La divina Alemania es Hitler! ¡Creemos en el divino Hitler!».

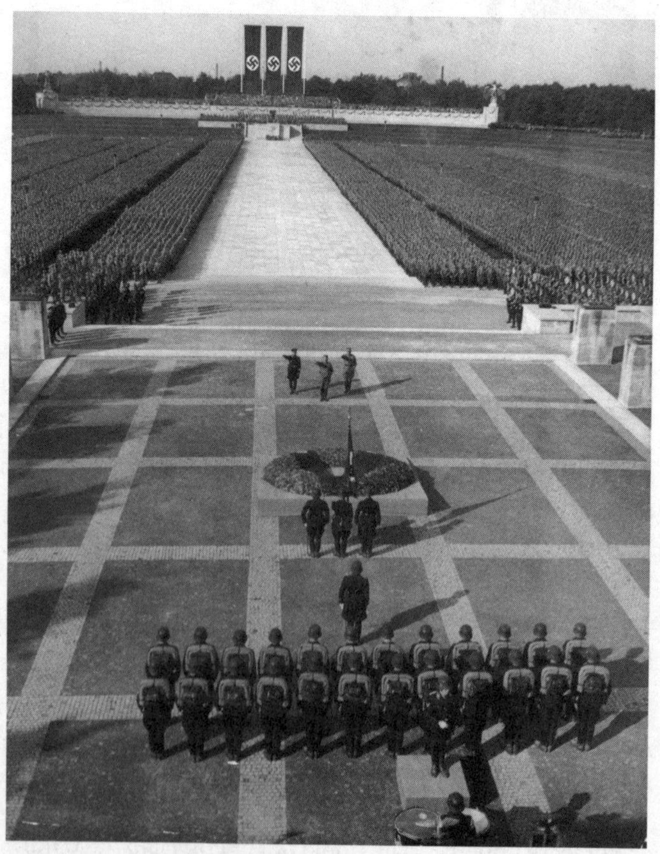

Congreso de Núremberg (*Reichsparteitag*) en 1934.

De esta forma, la megalomanía de Hitler iba creciendo en la medida en que el Führer preparaba su camino hacia la inmortalidad. La famosa corresponsal estadounidense Dorothy Thompson, jefa de la oficina del *The New York Evening Post* en Berlín, confesó al psicoanalista Walter Langer: «Los alemanes están todos locos. Esto no es una revolución, es una resurrección. Creen que Hitler es Dios. Lo creas o no, una alemana se sentó junto a mí en la representación de la pasión, y cuando subieron a Cristo a la cruz, me dijo: "Ahí está. Ese es nuestro Führer, nuestro Hitler". Cuando le pagaron las treinta piezas de plata a Judas, la mujer me dijo: "Ese es Röhm, que traicionó al líder"».

La imagen que el aparato de propaganda de Goebbels daba de Hitler se asemejaba mucho a la de un superhombre, y eso en realidad era lo que creía Hitler de sí mismo. «A riesgo de que parezca una tontería, le diré que el movimiento nacionalsocialista durará mil años. No olvide cómo se rieron de mí hace quince años cuando declaré que un día yo gobernaría Alemania. Ahora ríen, igual de estúpidamente, cuando digo que seguiré en el poder», le aseguró el propio Adolf Hitler a un corresponsal británico destacado en Berlín, en junio de 1934.

El disociativo

En 1922 Ernst Hanfstaengl y Hitler eran muy buenos amigos, pero dos décadas después el antiguo discípulo describía al Führer ante la Oficina de Servicios Estratégicos (OSS) como «un narcisista egocéntrico y masturbador que debido a su gran frustración sexual se había construido una vida pública artísticamente dramatizada. [...] Hitler sufría de un trastorno disociativo, pero podía vivir confortablemente con todas sus personalidades, aunque el problema fuese para sus más estrechos colaboradores que cada día se encontraban con un Hitler diferente»[30]. Al examinar las pautas de conducta de Hitler se tiene la impresión de que no se trata de un hombre con una sola personalidad. El líder alemán era, sin duda, el mejor ejemplo de una persona que sufre de trastorno de identidad disociativo (TID), una afección poco común de la salud mental. An-

[30] Peter Conradi, *Hitler's Piano Player...*, *op. cit.*

teriormente se lo conoció como trastorno de personalidad múltiple en el que las personas que lo padecen pueden poseer dos o más personalidades separadas.

Por ejemplo, una de ellas es la del Hitler suave, sentimental, indeciso y algo apático. Otra de sus personalidades podría ser la de una persona dura, despótica, cruel, decidida y enérgica, que sabe lo que quiere y está dispuesto a conseguirlo sin detenerse ante nada, ni ante nadie. Es el mismo Hitler tanto el que llora por la muerte de una de sus mascotas como el que grita que «deben ahorcarlos a todos», contra los implicados en el atentado de julio de 1944 contra él. Es el mismo Hitler quien se ve incapaz de despedir a un ayudante de campo y el que es capaz de firmar la muerte de más de 5000 personas durante la purga de la Noche de los Cuchillos Largos contra las SA. Es el mismo Hitler el que llora como un niño por la traición de su amigo Ernst Röhm para luego firmar su sentencia de muerte. Es el mismo Hitler el que puede pasar días enteros viendo películas estadounidenses de gánsteres y de dibujos animados, que el que trabaja días enteros sin dormir haciendo planes que afectarán a decenas de países y millones de personas. Todos ellos son el mismo Adolf Hitler que el que escribe el texto que sigue para explicar/disculpar la ejecución de miles de sus antiguos colaboradores sin que le tiemble el pulso lo más mínimo:

> En esta hora yo era responsable de la suerte de la nación alemana, así que me convertí en el juez supremo del pueblo alemán. Di la orden de disparar a los cabecillas de esta traición y, además, di orden de cauterizar la carne cruda de las úlceras de los pozos envenenados de nuestra vida doméstica para permitir a la nación conocer que su existencia, la cual depende de su orden interno y su seguridad, no puede ser amenazada con impunidad por nadie. Y hacer saber que en el tiempo venidero, si alguien levanta su mano para golpear al Estado, la muerte será su premio[31].

El psicoanalista Walter Langer lo define como el «síndrome del Dr. Jekyll y Mr. Hyde», en el que las dos personalidades, las dos opuestas, oscilan de un lado a otro y hacen que el individuo real sea casi irreconocible, al igual que ocurre con el personaje protagonista de la novela de Robert L. Stevenson. En la novela, los pensamientos de su

---

[31] Joachim Fest, *Hitler*, Harcourt Brace, Nueva York, 1973.

autor giraban en torno a la idea de la dualidad del ser humano y cómo incorporar los conceptos del bien y del mal en una misma historia. Langer y muchos biógrafos tratan esta doble faceta del ser humano y cómo incluir el bien y el mal en un mismo personaje, Hitler. Esto podría ser perfectamente adaptable a la personalidad de Adolf Hitler, solo que, en este caso, ambas personalidades forman parte de un solo Führer y una de ellas, como la historia ha demostrado, está más cerca del degenerado Edward Hyde que del buen doctor Henry Jekyll[32].

Los más estrechos colaboradores de Hitler eran incapaces de predecir entre un minuto y otro cuál sería su reacción ante una situación que no podía controlar. Un ejemplo de ello sucedería en 1937. El diplomático estadounidense William Russell, destinado entonces en Berlín, relata un suceso ocurrido durante el funeral por los marineros muertos durante el bombardeo del acorazado Deutschland, el 24 de mayo de 1937 en la isla de Ibiza, por parte de bombarderos republicanos durante la Guerra Civil española. Dos bombas alcanzaron el barco; la primera penetró en la cubierta superior cerca del puente y explotó sobre la cubierta principal, mientras que la segunda impactó cerca del tercer cañón de estribor, provocando graves incendios bajo la cubierta. El ataque mató a treinta y un marineros alemanes e hirió a otros setenta y cuatro. En un discurso radiado, Adolf Hitler habló apasionadamente al pueblo alemán y a los familiares de los militares fallecidos. Después de dar el discurso, el Führer debía pasar por la fila de familiares que permanecían en posición de firmes y estrecharles la mano uno a uno. Russell escribe:

> La primera viuda con la que Hitler intercambió algunas palabras estalló en un violento llanto. Su hijo, que no tendría más de diez años y permanecía cerca de su afligida madre, comenzó a llorar de forma desgarradora. Hitler tocó su cabeza sin saber qué hacer y se volvió con indecisión al siguiente familiar. Antes de poder pronunciar palabra alguna, se sintió, repentinamente, agobiado por la situación. En ese momento, se quebró y abandonó el escenario cuidadosamente preparado para la ocasión. Seguido por sus sorprendidos acompañantes, caminó a toda velocidad que le era posible hasta su automóvil y se hizo trasladar fuera del lugar del funeral[33].

---

[32] Walter C. Langer, *The Mind of Adolf Hitler...*, *op. cit.*
[33] Walter C. Langer, *The Mind of Adolf Hitler...*, *op. cit.*

Estos cambios bruscos hacían de Hitler un hombre esclavo de su propia personalidad. El político y escritor Hermann Rauschning lo describe así:

> Hubo oportunidades en las que daba impresión de infelicidad, de soledad, de búsqueda interior, pero en un instante volvía a sumirse en cualquier tarea de forma frenética con el rápido dominio de un hombre nacido para la acción. [...] Casi cualquier cosa podía inflamar de pronto su cólera y su encono, pero del mismo modo podía ser totalmente repentina la transición de la ira al sentimentalismo o al entusiasmo más desbordante. Hitler fue siempre así. El más mínimo obstáculo o dificultad lograba hacerlo aullar de ira y, al minuto siguiente, estallar en el más profundo sollozo.

Walter Langer, en su estudio para la OSS sobre la mente de Hitler, explica esta dualidad: «En la personalidad del líder alemán y dentro de su más profunda dualidad, "Hitler" es el vacilante, el miedoso, el indeciso, el que solloza, mientras que el "Führer" es el de la personalidad feroz, el que estalla de vez en cuando, el que grita, el que patalea». Henry Murray, otro famoso psicoanalista que colaboró con Langer en el estudio sobre Hitler, muestra una oposición al diagnóstico de su colega:

> Aunque esto puede no ser estrictamente cierto, desde un punto de vista psicológico, puede resultar de utilidad pensar en Hitler en estos términos. No obstante, no hay una total disociación de la personalidad. Al menos en Hitler. En tal caso cabría esperar que las personalidades se alternaran entre sí más allá del control voluntario del individuo. Este no es, por cierto, el caso de Hitler, que puede adoptar cualquiera de ambos papeles más o menos a su voluntad. Al menos, en ocasiones, es capaz de inducir a que aflore la personalidad del «Führer» cuando las circunstancias lo exigen. Es lo que hace en casi todos sus discursos.
>
> Al principio se muestra nervioso e inseguro en la tribuna. A veces, enfrenta considerables dificultades para encontrar qué decir. Este es «Hitler». Pero en estas circunstancias la personalidad del «Hitler» no predomina, por lo general, por mucho tiempo. En cuanto siente a la audiencia, se eleva el tiempo del discurso y comienza a afirmarse la personalidad del «Führer»[34].

---

[34] Henry A. Murray, *Analysis of the Personality of Adolph Hitler: With Predictions of His Future Behavior and Suggestions for Dealing with Him Now and After*

Lo cierto es que Murray puede tener más razón en su diagnóstico que Langer. El «Führer» puede hacer declaraciones abiertamente que «Hitler» no haría, siendo capaz de asimilar los problemas más importantes presentados por sus colaboradores o generales y reducirlos a extremadamente sencillos, pero también Langer está en lo cierto al analizar a un solo «Führer» que es juez supremo; y puede ignorar cualquier principio ético y moral, ordenar cientos de ejecuciones sin que le tiemble el pulso, disponer la invasión de otras naciones o decidir la destrucción de ciudades enteras y, al mismo tiempo, convertirse en el «Hitler» que está de buen humor mientras hace cumplir sus designios como «Führer». Este mecanismo se encuentra frecuentemente en la personalidad de los psicópatas que manifiestan el propósito de rechazar a su otra personalidad. La diferencia entre Adolf Hitler y los psicópatas es que el líder alemán consiguió convencer a millones de ciudadanos de que la imagen ficticia que ha creado es la real.

El desconfiado

Adolf Hitler teme ser envenenado, asesinado, tiene miedo a enfermar, a aumentar de peso, a ser traicionado, a las anestesias, a la muerte prematura, a no conseguir alcanzar la grandeza o a no cumplir con su misión de llevar a Alemania al destino que merece. Su círculo más estrecho trabaja incansablemente para tomar todo tipo de precauciones para que nada de esto suceda, ya sean temores reales o ficticios. Otto Günsche y Heinze Linge, ayudantes de Hitler, llegaron a afirmar a los agentes del NKVD soviético que los sometieron a interrogatorio tras el final de la Segunda Guerra Mundial que, en los últimos años, el Führer ya no se fiaba de nadie, ni siquiera de la Gestapo. Incluso cuando se reunía con sus generales en su despacho de la Cancillería, su seguridad personal obligaba a estos a entregar en la entrada sus armas y espadas[35].

Rochus Misch, el que fuera miembro del Comando de Escolta del Führer (FBK) desde 1940 a 1945, relata:

Germany's Surrender, Donovan Nuremberg Trials Collection, Cornell University Law Library, Núremberg, 1943.

[35] Henrik Eberle y Matthias Uhl, *The Hitler Book...*, *op. cit.*

> Hitler se despertaba por la noche con gritos convulsivos, pidiendo ayuda. Se sentaba al borde a la cama, como si fuera incapaz de moverse. Se sacudía atemorizado haciendo temblar la cama. Cuando Julius Schaub, su ayudante personal, y yo entrábamos en su dormitorio, emitía frases confusas e ininteligibles. Jadeaba, como si imaginara que estaba sofocándose. En una oportunidad, Hitler se levantó tambaleándose por todo el dormitorio, mirando salvajemente a su alrededor. «¡Él! ¡Él! ¡Ha estado aquí!», gritaba con voz entrecortada. Tenía los labios azules. Su cuerpo estaba lleno de sudor. De pronto comenzó a emitir frases totalmente carentes de sentido. Sonaba horriblemente, y Schaub y yo no sabíamos qué hacer. Después, se volvió a tranquilizar[36].

«Soy el hombre más solitario de la tierra», llegó a confesar Hitler a su fiel Misch. A partir del atentado del 20 de julio de 1944, el organismo del Führer fue deteriorándose sin cesar. Él se negaba a reconocerlo, mientras que la gente que se encontraba en su círculo de confianza halagaba y elogiaba su vitalidad. Incluso la propaganda de Goebbels difundía cada día miles de retratos e imágenes de un Adolf Hitler vigoroso y atlético; era como *El retrato de Dorian Gray*, pero a la inversa[37]. Pero aquí, en la Alemania de los años cuarenta, no era la imagen, sino el hombre el que se volvía decrépito por momentos. El atentado contra su vida agravó sus temblores, sentía fuertes dolores de cabeza constantemente, apenas oía, solía tener episodios de depresión, no se interesaba ni siquiera por la guerra o por la situación de sus ciudadanos.

Tras ser detenido por las fuerzas estadounidenses al final de la Segunda Guerra Mundial, Theodor Morell fue sometido a diversos interrogatorios por parte del CIC, la contrainteligencia militar estadounidense. La idea era recopilar al máximo todo tipo de información sobre el líder del Tercer Reich. Soviéticos, por un lado, y esta-

---

[36] Rochus Misch, *Hitler's Last Witness: The Memoirs of Hitler's Bodyguard*, Frontline Books, Nueva York, 2014.

[37] La novela *El retrato de Dorian Gray*, escrita por Oscar Wilde, tiene como argumento la eterna juventud; no obstante, el verdadero tema central de la novela es el narcisismo, ya que el personaje principal posee una excesiva admiración por sí mismo, hasta el extremo de no desear otra cosa que conservarse para siempre tal y como aparecía en el cuadro. Además, se tratan otros aspectos como la decadencia tanto de la sociedad, bajo el reinado de la reina Victoria, como del personaje de Dorian Gray y la corrupción de su alma.

Arbeitsplatz: REICHSKANZLEI BERLIN

970—86 CIC Personalbogen

1. Name Dr. MORELL THEODOR
Zu-/Familienname Vor(Tauf)name

2. Andere von Ihnen benutzte Namen oder solche, unter welchen Sie bekannt sind: GILBERT

3. Geburtsdatum 22.7.86 4. Geburtsort TRAIS-MÜNZENBERG 5. Größe 170 cm

6. Gewicht 90 KG. 7. Haarfarbe SCHWARZ 8. Farbe der Augen GRAU

9. Narben, Geburtsmale oder Entstellungen HYPOSPADIE (ANGEBOREN)

10. Gegenwärtige Anschrift: UNTERS. GEFÄNGNIS
(Stadt, Straße und Hausnummer)

11. Ständiger Wohnsitz BERL. KURFÜRSTEND. 216
(Stadt, Straße und Hausnummer)

12. Art der Ausweiskarte ÄRZTEB. Nr. KEINE 13. Wehrpaßnummer NEIN

14. Reisepaß-Nr. NEIN 15. Staatsangehörigkeit DEUTSCH 16. Falls naturalisierter Bürger, geben Sie Datum und Einbürgerungsort an NEIN

17. Aufzählung aller Ihrerseits oder seitens Ihrer Ehefrau oder Ihrer beiden Großeltern innegehabten Adelstitel KEINE 18. Religion

19. Welcher Kirche gehören Sie an? EVANGEL. 20. Haben Sie offiziell oder inoffiziell Ihre Verbindung mit einer Kirche aufgelöst? NEIN 21. Falls ja, geben Sie Einzelheiten und Gründe an NICHTBETREFF. 22. Welche Religionsangehörigkeit haben Sie bei der Volkszählung 1939 angegeben? EVANG. 23. Führen Sie alle Vergehen, Uebertretungen oder Verbrechen an, für welche Sie je verurteilt worden sind, mit Angaben des Datums, des Orts und der Art AUTOSCHNELLF. (GOTHA)

24. Waren Sie vom Militärdienst zurückgestellt? JA 25. Falls ja, geben Sie die genauen Umstände an LEIBARZT HITLERS 26. Waren Sie Generalstäbler? NEIN

27. Wann? N. BETR. 28. Waren Sie NS.-Führungsoffizier? NEIN 29. Wann und in welchem Truppenverband? NICHT BETR.

30. Haben Sie in der Militärregierung oder Wehrkreisverwaltung irgendeines der von Deutschland besetzten Länder, einschließlich Oesterreich und Sudetenland, gedient? NEIN 31. Falls ja, geben Sie Einzelheiten über Ihre Aemter und Pflichten sowie Ort und Zeitdauer des Dienstes an:

NICHT BETR.

Página de registro de la detención de Theodor Morell (1945).

dounidenses y británicos, por otro, se lanzaron a una carrera sin precedentes para detener el mayor número de personajes que hubieran tenido contacto directo con Adolf Hitler, tanto a nivel militar como a nivel personal.

Durante el primer interrogatorio, el capitán Desmond Travis, del CIC, entregó a Theodor Morell un cuestionario que debía rellenar a mano. Este documento quedó registrado en los archivos de los NARA (National Archives and Records Administration), en Maryland. El cuestionario se centraba principalmente en datos psiquiátricos de Hitler:

A. Orientación temporoespacial: excelente.
B. Memoria para los sucesos recientes y remotos: excelente.
C. Retención inmediata de cifras, estadísticas, nombres: excelente.
D. El trasfondo general de Hitler se caracterizaba por su carencia de educación universitaria, que tenía, sin embargo, compensada por la adquisición de una gran cultura y conocimiento general a través de la lectura.
E. Su juicio del tiempo y el espacio: excelente.
F. Reacción al medio ambiente: excelente.
G. Era cambiante, a veces inquieto y otras, peculiar, pero, en general, cooperador, y no fácilmente distraído.
H. Emocionalmente muy hábil, con sentimientos de gusto y aversión muy pronunciados.
I. Continuidad demostrada en la fluidez de pensamiento. Su palabra no era lenta, ni rápida, y siempre relevante.
J. No se apreció globo histérico (sensación de bola en la garganta). No amnesia. El dolor epigástrico podía posiblemente haber sido de origen histérico.
K. Sin obsesiones, ni fobias.
L. Sin alucinaciones, ilusiones o tendencias paranoicas[38].

Pero Theodor Morell relató también a sus interrogadores que la leyenda de un Hitler colérico y completamente histérico, tirándose al suelo y revolcándose en las alfombras, no tenía el menor funda-

---

[38] Documento recogido en el libro de David Irving, *Adolph Hitler: The Medical Diaries…*, *op. cit.*

mento y que «formaba parte de la supercheria tendente a la creación de mitos históricos que señalan a Hitler como responsable de las derrotas alemanas». Hasta llegó a decirse que había perdido una guerra que sus generales podían haber ganado, y lo cierto, demostrado hoy en día por los grandes historiadores militares, es que Hitler hizo la guerra que sus generales quisieron y que Alemania la perdió sencillamente porque los mandos estadounidenses, británicos y soviéticos fueron superiores a los alemanes. El arquitecto de Hitler, Albert Speer, lo destaca en sus memorias tituladas, *Inside the Third Reich: Memoirs*, cuando relata que, en 1940, en un acto en la Krollo-per de Berlín, «mientras Adolf Hitler repartía bastones de mando de mariscales y "cruces de hierro" a sus generales, ninguno de ellos declaró entonces: "Yo no tuve nada que ver con las victorias de la Wehrmacht. Hitler es el único responsable", mientras levantaban su brazo en alto»[39].

«Repudiar no es anular, y para entender al Hitler demente, hay que llegar a entender sus claros impulsos antisociales y sus demencias, que conscientemente se consideran como peligrosos y que han sido reprimidos con bastante éxito como en el caso del Führer», explica Langer en su magnífico trabajo sobre la mente de Hitler. Ya no hay la menor duda de que Adolf Hitler es una figura de renombre en la historia de la política mundial, como también es indudable que el líder alemán forma parte de la lista de los grandes criminales de la historia. Hitler intentó, sin éxito, crear un «Imperio nazi» mediante la guerra de conquistas, una empresa que invariablemente involucró un gran derramamiento de sangre y destrucción. Aunque se comparaba a sí mismo con Napoleón o Alejandro Magno, ningún historiador ha situado a estos dos últimos personajes en las listas de criminales, como sí ha sucedido con el líder alemán, y la razón es bien sencilla. El Führer envió a la muerte a millones de personas por causas que no eran militares ni políticas. Sus víctimas no se contaban por centenares o millares, sino por millones. Además, lo hizo de manera planificada a nivel industrial. Entre otras cosas, fue un asesino de masas, y así debe pasar a la historia. Su reputación de líder cruel lo separa de otros grandes líderes militares debido a que ordenó asesinatos a una escala inmensa sin que tuviera ningún motivo para ello o que mediase un interés de seguridad nacional.

---

[39] Albert Speer, *Inside the Third Reich…*, *op. cit.*

Aunque los asesinatos en masa se llevaron a cabo en lugares como Dachau, Ravensbruck, Auschwitz-Birkenau, Buchenwald, Treblinka, Mauthausen y otros durante la Segunda Guerra Mundial, ciertamente no fueron actos de guerra. Todo lo contrario. Hitler utilizó la guerra para poder asesinar sin ningún problema moral a rusos, polacos, judíos, gitanos, discapacitados, homosexuales, etcétera. Ya en su obra *Mein Kampf*, escribió: «Si los mejores hombres tienen que morir en el frente de batalla, entonces dentro del país, por lo menos tendremos que exterminar a las sabandijas».

Para Hitler, la guerra no fue una finalidad en sí para conquistar nuevos territorios o extender el suelo alemán y ni siquiera para proteger a los ciudadanos de Alemania, y tampoco fue un medio para alcanzar la victoria. Sus objetivos eran otros. Para el Führer, los asesinatos en masa entorpecían los buenos objetivos en la guerra, ya que para llevarlos a cabo se necesitaron miles de hombres de las SS encargados de las tareas de liquidar en las cámaras de gas y hacer desaparecer después millones de cuerpos en los hornos crematorios. Y cuando muchos líderes nazis quisieron separarse de aquellos asesinatos en los últimos meses de la guerra e intentar negociar una posible paz, los países occidentales y la Unión Soviética supieron que ya no habría paz posible sin llevar a Hitler y a los suyos ante un tribunal internacional y después a la horca.

El demente Adolf Hitler será siempre inmortal. Debemos cumplir con nuestra obligación de no olvidar su inmenso crimen, y eso nos obliga a aceptar qué nos espera en el futuro. Es una maldición ineludible, y más para los alemanes, pero tal vez de esta forma se evitará que los seres humanos vuelvan a destruir de forma industrial a otros seres humanos.

8
El adicto

Adolf Hitler no fumaba, detestaba el alcohol y era un vegetariano convencido, pero, aun así, era un auténtico drogadicto enganchado a decenas de fármacos y, en especial, a las sustancias sicotrópicas. Alan Bullock en su magnífica obra *Hitler, A Study in Tyranny*, escribe:

> Su vida era poco higiénica, hacía poco ejercicio y apenas tomaba aire fresco; no era afecto a los deportes, no montaba a caballo ni nadaba; padecía mucho del estómago y de insomnio, y, junto con todo esto, sentía pánico a coger frío o a padecer cualquier infección. Le deprimía la idea de una muerte prematura antes de que tuviera tiempo de acabar su obra, y abrigaba la esperanza de prolongar su vida mediante una dieta cuidadosa y absteniéndose de tomar alcohol, café, té y tabaco. En las veladas de las últimas horas de la noche en torno a la chimenea, Hitler no tomaba estimulantes, ni siquiera auténtico té[1].

Pero este retrato que hace de Hitler no es del todo cierto. Bajo el esfuerzo que le suponía dirigir la guerra desde 1939, el Führer empezó a tomar cantidades cada vez mayores de drogas con la idea de estimular sus desfallecientes energías. Mientras daba discursos a los miembros de su círculo más cercano sobre la necesidad de llevar una vida sana y una dieta equilibrada libre de grasas, nada le impedía por otro lado envenenarse y hacerse adicto a sustancias como la metanfetamina, la morfina, la cocaína o la oxicodona.

---

[1] Alan Bullock, *Hitler, A Study in Tyranny...*, *op. cit.*

Durante los años en los que Adolf Hitler fue tratado por el doctor Theodor Morell, fue sometido a inyecciones regulares, incluso diarias, de múltiples sustancias químicas. El oscuro médico le administraba entre ochenta y noventa sustancias diferentes por ingestión directa, por vía rectal o por intravenosa. Analgésicos, antibacterianos, antitusígenos, vigorizantes, hormonas, sedativos, antiespasmódicos, esteroides y estimulantes, aparte de otra decena de medicamentos para los tres mayores problemas de salud de Hitler: enfermedad cardiológica, trastornos digestivos y enfermedad de Parkinson. Morell perfeccionó los métodos para velar por el bienestar del Führer mediante la administración de potentes sustancias, generalmente mediante inyecciones intravenosas destinadas a combatir la fatiga o a aliviar la depresión que a veces sufría[2]. Por ejemplo, el médico escribe en su diario el 22 de junio de 1941, el mismo día que Hitler debía dar un discurso al Reichstag para declarar la guerra a la Unión Soviética: «Le he inyectado una dosis de Vitamultin-Forte [metanfetamina]. Gracias a ello pudo pronunciar un discurso vehemente y farmacológicamente recargado». Pero había algo más. Ya bien entrada la guerra, aquella potente mezcla de drogas incrementaba la confianza y el dominio de sí mismo, lo excitaba y le provocaba intensos estallidos de energía. Así pues, el carisma de Hitler era inducido a través de las drogas. También el almirante Dönitz, el mariscal Rommel y Martin Bormann observaron la confianza que desprendía Hitler en la época de la crisis italiana tras el desembarco aliado en Sicilia, el 10 de julio de 1943. Probablemente, el origen fuera el consumo de anfetaminas. En esa época se observó que exhibía una forma de actuar característica de los adictos a las metanfetaminas y oxicodona: un picor convulsivo en la piel del cuello, «como si quisiera quitarse algo», describía Dönitz. A esto se sumaba otro síntoma característico en los adictos, como era el arrancarse la piel alrededor de las uñas de los dedos pulgares con los dedos índice y corazón y que su ayuda de cámara, Julius Schaub, describió como su hábito más característico.

Leonard Heston y Renate Heston, en su obra *The Medical Casebook of Adolf Hitler: His Illnesses, Doctors, and Drugs*, llegaron a la conclusión de que Hitler había intentado dejar este tipo de fármacos cuando Theodor Morell descubrió su enfermedad cardiovascular. Esto le había

---

[2] David Irving, *Adolph Hitler: The Medical Diaries…*, *op. cit.*

producido síntomas de carencia durante la época de la batalla por Stalingrado, cuando se encerró en sí mismo con profundas depresiones. Posteriormente, durante esa misma primavera, había dado a los observadores la impresión de que se había recuperado por completo y, más tarde, presentaba un rostro lleno de confianza ante todos los reveses sufridos por el ejército alemán. Esto llevó a los Heston a deducir que Adolf Hitler habría vuelto a consumir metanfetaminas, o acaso cocaína. Según el informe «Hitler as Seen by his Doctors», del 29 de noviembre de 1945, redactado por el Military Intelligence Service Center, a Adolf Hitler se le recetaron ochenta y dos medicamentos, algunos de ellos creados por el propio Theodor Morell, como por ejemplo una mezcla de sulfamidas, un compuesto prohibido poco después de que los expertos de la Universidad de Leipzig asegurasen que «podía perjudicar de forma grave el sistema nervioso de los pacientes».

El doctor Erwin Giesing recuerda que Hitler era un firme creyente de todos los fármacos que le prescribía Theodor Morell y que ingería unas ciento cincuenta pastillas a la semana, además de numerosas inyecciones, por ejemplo de Testoviron, con el fin de aumentar su apetito sexual. El doctor Karl Brandt declaró ante el tribunal de Núremberg, durante el llamado «juicio de los médicos» entre noviembre de 1946 y agosto de 1947:

> Morell se aficionó cada vez más al tratamiento con inyecciones, hasta que al final se convirtió en su único método. Así, por ejemplo, administraba abundantes dosis de sulfamidas por un mero resfriado, que es lo que hacía todo el mundo en el cuartel general de Hitler. [...] Luego Morell se aficionó a las inyecciones de dextrosa, hormonas, vitaminas y drogas, para que el paciente notara una mejoría instantánea; este tipo de tratamientos parecían impresionar a Hitler. Cuando sentía que lo rondaba un resfriado, recibía entre tres y seis inyecciones diarias para evitar el avance de la infección. Desde un punto de vista terapéutico, la medida más eficaz. Más tarde, Morell empezó a aplicarla de manera preventiva. Si Hitler debía pronunciar un discurso un día frío o de lluvia, Theodor Morell le administraba inyecciones el día anterior, el día del discurso y el día siguiente. De este modo, la resistencia natural del cuerpo se veía gradualmente reemplazada por otra de tipo artificial[3].

[3] Lukasz Kamienski, *Shooting Up: A Short History of Drugs and War*, C Hurst & Co Publishers Ltd., Londres, 2017.

S E C R E T OI – CIR/4

Medication by Dr MORELL(contd)

demonstrated by the Yoghurt or acidophylus Bacillus. Because HITLER suffered so much from indigestion (36-40), Dr MORELL thought an abnormal bacterial flora of intestinal tract was the cause. A fecal examination proved this was the case. Dr MORELL therefore instituted treatment with Mutaflor. It relieved HITLER of some of the pain and of indigestion. As the supply of Mutaflor diminished as a result of the war, former teacher, Prof LAVES of University of Graz made a similar Coli preparation, named Trocken Coli Hamma. Prof LAVES also examined HITLER's feces and concluded dysbacterial intestinal flora. Mutaflor treatment consisted of administering a series of capsules: on the first day a yellow capsule, from the 2nd to the 4th day one red capsule per day, and from then on 2 red capsules per day for a period of many years (36-43), with some interruptions. (Trocken Coli Hamma used as substitute)

(18) LUIZYM

This is a digestive enzyme preparation containing ferments which split cellulose, hemicellulose and carbohydrates. It was used for digestive weakness, meteorism, and to make vegetable food more digestible. (HITLER was a vegetarian).

It was supplied in tablets or dragees. Luizym was taken once in a while when flatus and indigestion became worse. Dose: 1 tablet after meals.

(19) GLYCONORM

Dr MORELL treated HITLER with Glyconorm (2cc injected intramuscularly) in order to check digestive disturbance. It was used only rarely and only during the years 38-40.

It is also supplied in bean form. It is mainly used for the prevention of pellagra. Glyconorm contains metabolic ferments (COZYMASE I and II) vitamins, and amino acids.

Produced by NordeMark Werke/HAMBURG.

(20) DR KOESTERS ANTIGAS PILLS

Contains: extr. Nux vom., extr.Bellad. aa0.5, extr Gent. 1.0 — 2-4 pills were taken at every meal for a period of many years from 36-43 with temporary interruptions because HITLER suffered from meteorism. Dr BRANDT and Dr GIESING think the cumulative effect of this drug produced the icteric discoloration of skin and sclera and epigastric cramps noted Sep 44.

(21) EUFLAT

Combined preparation of radix angelica, papaverin, aloe, active bile extracts, coffee-charcoal, adsorb. pancreas extract. Was supplied in pill form and used orally for better digestion and against meteorism. This drug was only used during years 39-44.

(22) EUKODAL (Dihydro-oxycodeinonchlorhydrate)
and
(23) EUPAVERINUM (synthetic alkaloid)

Both were taken for epigastric cramps. Was injected intravenously whenever cramps and pain became manifest.

(24) CAMOMILE

Used frequently for cleansing enemas, which Hitler administered himself.

HORMONES:

Página del informe «Hitler as Seen by his Doctors» en la que se muestra un listado de sustancias administradas a Hitler.

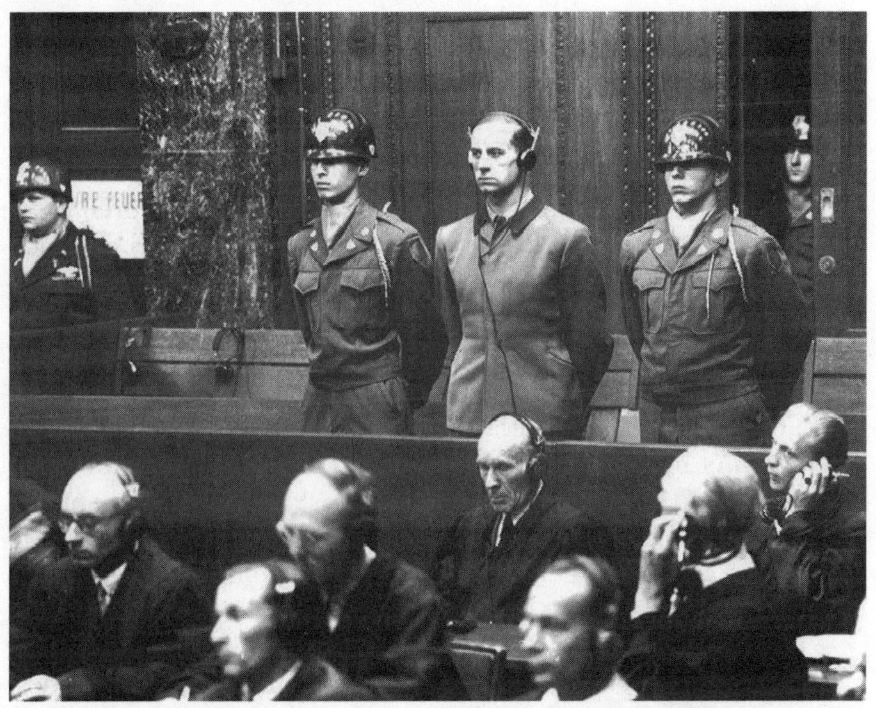

Karl Brandt en el juicio en Núremberg, el 20 agosto de 1947.

Hasta el final de la Segunda Guerra Mundial, Adolf Hitler recibía varias inyecciones por día, reforzadas con varias tabletas de Vitamultin-Forte. El problema era que tomar fuertes dosis de estimulantes le provocaba insomnio severo. Para que consiguiera dormir algo por las noches, Morell le administraba potentes dosis de sedantes. Al final, al Führer le costaba levantarse por la mañana, y eso llegaba a generar problemas con el Estado Mayor de la Wehrmacht. Por ejemplo, cuando comenzó el desembarco en Normandía, el «Día D», el retraso en la activación de la defensa alemana no se debió al factor sorpresa, ni a la orden del propio Hitler de someter a su aprobación todas las decisiones militares importantes. La demora se produjo únicamente al hecho de que, en la noche del 5 al 6 de junio de 1944, Morell le había administrado un buen cóctel farmacológico de sedantes, y en la mañana del 6 nadie quiso despertarlo. O cuando Hitler sufría una sobredosis de sedantes, Morell le recetaba una sobredosis de estimulantes, y así todo. Theodor Morell convirtió a Adolf Hitler en un auténtico yonqui.

De todos los preparados que le administraba Morell, cinco de ellos eran potentes narcóticos: Cardiazol, un estimulante indicado para insuficiencias cardiovasculares; la cocaína en solución nasal, para tratar los senos paranasales o en solución oftálmica para la inflamación de los ojos; Coramina, un estimulante destinado a aliviar los problemas circulatorios y respiratorios y que Morell prescribía mediante enemas; Eupaverina, un potente opiáceo alcaloide antiespasmódico; y Eukodal, un sustituto de la morfina dos veces más potente que esta y que Hitler utilizaba como analgésico. Este último es hoy conocido bajo el nombre de «oxicodona», que tantos adictos provocó en Estados Unidos. El analgésico recetado como OxyContin, producido por la compañía Purdue Pharma, fue introducido en el mercado en 1996 y publicitado agresivamente como «un analgésico supuestamente inofensivo»[4]. Ya en la Alemania de la década de 1920 se conocía el problema de la adicción a este tipo de sustancias como «eukodalismo», por el nombre del fármaco: Eukodal[5].

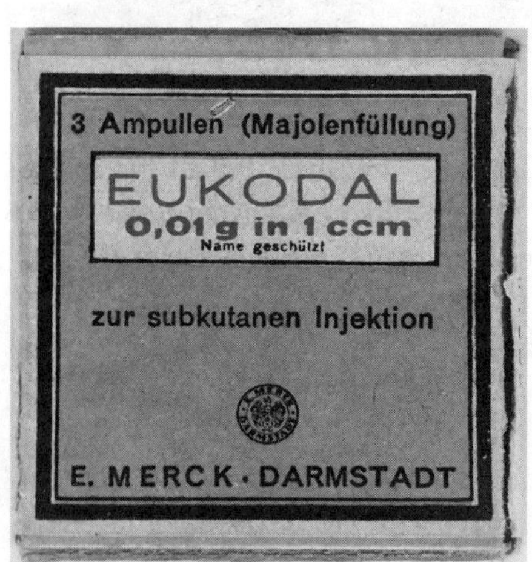

Envase de Eukodal.

Morell administró Eukodal (oxicodona) al Paciente A desde julio de 1943 a enero de 1945, en dosis que en 1944 llegaban a los 20 mg. «Hitler se sentía invulnerable y entusiasta al mismo tiempo, cuando la situación militar de Alemania comenzó a adoptar tintes sombríos, ya que la medicación que le administraba Morell lo alejaba cada vez más de la realidad», explicaba su secretaria Traudl Junge[6]. «Mientras tanto, sus generales, como Keitel

[4] De 2006 a 2012 las compañías farmacéuticas de Estados Unidos colocaron en el mercado más de 76.000 millones de analgésicos que contenían opioides. Según la DEA las muertes por sobredosis en 2015 alcanzaron la magnitud de epidemia. La DEA ya ha incautado más de 11 millones de pastillas solamente en 2024 en los Estados Unidos, mientras que en 2023 se incautaron más de 78 millones.

[5] Norman Ohler, *Blitzed: Drugs in the Nazi Germany*, Penguin, Londres, 2016.

[6] Traudl Junge, *Until the Final Hour…*, *op. cit.*

o Jodl, no paraban de decirle a Hitler: "Tenemos que cambiar de táctica; hay que acabar con esto; vamos a perder la guerra", pero él no atendía a razones y le pedía a Morell que le diera más drogas para sentirse invulnerable y al margen de la situación», declaró el propio general Guderian a sus interrogadores[7].

Pero la responsabilidad de haber convertido a Hitler en un yonqui no era solo de Theodor Morell, sino también de otros como el doctor Edwin Giesing, quien, desde el 20 de julio de 1944, fecha de la operación Valquiria, administró a Hitler una solución del 10 % de cocaína durante setenta y cinco días, o lo que es lo mismo, el Paciente A estuvo completamente colocado entre julio y octubre de 1944.

El Eukodal tenía importantes efectos secundarios como mareos, sensación de vértigo, somnolencia, estado de ánimo elevado o deprimido, malestar estomacal, indigestión, dolores de estómago, vómitos, estreñimiento y reducción del apetito. Lo más curioso de todo, y siempre según el diario de Theodor Morell sobre el Paciente A, Adolf Hitler sufría de todos estos síntomas desde que le administró este fármaco por vez primera en el verano de 1943, antes de una reunión clave con Mussolini. Testigos de aquella reunión contaron que «el Führer habló durante tres horas seguidas sin parar, sobreexcitado, como un megalómano más mientras el dictador italiano se hundía mudo en la esquina de un gran sillón». El Duce había ido para convencer a Hitler de que lo mejor para todos era que Italia saliera del conflicto, pero tras aquel encuentro, Italia continuó en la guerra[8]. Pero no solo Hitler era un adicto a las drogas. Cuando los aliados detuvieron al mariscal Hermann Göring, llevaba consigo una maleta con 24.000 pastillas de Eukodal. El mariscal era un adicto a la morfina y posteriormente a la cocaína para aliviar sus dolores abdominales, y siguió siendo un adicto hasta su suicidio el 15 de octubre de 1946. El ministro de Propaganda, Joseph Goebbels, también era morfinómano y aficionado al Eukodal y al Pervitin. «A esta hora tengo un dolor intolerable, y el profesor Morell me ha dado una potente inyección de morfina, lo que trajo cierto alivio», escribe el propio Goebbels en su diario, el 13 de abril de 1943.

Ambas drogas sintéticas se habían hecho muy populares frente a otro tipo de narcóticos, como la morfina y la cocaína, desarrolladas

---

[7] Corelli Barnett, *Hitler's Generals*, Grove Press, Nueva York, 2003.

[8] David Irving, *Adolph Hitler: The Medical Diaries...*, *op. cit.*

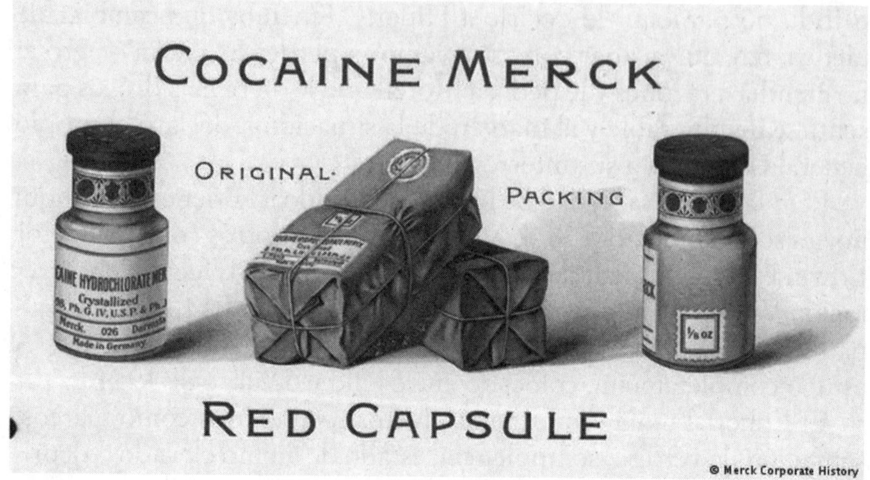

Publicidad de la cocaína de Merck.

por los laboratorios Merck, o la heroína que se fabricaba en los laboratorios Bayer. Una publicidad de Bayer anunciaba que la «heroína» curaría la adicción a la «morfina» sin generar adicción, y estaban orgullosos de declarar que «la heroína es un buen negocio», y lo fue hasta que descubrieron que se equivocaban y que sí creaba auténticos adictos, y el más importante de todos ellos sería el propio Adolf Hitler[9].

Para reforzar la libido y combatir el cansancio y la depresión, Morell administraba a Hitler Orchikrin (extracto de testosterona de bovino), Testoviron (esteroides anabolizantes), Gyconnorm (esteroides a base de glándulas de bovino y páncreas de cerdo) y el Prostakrinium (hormonas a base de extracto de próstata y de vesícula). Para luchar contra las bacterias, Theodor Morell recetaba a su paciente Omnadina; contra las infecciones provocadas por el frío, Ultraseptyl; para luchar contra el insomnio, Luminal; el Tempidorm para tratamientos contra la depresión; como barbitúricos con efectos sedativos recetaba al Paciente A el poderoso Brom-Nervacit, actualmente utilizado en uso veterinario; y para la flatulencia, Hitler tomaba gran cantidad de pastillas antigases del Dr. Kóster, compuestas de belladona y estricnina. Según Richard Schulze-Kossens, ayudante de Hitler, este llegaba a tomar hasta dieciséis comprimidos por día[10].

---

[9] Tania Crasnianski, *Locura y poder. Los enfermos que gobernaron el mundo*, La Esfera de los Libros, Madrid, 2018.

[10] James O'Donnell, *The Bunker: The History…*, *op. cit.*

Basándose en todos estos datos uno puede preguntarse: ¿estaba el Führer siendo envenenado con tanta pastilla? ¿Estaba el doctor Morell intentando acabar con la vida de Hitler? ¿Era Adolf Hitler un adicto a las drogas o realmente no tenía idea de las sustancias que le administraba su médico de confianza?

Después comenzó a inyectárselo a Joachim von Ribbentrop, ministro de Asuntos Exteriores; a Heinrich Himmler; y a Emma Henny Sonnemann, segunda esposa de Hermann Göring. Es el Obersturmbannführer-SS y médico Ernst Günther Schenck quien alerta a Heinrich Himmler sobre el contenido de las inyecciones que Morell está administrando al Führer. Las inyecciones contienen una importante cantidad de metanfetaminas. Himmler descubre también que las dosis hasta marzo de 1944 son suministradas al doctor Morell por la famosa farmacia Engel-Apotheke, en Mohrenstrasse de Berlín, conocida como la «SS-Apotheke» o «Farmacia de las SS», debido a que era aquí donde se recibían los encargos de la mayor parte de los líderes del Tercer Reich, incluidas las SS y la Gestapo, o las legaciones diplomáticas extranjeras. Las dosis enviadas por la farmacia a Morell iban etiquetadas como «SF» (*Sonderanfertigung* o «preparado especial») o como «SRK» (*Sonderanfertigung Reichskanzlei* o «preparado especial para la Cancillería del Reich»). Y después de marzo del mismo año, ya son enviadas directamente por el laboratorio Hamma GmbH, cuyo preparado secreto es expedido por el jefe químico del laboratorio Kurt Mülli a Theodor Morell[11].

Es también a partir de 1944 cuando Morell comienza a administrar a Adolf Hitler varias dosis de Eukodal, un opioide sintético mezclado con cocaína, un cóctel explosivo y que hoy es conocido como *speed*, *speedball* ('bola rápida') o «cristal». El opioide ralentiza el ritmo cardíaco mientras que la cocaína lo aumenta, convirtiéndose así en un cóctel que puede ser fatal. Pero Hitler no era el único adicto en la Alemania del Tercer Reich. Aunque los nazis establecieron duras penas para los traficantes de drogas y severas leyes antidroga, el Gobierno de Adolf Hitler permitió la venta legal y sin ningún tipo de receta de una potente droga llamada Pervitin, que tuvo un éxito arrollador en todos los rincones del país durante la década de 1930, y después de 1939 en toda la Europa ocupada. El Pervitin

[11] Ernst Günther Schenck, *Patient Hitler...*, *op. cit.*

se convirtió en una «droga popular», socialmente aceptada y disponible en cualquier farmacia. Solo a partir del inicio de la Segunda Guerra Mundial, y previendo los racionamientos durante el conflicto, el Tercer Reich ordenó que solo fuera suministrado bajo receta médica. Finalmente, en 1941, el Pervitin fue puesto bajo control de la «ley del opio del Reich».

El Pervitin (metanfetamina) era un estimulante de larga duración de la familia de las anfetaminas que se administraba a las unidades de infantería de la Wehrmacht para suprimir sensaciones de hambre, cansancio físico y cansancio mental y elevando los niveles de adrenalina y dopamina en el cerebro. También los soldados sufrían sensaciones de euforia, agresividad, incrementaba su libido, sensaciones de «grandiosismo» o sentido irreal de superioridad y aumentaba enormemente su concentración durante los combates. Sin embargo, en dosis altas o con un uso excesivo podía llegar a causar delirios, violencia, alucinaciones, ansiedad e incluso convulsiones[12].

Era fabricado por los laboratorios Temmler, establecidos en el barrio berlinés de Adlershof desde 1931. Justo dos años después, Temmler se hizo con la Fabrik Templehof propiedad de un empresario judío llamado Albert Mendel, al que el nazismo había expropiado todas sus empresas dentro de la «arianización» de la economía alemana y con el fin de «desjudiar» las empresas del país, según anunciaba la propaganda nazi. Lo cierto es que eran buenos tiempos para las empresas químicas y farmacéuticas alemanas. Se buscaban sustancias revolucionarias que aliviaran al hombre y a la mujer ale-

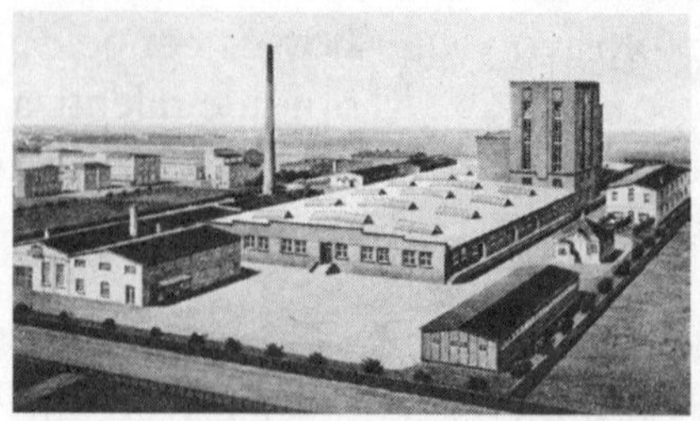

Fábrica de Temmler en Berlin-Johannisthal.

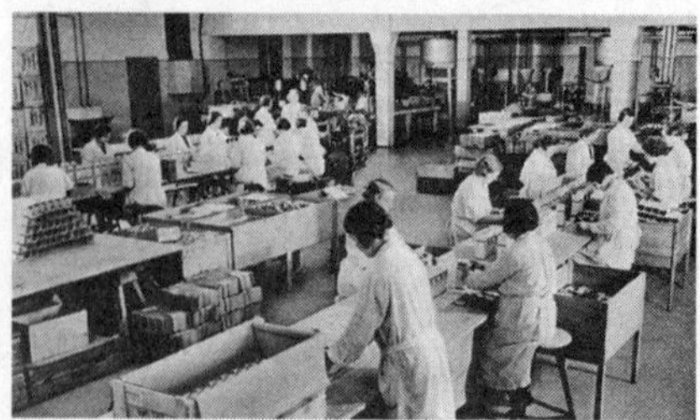

Trabajadoras de Temmler embalando Pervitin para las tropas.

[12] Ray J. Defalque y Amos J. Wright, «Methamphetamine for Hitler's Germany: 1937 to 1945», *Bulletin of Anesthesia History* 29 (2), 2011, pp. 21-24.

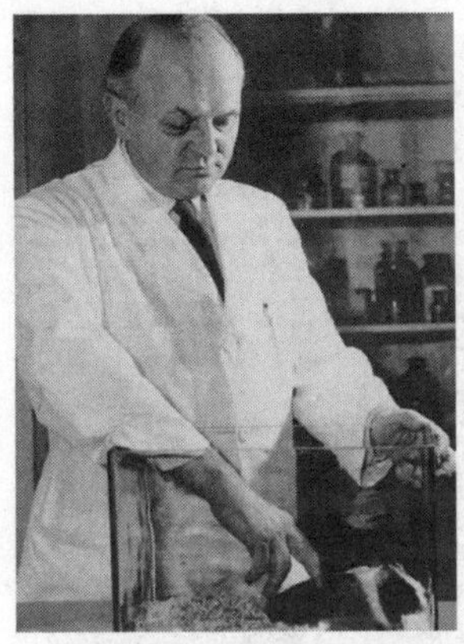

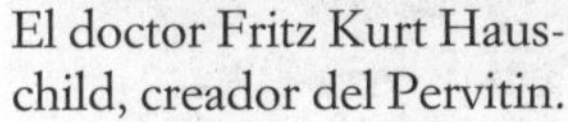

El doctor Fritz Kurt Hauschild, creador del Pervitin.

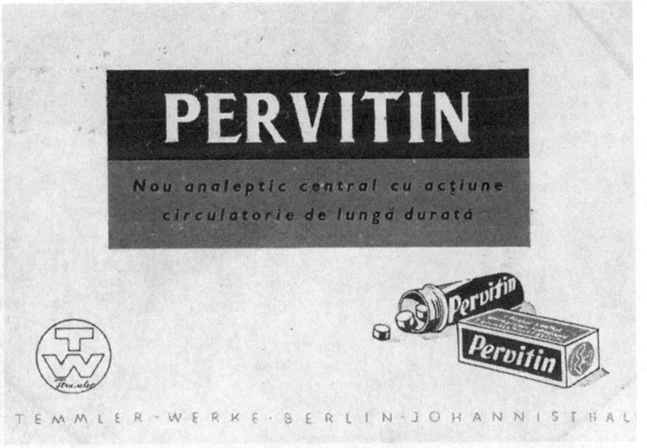

Publicidad del Pervitin.

manes de sus dolencias, pero en especial de sus preocupaciones. El Tercer Reich quería ciudadanos felices, y si para ello había que suministrarles drogas se haría sin ninguna traba legal. Sería el doctor Fritz Kurt Hauschild, jefe de laboratorio de Temmler entre 1937 y 1941, quien desarrollaría un nuevo medicamento que él mismo definió como «sustancia potenciadora del rendimiento». Desde ese mismo momento la empresa fundada por Theodor Temmler se convertiría en la cocina de drogas del Tercer Reich[13].

Temmler iba a dedicar todos sus recursos a desarrollar el nuevo medicamento de Hauschild, principalmente porque estaban seguros de que el efecto potenciador del Pervitin se adaptaría a la perfección a las fuerzas del ejército alemán que comenzaba a prepararse para una guerra relámpago, algo que se iniciaría pocos años después. El doctor Fritz Kurt Hauschild había estado investigando los trabajos llevados a cabo por científicos japoneses que hacía ya décadas habían conseguido sintetizar por vez primera la molécula excitante N-metilanfetamina y su cristalizado en estado puro. Hauschild había conseguido desarrollar la nueva droga a través de la efedrina, una sustancia completamente natural utilizada para ensanchar los bronquios, estimular el ritmo cardíaco y quitar el apetito. El 31 de octubre de 1937, los laboratorios Temmler registraron el nuevo fármaco en la Oficina de Patentes del Reich, en Berlín, bajo el nombre comercial de Pervitin.

---

[13] Norman Ohler, *Blitzed…*, *op. cit.*

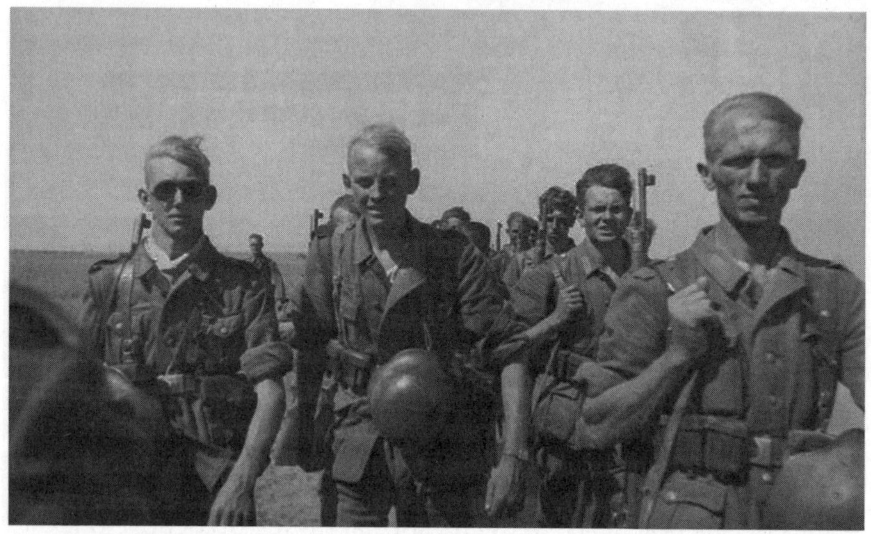

Los soldados de infantería eran los principales consumidores de Pervitin.

A pesar de que los nazis condenaban de forma unánime el uso de drogas, Hitler y sus más cercanos colaboradores no eran los únicos que iban colocados. También a las tropas se les atiborraba de pastillas, desempeñando un papel crucial en el esfuerzo bélico alemán, sobre todo en las fases iniciales del conflicto tras la invasión de Polonia en 1939. La *Blitzkrieg* (guerra relámpago) alemana obtuvo su impulso gracias a las anfetaminas tanto como las máquinas de guerra. Hasta tal punto la farmacología fue parte integral de la *Blitzkrieg* que debería equipararse a otros hitos de la revolución alemana en materia de guerra terrestre, como los tanques, los cazas, las comunicaciones por radio o la infantería acorazada. La velocidad y maniobrabilidad de las divisiones Panzer fueron esenciales a la hora de traducir la ventaja estratégica en éxito operativo, pero la *Blitzkrieg* debió su velocidad no solo a la tecnología, sino también a la metanfetamina administrada a los soldados bajo el nombre de Pervitin[14]. La guerra relámpago no habría llegado a producirse tal y como la conocemos hoy de no ser por el rápido abastecimiento de combustible para sus carros, pero tampoco sin los potenciadores farmacológicos que se daban a modo de «combustible» a las tropas de infantería o como llegó a afirmar el general Heinz Guderian: «La guerra

[14] Leonard D. Heston, Renate Heston y Albert Speer, *The Medical Casebook…*, *op. cit.*

relámpago fue controlada con metanfetamina, por no decir que estuvo basada en la metanfetamina». «Os pedí que no durmierais durante cuarenta y ocho horas y habéis aguantado diecisiete días», dijo en señal de agradecimiento Guderian a sus tropas durante la invasión de Francia.

El Pervitin, que comenzó a venderse en 1938, se convirtió en un producto de consumo popular y pronto fue tan habitual para los alemanes como tomarse una taza de café. Estudiantes, telefonistas, bomberos, intelectuales, policías, militares, políticos o amas de casa, el Pervitin llegó a todas las capas sociales. En un anuncio de la época puede verse a una sonriente ama de casa a punto de devorar una caja de dulces: «Los bombones Hildebrand siempre alegran», pero lo cierto es que estos bombones tenían metanfetamina entre sus componentes. El fabricante, el chocolatero berlinés Theodor Hildebrand, aseguraba que «su praliné haría más llevadera las tareas del hogar e incluso ayudaría a mantener la línea, ya que la pervitina reprimía el apetito».

Aquella campaña tuvo un éxito arrollador, principalmente entre las mujeres del Reich, llevando a la empresa a lanzar en 1935 un nuevo producto llamado Scho-ka-kola, un chocolate negro de sabor agridulce y en cuya elaboración se utilizaba cacao, café y altas dosis de nuez de cola (el fruto de un árbol tropical del mismo nombre con un elevado contenido en cafeína). Estos se comercializaban en tabletas redondas divididas en ochos porciones dentro de una lata roja y blanca. La presentación oficial de Scho-ka-kola se llevó a cabo durante la celebración de los Juegos Olímpicos de 1936 en Berlín, como «un producto que aportaba energía extra a los deportistas». Realmente las autoridades deportivas nazis estaban promoviendo

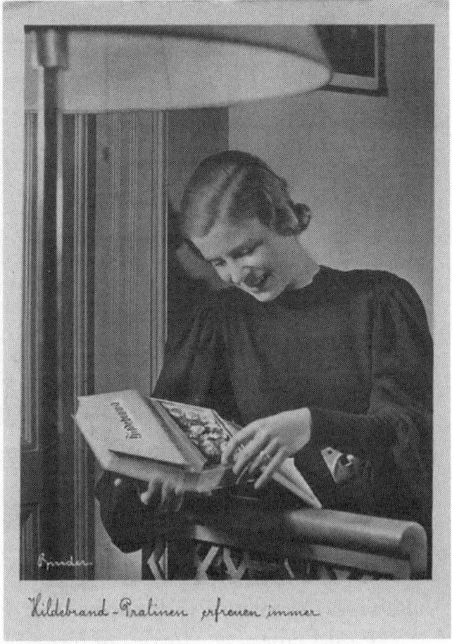

Publicidad de bombones Hildebrand rellenos de metanfetaminas.

el *doping* entre los atletas alemanes[15]. Además, Hitler había ordenado de forma directa a las autoridades deportivas del Tercer Reich que siguieran una política de «dopaje sistemático» mediante el suministro tanto de esteroides como de metanfetaminas a sus atletas con el fin de incrementar la ventaja de estos en las competiciones internacionales[16].

Con el estallido de la Segunda Guerra Mundial, el Scho-ka-kola comenzó a distribuirse entre los pilotos de la Luftwaffe, y entre ellos se conocía como «el chocolate de los aviadores» porque «te hacía volar». De todos es conocido el aporte energético del chocolate, pero, si en la elaboración se incluían el café y la nuez de cola, el resultado final era un potente producto estimulante que aumentaba la capacidad de concentración y disminuía la sensación de sueño y fatiga entre los pilotos de combate. Este era un estado ideal para que los pilotos se mantuviesen despiertos y alerta en vuelos nocturnos y prolongados[17].

El llamado «decreto sobre sustancias despertadoras» introdujo de forma sistemática el Pervitin en el equipo sanitario del ejército alemán. La Wehrmacht fue la primera fuerza armada del mundo que apostó por una droga química durante operaciones bélicas. Y el responsable de la regulación de su uso era el fisiólogo de la Wehrmacht, Otto Ranke, médico militar, director del Instituto de Fisiología de Defensa de la Academia de Medicina Militar de Berlín y, por supuesto, adicto también a la metanfetamina. Entre septiembre de 1938 y mayo de 1939, Ranke probó la

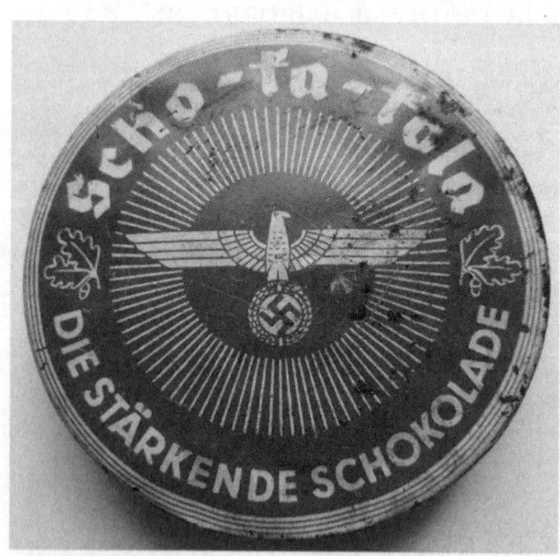

Lata de Scho-ka-kola, un chocolate negro de sabor agridulce con altísimas dosis de cafeína.

[15] Jay P. Hotrum, *Drugs and Politic: Hitler, the Third Reich and the Methamphetamines*, Hotrum Productions, Victorville, California, 2020.

[16] Paul Dimeo, *A History of Drug Use in Sport: 1876-1976: Beyond Good and Evil*, Routledge, Nueva York, 2008.

[17] Lukasz Kamienski, *Shooting Up…*, *op. cit.*

pervitina en estudiantes universitarios y llegó a la conclusión de que esta sustancia podía ayudar al Tercer Reich a ganar una futura guerra. Su opinión quedó confirmada por varios médicos militares que distribuyeron el Pervitin entre sus tropas durante la invasión de los Sudetes en Checoslovaquia. Según el propio Ranke: «La pervitina podía convertirse en un medio para aumentar la fuerza, la resistencia física y la moral de las tropas. Gracias a ella, nuestros pilotos de la Luftwaffe, nuestros soldados de la Wehrmacht y nuestros marineros de la Kriegsmarine se convertirán en auténticos guerreros sobrehumanos, o lo que es lo mismo, conseguiremos fabricar un ejército de auténticos héroes arios»[18]. Pero mientras Otto Ranke buscaba formas de drogar a sus tropas con metanfetaminas, el adicto Hitler daba al mismo tiempo discursos en sentido contrario como cuando arenga a sus tropas que combaten en Ucrania: «Debéis estar sanos, debéis manteneros alejados de todo lo que envenene vuestros cuerpos. ¡Necesitamos a un pueblo sobrio! En el futuro, al alemán solo se le medirá por las obras de su intelecto y la fuerza de su salud».

Cuando Alemania invadió Polonia en septiembre de 1939, el Pervitin se convirtió en la popularmente llamada *Angriffspille* o píldora de asalto. Desde abril a diciembre de 1939, Temmler suministró a la Wehrmacht cerca de 29 millones de tabletas. Durante la guerra relámpago o *Blitzkrieg* de la invasión de Francia, Bélgica y Países Bajos en 1940, los alemanes ganaron en menos de cien horas más territorio que en cuatro años de la Primera Guerra Mundial gracias a los casi 35 millones de tabletas distribuidas entre las tropas por parte de los laboratorios Knoll. Otto Ranke alegaba que las unidades a las que se les administraba metanfetaminas eran «muy útiles dadas las condiciones de la guerra moderna, cuando se trataba de lanzar ataques rápidos y masivos». «El éxito radica en la rapidez del ataque. Todo depende de sorprender continuamente al adversario y si para ello nuestras tropas deben consumir estimulantes, que lo hagan», explicaba el mariscal de campo Paul Ludwig von Kleist, comandante en jefe del 1.er Ejército Panzer.

A diferencia de otros frentes como el oriental, el factor tiempo fue decisivo y la metanfetamina desempeñó un papel esencial entre las tropas de infantería. Los soldados alemanes iban drogados en un

[18] Andreas Ulrich, «The Nazi Death Machine: Hitler's Drugged Soldiers», *Der Spiegel*, 6 de mayo de 2005.

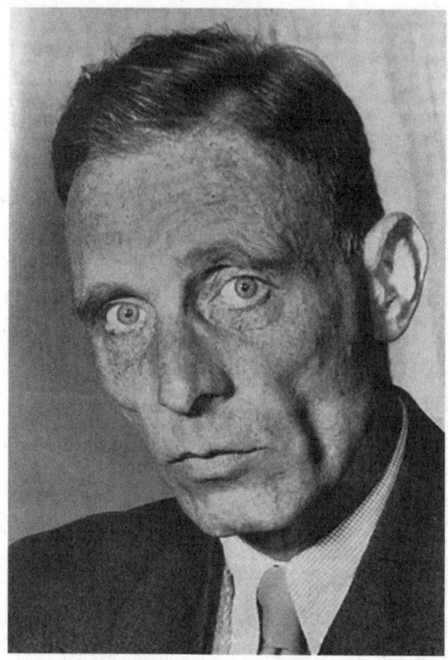
Otto Ranke se dedicó a buscar nuevas formas de crear potentes drogas para las tropas.

estado de éxtasis inédito y empezaron a creerse la superioridad de la raza aria que les atribuía la propaganda nazi y los diversos reportajes que aparecían en revistas como *Signal* (de la Wehrmacht), *Der Adler* (de la Luftwaffe) o *Die Kriegsmarine* (de la Armada) ayudaban a ello[19]. No cabe la menor duda de que habría sido muy diferente sin el Pervitin, porque tendrían que haberse detenido durante la noche para descansar. Pero toda la estrategia de ataque funcionó como un reloj gracias a este medicamento. «Los franceses tenían vino, que les adormecía, y los soldados de la Wehrmacht tenían Pervitin, que los aceleraba», llegó a declarar el mariscal de campo Fedor von Bock.

Pero si la potente droga se convirtió en un producto de primera necesidad, ¿qué ocurría con los que se hacían adictos a ella, principalmente los militares?

Cuando se comercializó el Pervitin, Temmler no habló de sus efectos negativos, solo de lo maravilloso que era, y probablemente la gente no fue consciente. Quizá los ciudadanos alemanes, los consumidores, se comportaron como el que busca una panacea para todos los dolores y depresiones y que se siente mal cuando no lo toma. Leonardo Conti, miembro de las SS y líder de la Asociación Nacionalsocialista de Médicos Alemanes, intentó cambiar esa espiral porque asumió el peligro que suponía el Pervitin. La gente se estaba volviendo adicta. Además, la Wehrmacht comenzaba ya a tener serios problemas con sus miembros, muchos de los cuales tuvieron que ser retirados del frente para que siguiesen programas de rehabi-

[19] Aristotle Kallis, *Nazi Propaganda and the Second World War*, Palgrave MacMillan, Nueva York, 2005.

litación a la metanfetamina. Es curiosa la carta que envía a su familia el entonces soldado de la Wehrmacht y futuro premio nobel de literatura, Heinrich Böll, durante la Segunda Guerra Mundial, en la que se pone de manifiesto la adicción que tenían los soldados al Pervitin y lo fácil que era para ellos o para sus familias acceder a una dosis: «Aquí está muy difícil la situación y espero que comprendáis si solo puedo escribiros cada tres o cuatro días. [...] Hoy os escribo sobre todo para pediros Pervitin. Os mando un beso, Heinrich»[20]. Otro soldado de veinte años que servía en la Polonia ocupada, escribía a su familia: «Los turnos son muy rigurosos y tenéis que entender que solo puedo enviaros una carta cada dos o cuatro días. ¡Hoy os escribo principalmente para pediros pervitina! Os quiere, Klaus».

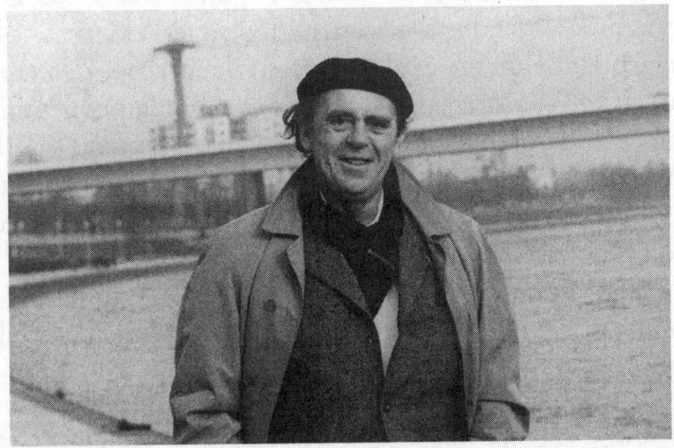

Heinrich Böll, premio nobel de literatura, se hizo adicto al Pervitin durante su servicio en la Wehrmacht.

El Oberkommando der Wehrmacht (OKW) comenzó a adoptar medidas cautelares con respecto al Pervitin debido a ciertos efectos inquietantes observados en miembros de las tropas. El problema era que, después de haber tomado el Pervitin, al día siguiente los soldados estaban en peores condiciones físicas y sufrían problemas de salud, como sudoración excesiva, trastornos circulatorios y, en va-

[20] Heinrich Böll combatió en la Wehrmacht en las campañas de Polonia, Francia, Rumanía, Hungría y la Unión Soviética. Fue capturado como prisionero por el ejército estadounidense en la primavera de 1945 y estuvo en campos de prisioneros en Francia y Bélgica. El 10 de septiembre de 1972, Böll fue galardonado con el Premio Nobel de Literatura en Estocolmo.

rios casos, incluso la muerte. A esto hubo que sumar el aumento de accidentes entre pilotos de cazas de la Luftwaffe que habían tomado metanfetaminas el día anterior. También se incrementaron los partes de oficiales de unidades de combate en las que la pervitina había dado lugar a comportamientos agresivos llegando a actuar y a participar en crueles matanzas contra civiles o a manifestar actitudes violentas contra sus oficiales superiores, provocando con ello un serio problema de moral entre esas unidades.

A consecuencia de estos informes, el Alto Mando ordenó en diciembre de 1940 la reducción de su consumo, pasando de 12 millones de tabletas al mes a tan solo 1.200.000. Su consumo también descendió aún más en 1942, después de que médicos alemanes alertaran del altísimo número de civiles llegados hasta sus consultas completamente colocados y enganchados ya al Pervitin. Los hospitales indicaron igualmente el alto número de muertes detectadas por insuficiencias circulatorias en pacientes que habían consumido Pervitin durante un largo periodo de tiempo. Todo esto no significa que los miembros de la Wehrmacht, la Luftwaffe y la Kriegsmarine renunciaran completamente al consumo de metanfetaminas durante la Segunda Guerra Mundial.

Leonardo Conti, secretario de salud del Reich, describió el problema en un congreso de médicos alemanes, el 19 de marzo de 1940:

> Si combatimos la fatiga con pervitina, podemos estar seguros de que al día siguiente llegará el abatimiento. Administrársela a un piloto experimentado que debe volar dos horas más de lo esperado y, al mismo tiempo, luchar contra el cansancio probablemente sea lo correcto. Sin embargo, no puede usarse en aquellos casos en que el sueño es lo único que puede compensar la fatiga. Como médicos, esto debería parecernos evidente. [...] En principio, las indicaciones son las mismas que para los opiáceos. A mi juicio, quienes no lo hayan entendido es porque no son conscientes de la verdadera esencia de la medicina, y son y seguirán siendo meros peones[21].

Al final, Conti consiguió introducir serias regulaciones que limitasen la distribución del Pervitin en Alemania al proclamar, en 1941,

---

[21] Peter Steinkamp, *Pervitin (Methamphetamine) Test, Use and Misuse in the German Wehrmacht*, Government Sponsored Medical Research, Franz Steiner Verlag, Stuttgart, 2006.

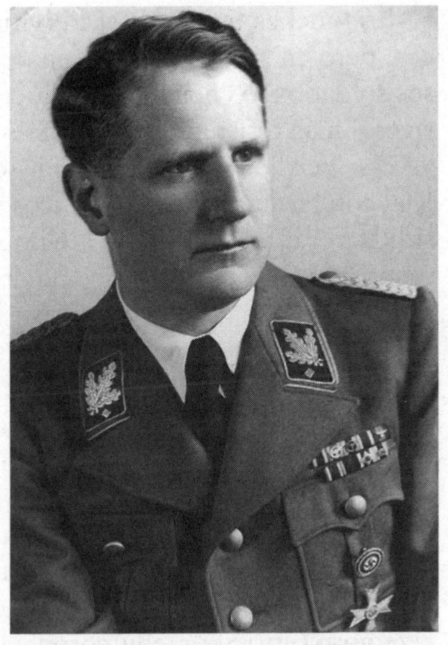
Leonardo Conti alertó del peligro de adicción del Pervitin.

que la droga quedaba sujeta a las leyes sobre el opio. Contrariamente a lo que él esperaba, dichas medidas no se tradujeron en una reducción total ni un uso más prudente de la metanfetamina por parte de la Wehrmacht. La prohibición por parte del Tercer Reich del consumo de Pervitin no fue del todo percibida por los ciudadanos alemanes, ni respetada por los soldados de la Wehrmacht, que seguían consumiéndola indiscriminadamente debido a su «vital importancia en el esfuerzo bélico».

Aunque los médicos militares se volvieron más precavidos a la hora de administrar Pervitin a las tropas, durante los seis primeros meses de 1942 la Wehrmacht continuó entregando tabletas de pervitina a las unidades que combatían en el frente oriental. El general Gerd Schmückle, de la 7.ª División Panzer, y tras la guerra vicecomandante supremo aliado de la OTAN en Europa, relata en su diario sus sensaciones con el Pervitin durante los combates en Ucrania, en 1943:

> No podía dormir. Durante el ataque había tomado demasiada pervitina. Hacía tiempo que todos éramos dependientes de ella. Todo el mundo la tomaba, cada vez con más frecuencia y en mayores dosis. Las pastillas parecían aplacar la sensación de nerviosismo. A mí me sumían en un mundo de radiante indiferencia. El peligro quedaba eclipsado. Las fuerzas parecían aumentar. Después de la batalla, te sentías en un estado de ebriedad en el que se alternaban la apremiante necesidad de dormir con un lúcido estado de alerta[22].

---

[22] David Stahel, *Operation Barbarossa…*, *op. cit.*

En muchas unidades el Pervitin estuvo prohibido por los médicos, pero en su lugar se comenzó a administrar esteroides para que sus soldados se volvieran más fuertes, más violentos, menos compasivos y más resistentes. En marzo de 1944, cuando la guerra estaba ya casi perdida para Alemania, se celebró una reunión secreta en Kiel con farmacéuticos, químicos y miembros del Alto Mando. Presidida por el vicealmirante Hellmuth Heye, este encargó a los expertos asistentes la creación de una droga «que mantenga a los soldados a punto para la batalla cuando se les ordene que luchen por un periodo de tiempo superior al estimado como normal, y que, a la vez, potencie su autoestima». Pocos meses después, el doctor Gerhard Orzechowski consiguió el estimulante más potente y adictivo de todos los creados hasta entonces entre los clasificados como «fármacos de combate». Su nombre era «D-IX». Se trataba de un cóctel explosivo compuesto por cocaína (5 mg), metanfetamina (3 mg) y Eukodal (oxicodona 5 mg). La nueva droga secreta fue probada en una tripulación de la Kriegsmarine con resultados óptimos. Incluso el famoso Otto Skorzeny, coronel de las Waffen-SS, pidió una remesa de un millar de estas pastillas para sus comandos. Para el mes de noviembre los médicos nazis comenzaron a probar con grandes dosis de cocaína pura, de entre 50 y 100 mg, en prisioneros del campo de concentración de Sachsenhausen, a los que obligaron a caminar en círculos durante veinticuatro horas cargando mochilas de veinte kilos. Algunos de ellos conseguían recorrer hasta noventa kilómetros en un solo día, antes de desplomarse agonizantes[23].

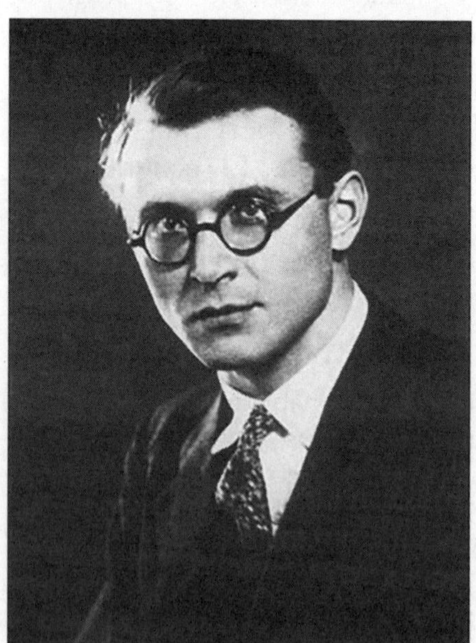
El doctor Gerhard Orzechowski, creador de la droga D-IX.

Para Hitler y otros líderes del Tercer Reich los efectos de la metanfetamina se adecuaban

[23] Lukasz Kamienski, *Shooting U…*, *op. cit.*

al culto a la fuerza, la obediencia, la resistencia, la eficacia y el poder sobrehumano de los soldados alemanes. «¡No queremos a los débiles, solo a los fuertes!», proclamaba el propio Hitler. En ese momento, el consumo de drogas era visto como algo incompatible con el espíritu germano, pero mejorar el rendimiento de las unidades militares mediante metanfetaminas se consideraba una necesidad, ya que podría ayudar a Alemania a ganar la guerra. Cuando por fin se prohibió el consumo de Pervitin en 1941 por orden de Conti ya era demasiado tarde, debido a la dependencia creada en la sociedad alemana por la metanfetamina que contenía este medicamento y que aumentó durante el transcurso de la guerra, de ahí que la prohibición no consiguiera restringir su consumo. Millones de alemanes se habían convertido en auténticos adictos a la pervitina. Una canción se hizo muy popular entre los estudiantes berlineses de aquellos años:

Antes, por momentos, el alcohol,
ese néctar despiadado,
a un placer caníbal nos llevó,
pero ahora sale caro.
Y por eso en Berlín nos pirra
la cocaína y la morfina.
Aunque afuera truene y caigan rayos,
¡esnifamos y nos chutamos!

En el restaurante, el camarero
sirve frasquitos de coca,
y a un mundo más ameno
te trasladas unas horas;
la morfina surte efecto
en el órgano central, instantánea,
para encender los ánimos
¡esnifamos y nos chutamos!

Los fármacos están prohibidos
por la ley de los de arriba,
pero lo que el Gobierno ha abolido
es con lo que hoy se trafica.
Así la euforia fácilmente surge
y aunque el mal nos desplume
con los ojos cerrados
¡nos chutamos y esnifamos!

Y se chutan en el manicomio
y esnifan hasta morir.
¡Oh, Dios mío, qué peor encomio
en este mundo vivir!
Pues una gran casa de locos
es Europa de todos modos,
y en el paraíso gusta hacer parada
¡a base de chutes y esnifadas![24].

Alemania era un país de drogadictos. Se calcula que casi el 45 % de los médicos que ejercían en el país en los años treinta eran adictos a la morfina. Las drogas, además, eran accesibles a todo tipo de consumidores, incluso a los que pertenecían a las capas más bajas de la sociedad alemana de la época. Siempre podían darse una vuelta por el barrio berlinés de Friedrichstadt, donde comerciantes chinos, procedentes de la antigua concesión colonial de Kiau Chau[25], regentaban los mugrientos fumaderos de opio. «Un buen nacionalsocialista no debería tomar drogas, principalmente porque el nacionalsocialismo debería producir en él el mismo efecto», llegó a decir el ministro de Propaganda Joseph Goebbels.

Una sociedad bávara de enemigos de las drogas llegó a publicar un folleto en cuyo interior podía leerse: «Nosotros, los abstinentes, tenemos, dicho sea de paso, un motivo especial para estar agradecidos a nuestro Führer si pensamos en lo modélica que puede ser para todos su conducta personal y su opinión con respecto a las drogas». Para ellos y para muchos alemanes, Hitler era una persona pura, sana, enemiga de placeres mundanos, sin vida privada, enemigo del alcohol y el tabaco y, sin duda, también enemigo acérrimo de los estupefacientes. El Führer era el modelo de vida sana en el que los ciudadanos alemanes debían mirarse como un espejo de ejemplaridad. La leyenda de un Hitler abstemio, enemigo de las drogas, que aplaza sus necesidades personales por el bien de Alemania y los alemanes, fue un elemento esencial del nacionalsocialismo, una ima-

---

[24] Fritz von Ostini, canción popular «Neues Berliner Kommerslied» («Nueva canción de los estudiantes berlineses»), también llamada «Wir schnupfen und wir spritzen» («Esnifamos y nos chutamos»).

[25] Kiau Chau fue una concesión colonial alemana que existió entre 1898 y 1914. Con una superficie de 552 km², se encuentra en la provincia imperial de Shandong, en la costa sur de la península del mismo nombre, en el norte de China.

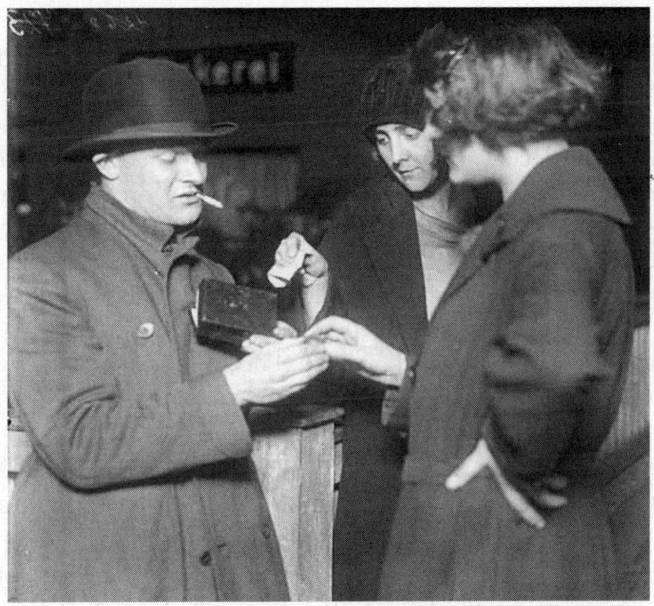

Dos mujeres de Berlín compran una dosis de cocaína a 5 marcos en 1929.

gen a la que ayudó el bombardeo de este mensaje en los medios de comunicación nazis[26].

En un documento del 8 de mayo de 1947, J. Edgar Hoover, director del FBI, responde a un agente que investiga una posible pista del paradero de Adolf Hitler, basándose en la información recibida por un médico que supuestamente estaría tratando al Führer. Hoover habla sobre algunos de los problemas médicos que tenía Hitler, así como del abuso de drogas (veneno) administradas por su médico personal, el doctor Theodor Morell, y del fuerte temblor de su brazo izquierdo, posible efecto de la enfermedad de Parkinson que padecía.

> Se hace referencia a su carta con fecha 28 de abril de 1947, donde usted declaró que XXXX, un prestigioso médico y cirujano de XXXX informó que posiblemente haya estado atendiendo a Adolf Hitler.
>
> El FBI posee documentos alemanes capturados y una copia del diario llevado por Martin Bormann durante varios años de Adolf

[26] Norman Ohler, *Blitzed…*, *op. cit.*

> Hitler en Alemania. El material disponible indica que, hasta el momento de la capitulación de Alemania, Hitler recibía grandes cantidades de drogas y las recetas habían sido calificadas por médicos prestigiosos estadounidenses como veneno. Los médicos estadounidenses declararon que, de seguir con esa medicina, Hitler hubiera sido envenenado. El doctor Theodor Morell fue considerado como un fanático por los médicos estadounidenses influyentes. El último año, antes del bombardeo del búnker de Hitler, donde él vivía y era observado por diferentes personas, era evidente que Hitler tenía un temblor en el brazo y mano izquierda, al punto que el brazo se movía tanto que él necesitaba apoyarse firmemente con su cuerpo contra una estructura rígida.

El abuso de drogas por parte de Hitler tuvo realmente tres etapas. La primera, de 1936 a 1941, cuando Hitler tomaba vitaminas y glucosa. La segunda etapa, que comenzó en otoño de 1941 cuando la guerra contra Rusia empezó a torcerse. Hitler empezó entonces a tomar hormonas, esteroides y barbitúricos. Y la tercera etapa, en el verano de 1943, que es cuando empieza a ingerir drogas sumamente duras. Hitler comienza a drogarse con oxicodona. Las notas de Morell reflejadas en su diario demuestran que el médico administró a Hitler un total de 800 inyecciones durante un período de 1349 días. Casi dos inyecciones por día, siete días a la semana.

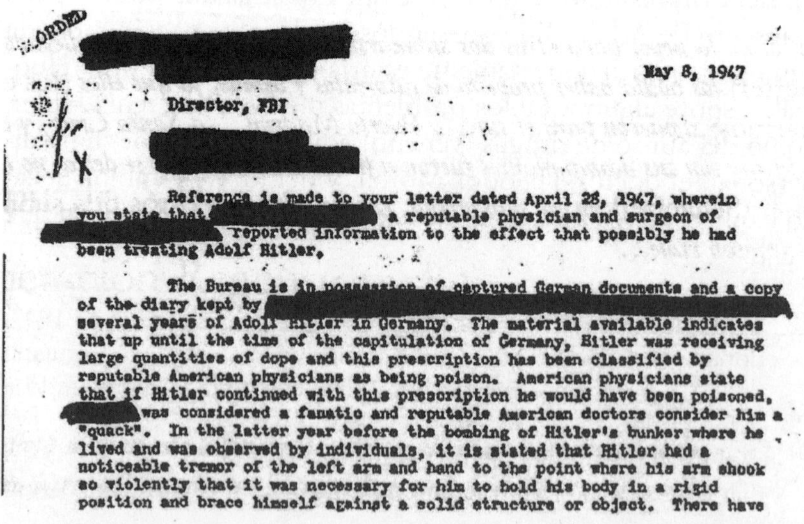

May 8, 1947

Director, FBI

Reference is made to your letter dated April 28, 1947, wherein you state that [redacted] a reputable physician and surgeon of [redacted] reported information to the effect that possibly he had been treating Adolf Hitler.

The Bureau is in possession of captured German documents and a copy of the diary kept by [redacted] several years of Adolf Hitler in Germany. The material available indicates that up until the time of the capitulation of Germany, Hitler was receiving large quantities of dope and this prescription has been classified by reputable American physicians as being poison. American physicians state that if Hitler continued with this prescription he would have been poisoned. [redacted] was considered a fanatic and reputable American doctors consider him a "quack". In the latter year before the bombing of Hitler's bunker where he lived and was observed by individuals, it is stated that Hitler had a noticeable tremor of the left arm and hand to the point where his arm shook so violently that it was necessary for him to hold his body in a rigid position and brace himself against a solid structure or object. There have

Fragmento del documento de J. Edgar Hoover donde se indica que Hitler recibe gran cantidad de drogas administradas por el doctor Theodor Morell.

El 21 de mayo de 1945, el corresponsal de la agencia Reuters desde Berchtesgaden, escribe una historia sobre el misterioso médico:

> Morell me dijo que, antes de la caída de Berlín, Hitler sufrió arrebatos de ira y tenía miedo de ser drogado y que se lo llevaran de la capital por la fuerza. Morell no creía que Hitler cometiese suicidio, Hitler no tenía los atributos de un suicida. Morell, que había observado día a día la salud de Hitler, le iba suministrando morfina. Morell dice que Hitler permanecía siempre en una especie de enfado silencioso y eran terribles sus arrebatos de cólera y verborrea. Hitler se ponía blanco como una hoja, con los dientes apretados y sus ojos muy abiertos. Todo el mundo cerca de él era presa del pánico, porque tales ataques generalmente terminaban con la orden de despedir o ejecutar a alguien[27].

Aunque la ciencia histórica se empeñe en desviar la atención de las adicciones de Adolf Hitler y se centren en las cuestiones sociales que lo llevaron al poder, no se debe banalizar el papel jugado por aquel médico llamado Morell. El historiador británico Ian Kershaw escribe al respecto: «La cifra creciente de comprimidos e inyecciones que administraba cada día el doctor Morell, 90 sustancias distintas en total durante la guerra y 28 pastillas distintas cada día, no pudo retardar el desmoronamiento físico [de Hitler]». El historiador Henrik Eberle y el profesor de medicina Hans-Joachim Neumann, en su magnífico estudio titulado *Was Hitler Ill?*, llegan a la conclusión de que el Führer del Tercer Reich no fue en ningún caso un drogadicto y que Theodor Morell había actuado con total responsabilidad:

> Tenía en cuenta las dosis máximas diarias de medicamento prescritas, y rara vez las superaba. Además, después de 1945, Morell tuvo que aguantar el reproche de haber dado a Hitler un tratamiento incorrecto y minarle la salud durante años. Pero no fue así, tal y como documentan los meticulosos apuntes de Morell entre 1941 y 1945, característicos de un esmerado médico de cabecera[28].

---

[27] E. Laurier, V. Hedouin, D. Gosset y P. H. Muller, «Étude critique médicolégale du rapport d'autopsie d'Hitler», *Journal de Médecine Légale Droit* 37 (1), 1994, pp. 65-67.

[28] Hans-Joachim Neumann y Henrik Eberle, *Was Hitler Ill?…*, *op. cit.*

Lo más curioso es que es el propio médico quien parece contradecir esto cuando en sus notas reproduce una conversación con Hitler:

> Tuve que hacer siempre tratamientos breves con dosis elevadas y tuve que hacerlo hasta el límite de lo permitido por más que muchos de mis colegas me pudieran desaprobar por ello, pero yo tengo la responsabilidad y la puedo asumir, porque si usted hubiera tenido que parar durante una larga temporada, Alemania se habría hecho añicos[29].

Neumann y Eberle no se ponen de acuerdo con Morell. Entonces nos preguntamos, ¿qué fármacos consumía Hitler realmente? ¿Era un drogadicto o no lo era? ¿Podemos hoy relacionar momentos críticos y errores militares de los alemanes durante de la Segunda Guerra Mundial por las adicciones que sufría el Führer? ¿Quería Morell ocultar algo con informaciones incompletas en sus diarios? El diario que escribió Morell de forma detallada entre 1941 y 1945 demuestra que el médico se dedicó en cuerpo y alma a mantener activo a Hitler, aunque para ello tuviese que administrarle potentes drogas como Vitamultin-Forte, Eukodal o Pervitin. El médico estaba obligado a ser tan minucioso en sus notas debido a que si a Hitler le ocurría algo, Morell tendría que dar muchas explicaciones a la Gestapo[30].

Por ejemplo, el psiquiatra estadounidense Leonard Heston y su esposa Renate, en su obra *The Medical Casebook of Adolf Hitler: His Illnesses, Doctors, and Drugs*, aseguran que fue Morell quien convirtió a Adolf Hitler en un adicto y que ello ayudó a provocar un rápido declive mental en el Paciente A. «Theodor Morell aumentó las inyecciones matutinas de metanfetamina desde 2 a 4 y de 4 a 10 cc», escriben Leonard y Renate Heston[31]. Por otro lado, Ellen Gibbels, en su trabajo *Hitler's Parkinson-Syndrom*, llega a la conclusión de que Hitler no era un adicto al Pervitin. ¿Pero a cuál de estas investi-

---

[29] Theodor Morell, *The Diaries 1941-1945…*, *op. cit.*

[30] Todos los informes médicos que Theodor Morell redactó durante sus años con Adolf Hitler se encuentran en el Archivo Federal de Coblenza, en el Instituto de Ciencias Históricas de Múnich y en los National Archives and Records Administration (NARA) de Washington DC.

[31] Leonard D. Heston, Renate Heston y Albert Speer, *The Medical Casebook…*, *op. cit.*

gaciones debemos creer? La del matrimonio Heston está basada en declaraciones directas que les hizo el propio Albert Speer sobre este tema, mientras que el trabajo de Eberle se fundamenta sencillamente en sus observaciones de Hitler a través de las imágenes documentales que hay sobre el Führer.

Tenemos, por otra parte, otros testigos directos, como su secretaria Christa Schroeder, que afirmaba: «Hitler comenzó a incrementar su dependencia a este tipo de sustancias (Vitamultin-Forte)», o su otra secretaria Traudl Junge, que opinaba: «Hitler era un hombre completamente dependiente de Morell y de sus inyecciones». Ian Kershaw, en cambio, asegura convencido: «Ese Hitler vivía drogado con opiáceos, o dependiente de la cocaína en forma alternativa [...] Si, por otro lado, Hitler tomaba anfetaminas [...] es difícil de demostrar que fuera dependiente de ellas [...] no puede ser probado; ni tampoco que su comportamiento se viera afectado por ellas»[32].

En su libro *Patient Hitler*, Ernst Günther Schenck escribe que las notas de Theodor Morell no dan ninguna pista clínica que indique de una intoxicación de Pervitin o dependencia, y opina que Morell tan solo administraba algún estimulante de vez en cuando. Su comentario sobre la administración de Vitamultin-Forte a Hitler por parte de Theodor Morell es bastante contradictorio, ya que intenta evitar pronunciarse sobre la anotación del médico de agosto de 1941, en la que este último afirma haber administrado a Adolf Hitler una dosis de Vitamultin-Forte[33].

El historiador Hugh Trevor-Roper, en su obra *Last Days of Hitler*, escribe: «Lo asombroso es que estas drogas no eran repartidas entre el pueblo alemán sin un ensayo preliminar y que tales experimentos fueron hechos sobre Hitler mismo. Una lista casi completa de las drogas utilizadas por Morell con Hitler, redactada por él mismo (que no es de suponer que exagerase en este punto), aun excluyendo la morfina y los hipnóticos que también fueron empleados, contiene los nombres de veintiocho mezclas de drogas entre las que figuran el "Ultraseptyl", condenado por las autoridades farmacológicas, y varios narcóticos, estimulantes y afrodisíacos. [...] Hitler llegó a depender de estas inyecciones; su dependencia fue absoluta durante los últimos meses; con la única excepción del general Jodl,

---

[32] Ian Kershaw, *Hitler: 1936-1945...*, *op. cit.*

[33] Ernst Günther Schenck, *Patient Hitler...*, *op. cit.*

todos los miembros del Estado Mayor de Hitler eran tratados de vez en cuando por Theodor Morell»[34]. También el escritor Peter Padfield, en su magnífica biografía *Himmler, Reichsführer-SS*, habla del tema de la adicción a las drogas por parte de Adolf Hitler. «Hitler se dirigía a Múnich para pronunciar su discurso habitual en la Bürgerbräu cuando recibió la noticia. Llevaba semanas atravesando estados de ánimo muy cambiantes. Puede ser que se debieran a un cambio de personalidad inducido por la enfermedad o acaso por una droga, la metanfetamina, que, aparentemente, le ponía todos los días por vía intravenosa su médico personal, el doctor Morell, y que también tomaba por vía oral», escribe Padfield[35].

Fueran ciertas o no las informaciones sobre las adicciones de Adolf Hitler a las drogas, lo verdaderamente cierto es que cuando el Führer se suicidó el 30 de abril de 1945 en el búnker de la Cancillería de Berlín, a los cincuenta y seis años recién cumplidos y a pesar de que no sufría ninguna enfermedad orgánica, el líder del Tercer Reich se había convertido en un auténtico despojo humano, y Theodor Morell había ayudado a ello con la cantidad ingente de fármacos que le administró desde 1937 a 1945.

---

[34] Hugh Trevor-Roper, *Last Days of Hitler...*, *op. cit.*

[35] Peter Padfield, *Himmler, Reichsführer-SS*, MacMillan, Nueva York, 1990.

9
El anciano

«Hitler envejecía a pasos agigantados. [...] Antes de 1940, Hitler parecía mucho más joven que su verdadera edad. Sin embargo, después de esta fecha envejeció rápidamente. De 1940 a 1943 representaba su edad, mientras que después parecía haber envejecido considerablemente», declaró el doctor Hans Karl von Hasselbach, el 14 de abril de 1948 al juez Michael Musmanno[1]. Joseph Goebbels, ministro de Propaganda, también lo advirtió, escribiendo en su diario el 20 de marzo de 1942: «El aspecto del Führer no coincide con su estado de salud. A primera vista, parece un hombre en plenas facultades. Pero ese no es el caso. En una conversación íntima, me contó que últimamente se había sentido algo mal. Ahora nuevamente tenía que luchar con los vértigos más violentos. Dice que el largo invierno [de 1941] le afectó el ánimo tanto que le mermó considerablemente la salud».

La entrada en el año 1943 con las pérdidas de Stalingrado y el norte de África, la salud de Hitler comenzó a empeorar. En el mes de enero, Theodor Morell notó por vez primera un ligero temblor en el brazo y pierna izquierdos del Führer y se dio cuenta de que, de vez en cuando, Hitler arrastraba su pierna izquierda. En su diario del 6 de diciembre de 1944, Morell habla sobre los «ataques» (temblores en las extremidades):

> Al final de mayo de 1943, la velocidad de sedimentación de la sangre bajó a 2,5 mm. Antes de la visita del Duce, en Feltre, sobre

[1] Michael A. Musmanno, *Ten Days to Die...*, *op. cit.*

el 20 de julio de 1943, tuvo un ataque importante, que comenzó en la Guarida del Lobo y continuó al día siguiente, abajo, en Berghof. El siguiente ataque fue serio, el peor de todos, después de una discusión agria con la Luftwaffe, alrededor del 28 de septiembre de 1944, y fue precedido por una serie de temblores que comenzaron el 20 de julio de 1944.

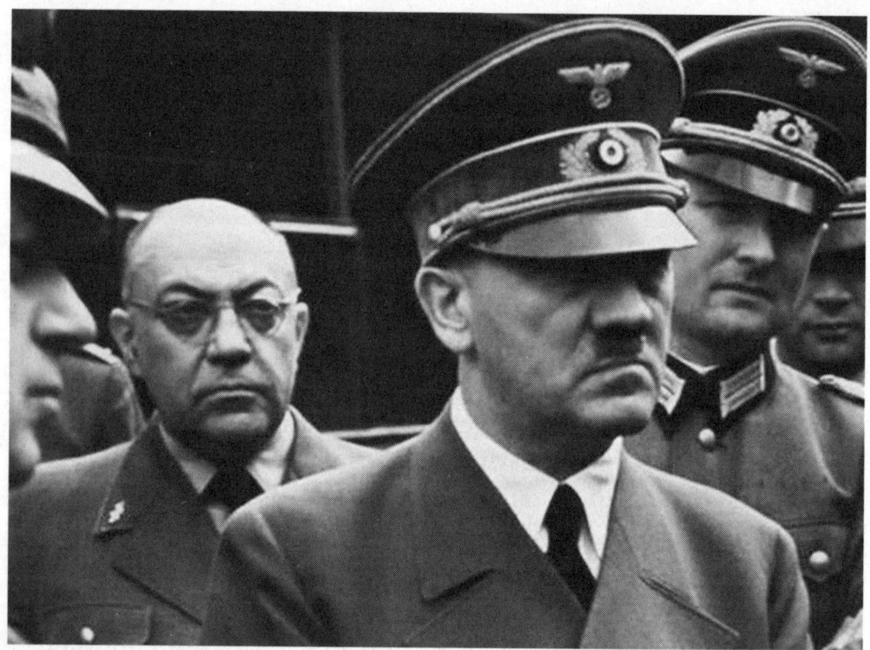

Theodor Morell se daba cuenta del rápido deterioro de Hitler.

El médico declaró a sus interrogadores del CIC estadounidense que el «temblor» podía haber sido de naturaleza histérica, pero que no podía excluir la posibilidad de que tuviera su origen en la gripe o «fiebre cerebral» contraída en Vinnytsia. El 14 de julio de 1944 Theodor Morell habla en su diario sobre el viaje desde Berchtesgaden a la Guarida del Lobo. Esta anotación es muy interesante debido a que sucede tan solo seis días antes del intento de asesinato de Adolf Hitler.

> Vuelo desde Berchtesgaden, en realidad desde Salzburgo, a la Guarida del Lobo. El Paciente A padece fiebre y conjuntivitis en ambos ojos. Algún champú le entró en el ojo izquierdo, que le escuece mucho. Le di algo de solución de cocaína-adrenalina. Targesín Solución.

Ese mismo día Hitler abandonó su adorado Berghof para siempre, tomando el vuelo de regreso a su cuartel general en Rastenburg. No había otra manera de detener la amenaza que se cernía sobre el país desde varios frentes. Las cortinillas del compartimento de pasajeros están corridas. No vio nada, y tampoco deseaba ver. Tal vez no podía soportar la luz (fotofobia). El doctor Erwin Giesing declararía en noviembre de 1945 a Michael Musmanno, quien en 1947 presidiría como juez en Núremberg en el llamado «juicio a las *Einsatzgruppen*», los escuadrones de asesinatos de las SS:

> Desde 1943, Hitler había dejado ya de hacer inspecciones industriales, aunque antes de la guerra disfrutaba con este tipo de viajes. Después de 1943, vivía aislado en su búnker, y se enteraba de todo lo que necesitaba saber, los éxitos y fracasos, por cable o por radio, pero nunca viendo las cosas por sí mismo. Este autoaislamiento en su búnker, no obstante, no era ninguna forma de medida de seguridad. Llegó a desarrollar, en cierto modo, una «mentalidad de búnker». Era el único sitio donde se sentía como en casa; el único lugar donde él conseguía la clase de clima y ambiente que le gustaba (gracias a un sistema de aire acondicionado), y además el único sitio donde podía trabajar realmente a una altitud de 400 metros sobre el nivel del mar, porque su ciudad natal Braunau am Inn estaba a esa altitud[2].

El personal del Führer estaba ya esperándolo en la Wolfsschanze. El auxiliar Karl Thöt describe en su pequeño cuaderno de campo: «¡Qué hermoso es esto! Todo el lugar resplandece con un hermoso verdor. Los bosques respiran una magnífica tranquilidad. Los barracones de madera, incluido el nuestro, habían sido, mientras tanto, bien enladrillados para protección contra posibles bombardeos. Todos nosotros nos sentíamos bien aquí. Era como nuestro segundo hogar». Pero lo cierto es que la principal amenaza iba a llegar desde sus propias filas.

El 20 de julio de 1944, a las 12:42 de la mañana, un potente artefacto explosivo estalló en el interior del cuartel general en Rastenburg, causando la muerte instantánea a cuatro miembros del

---

[2] *Interrogation: Giesing, Dr. Erwin*, 16 de junio de 1945. 1. Interview with Dr. Erwin Giesing (1 copy, memo about interview), 1945-06-16, Box 2 Folder 3. Interrogation of Hitler Associates Collection: A Sub-Group of the Honorable Michael A. Musmanno Collection, MSS 001. Special Collections.

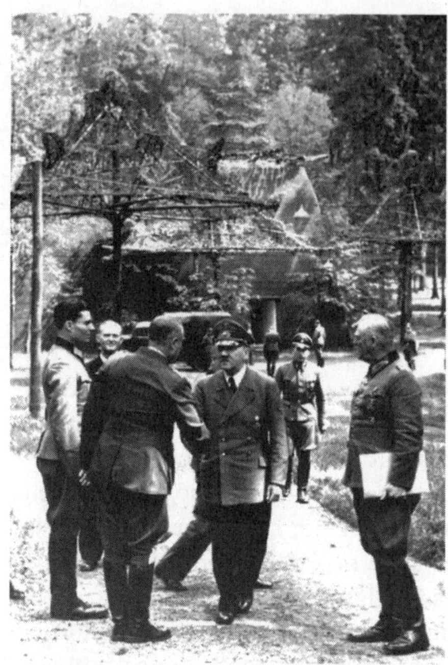

Stauffenberg (extremo izquierdo), Hitler (en el centro) y Keitel (extremo derecho) en la Guarida del Lobo el 15 de julio de 1944, cinco días antes del atentado.

Alto Mando. El intento de asesinato estaba liderado por Claus von Stauffenberg, que acababa de ser nombrado jefe del Estado Mayor del ejército de reserva. El movimiento antinazi del que formaba parte Stauffenberg incluía a altos oficiales como el general Ludwig Beck, a oficiales de la Wehrmacht y a numerosas personalidades civiles. Convencidos de que la muerte de Hitler era la única forma de evitar a Alemania el mayor desastre de su historia, Stauffenberg y otros prepararon la llamada «operación Valquiria»[3]. Tras la muerte del Führer, un Gobierno integrado por Beck como presidente y Carl Goerdeler, exalcalde de Leipzig, como nuevo canciller, debía neutralizar las unidades de las SS e instaurar el estado de emergencia en todo el país.

El método elegido era una bomba de explosión retardada, disimulada en una cartera que debía introducir el propio Stauffenberg en la sala de reuniones de la Wolfsschanze. El oficial montó la bomba y la situó justo a los pies de Hitler, pero la cartera con el potente explosivo molestaba a un oficial, que decidió cogerla y desplazarla, alejándola así del propio Führer. Cuando la bomba estalló y la noticia se difundió por toda Alemania, los conjurados pensaron que Hitler estaba muerto. Heinz Buchholz, taquígrafo presente en la sala, describe la explosión y primeros momentos a la perfección:

> Lo recuerdo como el estampido de un trueno con un brillante destello amarillo a la vez, y nubes de denso humo. Cristales y ma-

[3] La palabra *valquiria* deriva del nórdico antiguo y significa «la que elige a los caídos en batalla».

> dera salieron disparados al aire. La gran mesa en la que todos los mapas de situación habían sido desplegados y en la que los participantes habían estado trabajando (solo nosotros, los estenógrafos, estábamos sentados) se desplomó. Pasados unos segundos de silencio, oí una voz, probablemente el mariscal Keitel gritando: «¿Dónde está el Führer?». Luego, gritos y alaridos de dolor.

Los altos mandos que apoyaron «Valquiria» debían inmovilizar rápidamente a las unidades de las SS y apoderarse del Gobierno y asimismo detener a los altos mandos de las SS y de la Gestapo en Viena, Cassel y París. Sin embargo, por la tarde, cuando las comunicaciones se restituyen entre la Wolfsschanze en Rastenburg y Berlín, se descubre que Hitler no solo está vivo, sino que está en condiciones para recibir al Duce en las mismas instalaciones. A mediodía del 21 de julio, Hitler se dirige al pueblo alemán en un discurso radiofónico: «Estoy vivo, y prometo que los responsables de este atentado, un manojo de oficiales estúpidos y criminales, serán eliminados sin piedad. No sé cuántos atentados se han planeado y llevado a cabo contra mí. Si os hablo hoy, es principalmente por dos razones: para que escuchéis mi voz y descubráis que estoy ileso. [...] Una pequeña camarilla de oficiales ambiciosos, sin honor y al mismo tiempo de una estupidez criminal, fomentó un complot con el objetivo de eliminarme y simultáneamente liquidar al Estado Mayor de la Wehrmacht. [...] Esta vez vamos a ajustar las cuentas como nosotros, los nacionalsocialistas, tenemos la costumbre de hacer»[4]. Hitler puso al mando del aparato de represión contra los conspiradores a Joseph Goebbels, Wilhelm Keitel, Heinz Guderian y al mayor general Otto Remer[5], un nazi y antisemita convencido.

---

[4] Philip Freiherr von Boeselager, Florence Fehrenbach y Jerome Fehrenbach, *Valkyrie: The Story of the Plot to Kill Hitler*, Knopf, Nueva York, 2009.

[5] Tras la guerra, Remer consiguió huir a Egipto y Siria y en 1950 fundó el Partido Socialista del Reich (Sozialistische Reichspartei Deutschlands), que fue ilegalizado en 1952 por la justicia de la República Federal Alemana, tras haber conseguido 360.000 votos en el Estado de Baja Sajonia y 16 escaños en el Parlamento de dicho *land*. En octubre de 1992, Remer fue sentenciado a varios meses de cárcel por escribir y publicar varios artículos que argumentaban su negación del Holocausto. En febrero de 1994, Remer se exilió en España para evitar hacer frente a su responsabilidad judicial por sus declaraciones públicas. Falleció en Marbella (Málaga) el 4 de octubre de 1997, a los ochenta y cinco años.

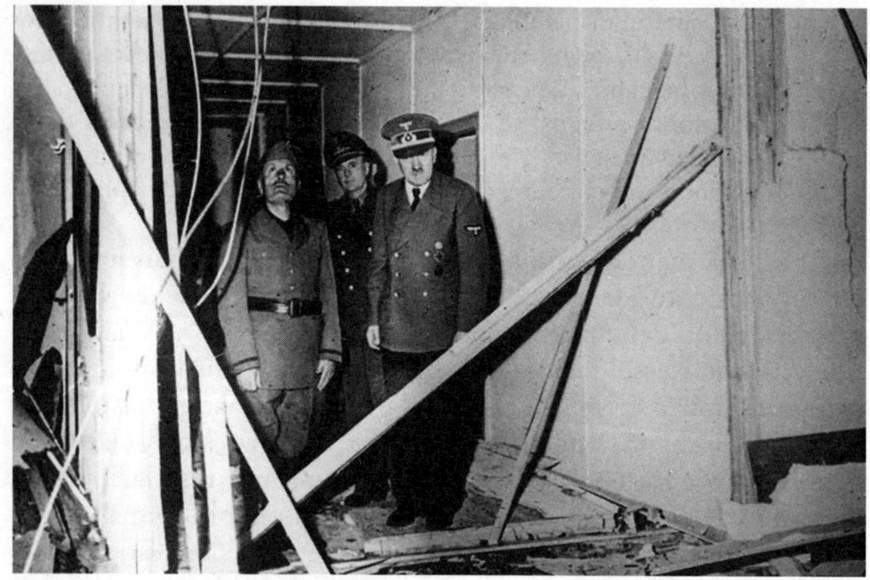

Hitler y el Duce en la sala del atentado del 20 de julio de 1944.

El tribunal especial liderado por el juez Roland Freisler ordenó la detención del general Friedrich Fromm, acusado de «cobardía» por no haber denunciado la conspiración. Los generales Beck, Von Kluge y Von Tresckow se suicidaron, mientras que Stauffenberg, Olbricht y otros serían fusilados esa misma noche. Con el paso de los meses, otros como Goerdeler, Canaris, Von Moltke o Nebe serían ahorcados con cuerdas de piano.

«El ataque fallido de Stauffenberg marcó una ruptura en la historia del Tercer Reich. El fracaso del complot dio lugar a terribles represalias contra todos los involucrados, así como una fuerte radicalización del régimen en términos de represión y movilización. El impacto de este atentado fallido fue grande en las estructuras gubernamentales del régimen, en la mentalidad de la élite civil y militar (en cierta medida, también en el público en general), pero igualmente en las posibilidades restantes de cambio de régimen y el fin de la guerra», escribe Ian Kershaw en su obra *The End: Hitler's Germany 1944-45*[6].

El mismo jueves 20 de julio de 1944, Theodor Morell escribe en su diario: «Guarida del Lobo. Fui a ver al Paciente A a las once y

[6] Ian Kershaw, *The End: Hitler's Germany 1944-45*, Penguin, Londres, 2011.

cuarto de la mañana y le di las inyecciones de costumbre. (Ficha: doble glucosa). Luego: un atentado con una carga explosiva ¡contra el Führer! (Ficha: pulso después de lo ocurrido 72). Le estuve tratando. ¡Herido! Visita del Duce».

Heinz Assmann, oficial del Estado Mayor de la Kriegsmarine ante el Oberkommando der Wehrmacht (OKW), escribiría después, «Para nosotros, que sufrimos la fuerza de la explosión junto a Hitler, parece un milagro que se haya escapado indemne. [...] En la sala de conferencias la devastación fue espantosa; sin embargo, debe de considerarse como un inmenso golpe de suerte el que el atentado no sucediera en uno de los búnkeres y sí en un barracón, en una habitación con cuatro ventanas que estaban todas abiertas de par en par, de modo que el estallido pudo salir perfectamente. [...] El peor parado fue, desgraciadamente, [Heinrich] Berger, que estaba de servicio como taquígrafo con [Heinz] Buchholz. Fue llevado rápidamente al hospital y operado; se le amputaron ambas piernas. La operación la llevó a cabo el coronel médico doctor [Hanskarl] Von Hasselbach, pero murió por la tarde»[7].

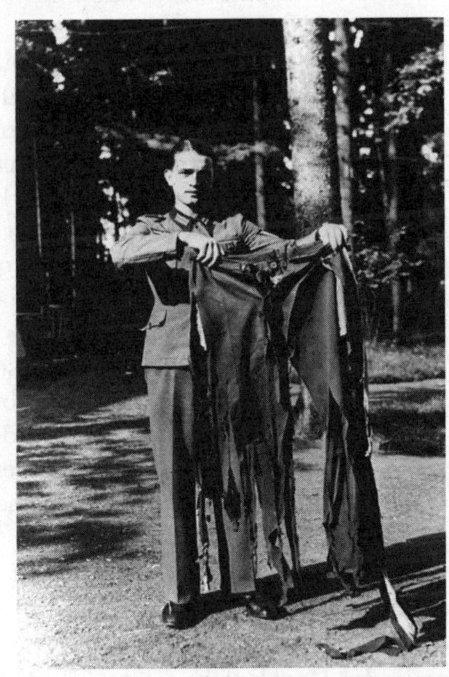

Los pantalones de Hitler tras el atentado del 20 de julio.

Los hombres que segundos antes se encontraban en la sala de reuniones y que estaban escuchando las órdenes de Hitler salían tambaleándose, heridos, con las caras ennegrecidas. El Führer apenas sentía dolor alguno. Morell escribe: «Los médicos llegaron para atender a Hitler. Le quitaron más de cien astillas clavadas en las piernas. Él apenas notaba dolor. Creo que estaba en *shock*. Incluso estaba sorprendido de haberse salvado. Él me dijo:

[7] Heinz Assmann, «Some Personal Recollections of Adolf Hitler», *Proceedings US Naval Institute* 79 (12), diciembre de 1953.

"No es nada realmente". Luego, sonrió de verdad: "¡Soy inmortal!". Entonces vendé sus heridas. Hitler cambió su uniforme chamuscado y hecho jirones y dijo: "Morell, movámonos. Mussolini estará aquí en cualquier momento"»[8].

El resultado de la explosión en Hitler fue inesperado. El temblor en su brazo y pierna izquierdos había desaparecido. «El milagro es que la impresión me quitó el "nerviosismo" [temblor] casi por completo. Mi pierna izquierda todavía tiembla algo en las conferencias que se hacen demasiado largas, pero antes incluso me temblaba en la cama. [...] Con este *shock*, eso ha desaparecido casi por completo, pero no recomiendo a nadie este tipo de tratamiento», le dijo el propio Hitler al general Jodl[9].

El mismo 20 de julio de 1944, Theodor Morell redacta un preciso memorándum escrito a máquina sobre las heridas sufridas por Hitler:

> Paciente A: se le administran unas gotas para los ojos: conjuntivitis.
>
> Una y cuarto de la tarde: pulso 72. Ocho de la tarde: pulso 100, regular, fuerte, presión arterial 165-170.
>
> Tratadas las heridas con polvo de penicilina.
>
> Antebrazo derecho muy hinchado, se recetaron compresas de acetato ácido de aluminio. El hematoma tibial derecho ha cedido. En los dedos tercero y cuarto de la mano izquierda hay una gran ampolla producida por una quemadura. Vendaje. Tiene el pelo completamente quemado y la nuca parcialmente; presenta una quemadura de segundo grado hacia la mitad de la pantorrilla, del tamaño de una mano, y diversas contusiones y heridas abiertas. El antebrazo izquierdo presentaba un hematoma en su aspecto interno y bastante hinchazón; puede moverlo, pero con dificultad. Tiene que tomar dos Optalidón enseguida, y dos cucharadas soperas de Brom-Nervacit antes de irse a dormir[10].

Lo cierto es que hizo falta un atentado con bomba para acabar con su temblor, aunque solo fuera por unas semanas. Theodor Morell relata a sus interrogadores que unos días antes de salir del Berghof hacia la Guarida del Lobo, Hitler le dijo que

---

[8] *Dr. Theo Morell*, Record of Private German Individuals, Captured German Records, Microfilm Publication T253, 62 Rolls, Rolls 34-45, 62, Alexandria, VA.

[9] Corelli Barnett, *Hitler's Generals...*, *op. cit.*

[10] Theodor Morell, *The Diaries 1941-1945...*, *op. cit.*

«se encontraría en grave peligro. También se lo contó a Eva Braun cuando se despidió de ella [...] y había dispuesto ya lo necesario». Morell escribe en su diario en el mes de octubre de 1944:

> Él [Hitler] dice que las semanas desde el 20 de julio han sido las peores de su vida. Ha librado y vencido una batalla heroica que nadie, ningún alemán, pueda nunca imaginar. Pese a los dolores, y a las horas de fatiga y náuseas de las que él nunca ha dicho una palabra a nadie, incluso cuando le preguntan, ha mantenido cerrada la boca y combatido con energía y voluntad de hierro. A menudo, dice, ha estado en peligro de derrumbarse, pero a base de voluntad ha conseguido siempre sobreponerse a su propia condición[11].

El entonces ministro de Finanzas, Johann Ludwig Graf Schwerin von Krosigk, anotó en su diario el 11 de abril de 1945: «El 20 de julio dejó huella en él, tanto física (él todavía no puede usar una mano porque le tiembla) como mentalmente; el golpe a su confianza fue grave, y se hizo progresivamente más desconfiado y solitario». El comandante Cortez Enloe, uno de los médicos militares más condecorados y que pudo interrogar a todos los médicos del cuartel general del Führer tras la guerra, escribió en un informe: «El grupo de prusianos de la vieja escuela que intentaron asesinar a Hitler contribuyó enormemente a la derrota de Alemania. Su atentado puso en marcha, en la mente de ese hombre maligno e inseguro, una cadena de reacciones psicológicas que apartó al Führer de sus consejeros y amigos y gradualmente desequilibró su psique. Al final, estas reacciones atraparon a Hitler en el laberinto de sus propias obsesiones, dejándole con la autodestrucción como única salida»[12].

El 22 de julio, Theodor Morell vuelve a escribir en su diario: «Guarida del Lobo. Paciente A. Durmió solamente una hora la pasada noche. Le administré las inyecciones y el tratamiento de costumbre. (Ficha: ***doble glucosa. Mi cumpleaños. Ya tengo cin-

---

[11] *Ibidem.*

[12] Cortez Enloe, *The Effect of Bombing on Health and Medical Care in Germany*, Morale Division, United States Strategic Bombing Survey, Medical Branch Report, 30 de octubre de 1945.

cuenta y ocho. Esta mañana el general Korten ha muerto y el coronel Brandt también. (Ficha: ***doble glucosa)»[13].

Karl Brandt, el médico del séquito de Hitler, viajó hasta Rastenburg cuando le comunicaron el atentado contra el Führer. La mayor preocupación de los médicos era el sangrado abundante que salía por sus oídos. Theodor Morell compartía esa inquietud, por lo que se intentó contactar con el profesor en otorrinolaringología Carl von Eicken, pero este se encontraba en la boda de su hija, así que decidieron llamar al doctor Erwin Giesing, de la misma especialidad. El 30 de agosto de 1945, durante un interrogatorio con la contrainteligencia militar estadounidense, Giesing reveló el chequeo con Hitler:

> Su expresión facial a la hora del examen (julio de 1944) se muestra fatigada, exhausta, con aspecto de serenidad.
>
> Oídos: derecho: ruptura grande, arriñonada y central, en zona anterioinferior y posterior. Hemorragia. Susurrándole, solo lo percibía muy cerca del oído. Pronunciada sordera combinada de oído medio e interno. Indicaciones de nistagmo hacia la derecha.
>
> Izquierdo: hendidura central de 3 mm, posteroinferior. Susurrando, percibía a cuatro metros. Sordera combinada ligera.
>
> Me pareció [Hitler] un hombre entrado en años, casi quemado y exhausto, como si estuviera aprovechando hasta la última gota de su fuerza. Cuando me encontré ante él, Hitler estaba encorvado, cojeaba de su pierna derecha y llevaba su brazo metido en su guerrera, al estilo de Napoleón. La cara era de color ceniciento, los ojos estaban inyectados y sus labios, hinchados.
>
> Hitler me dijo: «Doctor, he oído que está usted cuidando de mis amigos. Yo no querría molestarle. Los últimos días, desde la explosión, he tenido un fuerte dolor en mi oído derecho, y oigo mal. Mi asistente dice que es porque grito demasiado. Pero, basta de hablar de mí. Dígame la verdad. ¿Cómo están los otros?»[14].

Lo curioso es que en las semanas que sucedieron al atentado, el doctor Giesing pudo llevar a cabo dos minuciosos exámenes, físico

---

[13] El general Gunther Korten fue jefe del Estado Mayor de la Luftwaffe. El coronel Heinz Brandt era jefe de la División de Operaciones del Estado Mayor. Brandt estuvo implicado en el atentado contra Hitler y, en su lecho de muerte, criticó a sus cómplices por no haberle advertido de la bomba para poder escapar a tiempo.

[14] «Hitler as Seen by his Doctors»..., *op. cit.*

y neurológico, a Hitler en la última semana de agosto y primera semana de octubre de 1944:

> Hitler era más o menos de mi estatura (1,74 m). Pesaba 72 kilos. Su pelo era ralo. Su cuerpo presentaba una piel notablemente blanca. Tenía un gran puente de oro en el lado derecho de su mandíbula. Los genitales aparentemente normales. [...]
>
> Los que no le conocen sospechan una hipertrofia en el brazo derecho en los músculos del hombro. Sin embargo, no presenta signos de esto. No obstante, su resistencia física era llamativa, particularmente en las grandes celebraciones del partido, desfiles militares y marchas, donde se pasaba horas con su brazo derecho extendido y en alto. [...] No encontré anormalidades en el corazón, ni en los pulmones de Hitler. El pulso era pleno, regular y fuerte. Los aumentos en la presión arterial que apuntaba Morell los atribuyo a la susceptibilidad del sistema nervioso autónomo de Hitler, a la cólera y a las profundas preocupaciones que tenía.
>
> Sobre su situación neurológica y psiquiátrica, no revelaba ninguna anormalidad. La conmoción laberíntica en el lado derecho, que describí en mi informe del 12 de junio de 1945 (para el CIC), fue originada por la onda de choque de la explosión del 20 de julio, que causó una ruptura importante del tímpano derecho, y por el daño debido a la explosión en los canales semicirculares y caracol del oído interno. Según él mismo [Hitler] me dijo, fue lanzado por la fuerza de la explosión desde su posición original junto al centro de la mesa de mapas hasta cerca del pilar del muro en la puerta de salida. Durante las consultas que tuve con él, no mostró los más mínimos signos de conmoción o contusión cerebral[15].

Por el otoño de 1944, Adolf Hitler estaba casi recuperado de las heridas sufridas en el atentado de julio, pero el problema fue que el temblor retornó a su pierna y brazo izquierdos. Traudl Junge, su secretaria, revela que en esos días Hitler llegó a confesarle: «Antes de que la bomba explotara tenía este temblor en mi pierna izquierda. Ahora se ha pasado a mi mano derecha. Estoy satisfecho de no tenerlos en mi cabeza. Si continuamente me temblara la cabeza, las cosas parecerían bastante negras»[16]. Lo cierto es que el temblor del brazo derecho de Hitler simbolizaba la degradación gradual de su

---

[15] Cortez Enloe, *The Effect of Bombing...*, *op. cit.*

[16] Traudl Junge, *Until the Final Hour...*, *op. cit.*

personalidad tras el atentado contra su vida. «El impacto de esta traición sobre su psique al fin consumió su mente», escribió el doctor Cortez Enloe en su informe titulado *The Effect of Bombing on Health and Medical Care in Germany*.

Entre el 23 y el 26 de julio, las anotaciones de Theodor Morell son más bien escuetas. Las del 27 de julio vuelven a referirse a la preocupación de Giesing y Morell sobre el continuo sangrado de los oídos de Hitler:

> Guarida del Lobo. Vi al Paciente A al mediodía. El ORL (Giesing) estaba allí. El oído aún sangra a veces. El Führer comentó algo sobre sangrías, pero la presión arterial era 140, normal, así que no es necesario. Debe tomar una cucharada sopera de Sangostop tres veces y dos Koagovit otras tres; si el oído todavía sangra mañana, inyectaremos Koagovit[17].

El doctor Giesing estaba preocupado por el continuo sangrado que no se detenía. Intentó llevar a cabo una cauterización, pero Theodor Morell se negó, recomendando al mismo tiempo la inoculación de un hemostático llamado Nateina, que, según el médico, había sido probado con notable éxito en la familia real española.

Cuando el doctor Carl von Eicken tomó el relevo de Giesing, Hitler se sintió aliviado. «Bien, mi querido profesor, parece que hay más problemas con mi oído de lo que creíamos. Morell me dio otra de sus inyecciones coagulantes la pasada noche, además de haber estado tomando todas las tabletas, tal y como me dijo el doctor. ¡La hemorragia tiene que detenerse alguna vez! Tal vez yo sea un hemofílico natural», le dijo Hitler[18]. Al día siguiente, el Führer descubrió su almohada manchada de sangre. En vista de esto optó por llamar a Giesing y pedirle una cauterización. El 28 de julio de 1944 dejó de sangrar.

Puede que el comandante médico estadounidense Cortez Enloe tuviera razón cuando afirmó que el atentado contra el Führer «contribuyó enormemente a la derrota de Alemania». Hasta el mes de junio de 1944, Hitler era capaz de viajar hasta Francia para mantener reuniones maratonianas con sus mariscales Erwin Rommel y Gerd von Rundstedt, sus comandantes en el frente occidental, pero, tras el atentado, le era ya imposible.

---

[17] Theodor Morell, *The Diaries 1941-1945 …*, *op. cit.*

[18] David Irving, *Adolph Hitler: The Medical Diaries…*, *op. cit.*

Entre junio y julio llegaron al continente cerca de dos millones de soldados aliados, medio millón de vehículos y tres millones de toneladas en material. El 11 de junio, cae Carentan; el 18, Larteret y Portbail; y el 25, el puerto de Roule, cuartel general alemán. El 30, más de 6000 soldados alemanes se rinden en La Hague, tras una encarnizada lucha. Los estadounidenses han perdido a casi 22.000 hombres. Durante los primeros meses del desembarco, la Resistencia francesa ha cumplido un papel esencial a través de la llamada «batalla del riel», concentrando sus ataques en las vías de comunicación y abastecimiento de los alemanes. Los continuos atentados de la Resistencia consiguieron que la 9.ª y 10.ª Divisiones Panzer necesitaran veinticinco días para poder atravesar Francia y unirse al combate en Normandía. En el frente oriental, las tropas soviéticas avanzan hacia Riga (Letonia) y Prusia Oriental, y en Italia, los aliados atacan ya desde todos los frentes con su objetivo puesto en Florencia.

Mientras todo esto sucede en el teatro bélico, Theodor Morell anota en su diario, fechado el 1 de agosto de 1944:

> Guarida del Lobo. Paciente A. Presión arterial. Inyectado con glucosa al 20 % por vía intravenosa, más hígado, Glyconorm y Tonophosphan-Forte por vía intramuscular. Glucosa doble.
>
> Hitler está aún dominado por sus heridas sufridas el 20 de julio. Los vendajes adhesivos mostraban sangre filtrándose a través de la piel en el brazo y las nalgas. Sobre el coxis presenta una zona coloreada de un palmo, que se ha contraído algo. En el antebrazo derecho y del lado cubital, la muñeca está hinchada por hemorragia interna grande en la proximidad del codo. Condición general buena. Por la tarde, dos Optalidón y dos cucharadas de Brom-Nervacit.

En las primeras semanas de agosto, los aliados rompen el frente alemán. En Avranches los estadounidenses han conseguido salir de su cabeza de puente en Normandía. El 19 de agosto, tras diversas huelgas e insurrecciones, Hitler exige al general Dietrich von Choltitz, gobernador militar del París ocupado, destruir la ciudad por completo, pero el militar se niega. Por fin, el 25 de agosto, Von Choltitz se rinde sin condiciones a las fuerzas de la «Francia Libre», representadas por el coronel Henri Rol-Tonguy del Consejo Nacional de la Resistencia, y al general Philippe Leclerc, de las fuerzas aliadas[19]. En las semanas siguientes, Francia está perdida para Hitler, que ve el avance aliado desde la lejanía de su cuartel general.

Hitler cada vez duerme menos horas, y cuando concilia el sueño lo hace de forma leve. Llama a Morell y le pide que reinicie el tratamiento de Ultraseptyl, tras consultarlo con el doctor Giesing. «El profesor Morell tiene una droga buenísima, el Ultraseptyl, que me ha ayudado muchísimo en el pasado, tanto con los catarros como al principio de una gripe», le dijo el mismo Hitler a Giesing. El Ultraseptyl, fabricado por la empresa Chinoin de Budapest, era una sulfamida que Theodor Morell administraba al Führer en una o dos tabletas de 0,5 gramos cada una, con mucha agua y siempre después de las comidas, para luchar contra los resfriados o las gripes.

Giesing advirtió a Morell que no podía, ni debía, seguir administrando el Ultraseptyl a Hitler, debido a que el nivel de sulfamida en sangre no se podía mantener largo tiempo sin perder sus propiedades antibacterianas. Pero Hitler no quiso escuchar a Giesing y le dijo que cuando viese a Morell le pediría que le pusiese un par de inyecciones. Tanto Morell como Giesing descubrieron que el inicio del nuevo tratamiento con Ultraseptyl provocaba en Hitler mayor irritabilidad e insomnio, con continuos ataques de pesadillas.

«Morell quiere ponerme otra inyección de yodo hoy y también una de corazón, hígado y Vitamultin-Calcium. [...] Eso es lo que ha aprendido en los trópicos, que esas cosas tienen que ser inyectadas en vena», reveló el propio Hitler a Giesing. Pero el tratamiento de Erwin Giesing a base de cocaína tampoco ayudó al líder alemán a acabar con su dolor de oídos.

Giesing, en su declaración al juez Musmanno al final de la guerra, le aseguró que Hitler se quejaba constantemente de dolores de estómago y de falta de apetito, afirmando también que no podía dormir bien. «Las preocupaciones sobre el futuro y la existencia de Alemania me están royendo», dijo Hitler al doctor Giesing. El médico pensó que el Ultraseptyl bien podría provocar los síntomas de dolores estomacales, así es que decidió autoadministrarse varias dosis del medicamento. Cinco días después, el médico comenzó a sufrir los mismos síntomas que los que padecía Adolf Hitler. El Führer prefirió no darse por aludido ante las advertencias sobre el Ultraseptyl y

---

[19] Jean Edward Smith, *The Liberation of Paris: How Eisenhower, de Gaulle, and Von Choltitz Saved the City of Light*, Simon & Schuster, Nueva York, 2019.

comenzó a pedir tratamientos con cocaína. Le dijo a Giesing: «Es como si no estuviera enfermo. [...] Me gustaría que mi mente pudiese estar siempre así de clara. Solo espero que no vaya usted a hacerme adicto a la cocaína»[20]. Lo más curioso de todo es que ni Giesing, ni el propio Hitler dijeran nada a Theodor Morell sobre la utilización de cocaína.

A los ataques de histeria provocados por el atentado del 20 de julio, y que sumían a Hitler en altas subidas de tensión, se añadían además las fuertes discusiones que tenía con Hermann Göring, debido a la total inoperancia de la Luftwaffe en el frente occidental. A pesar de las protestas cada vez más intensas por parte del Alto Mando de la Luftwaffe (OKL), liderado por Günther Korten (hasta julio de 1944) y por Werner Kreipe (desde julio 1944), Adolf Hitler ordenó que los nuevos pilotos en formación y entrenamiento se unieran a escuadrones de combate sobre Francia. El general Kreipe intentó convencer a Keitel y a Hitler de que eso iba a suponer un mayor número de bajas, sin que ello favoreciera al bando alemán en los cielos de Europa. Ninguno de los dos quiso escuchar sus ruegos y advertencias. «A cada recomendación o petición en nombre de la Luftwaffe, Hitler me interrumpía y montaba en cólera, echando abajo de forma tajante todas mis reclamaciones o peticiones. Ahora yo también le estaba apuñalando por la espada, según él [Hitler]», escribe el alto oficial de la fuerza aérea. Tanto en el frente occidental como en el frente oriental, el colapso parece inevitable. Además, Hitler estaba cada vez más cansado de los desplantes de Göring, que ni siquiera acudía a las reuniones del Alto Mando. Le cesó como responsable máximo de la ya inexistente Luftwaffe el 24 de abril de 1945.

La salud de Adolf Hitler seguía empeorando día a día. El 11 de agosto, el general Kreipe de la Luftwaffe pudo reunirse con él. Después de ese encuentro, Kreipe escribió en su diario privado: «El Führer está muy encorvado. Algodones en los oídos. A menudo tiembla violentamente. Solo se le puede estrechar la mano suavemente. [...] El ambiente es muy cargado. Fegelein insinúa que otros generales y mariscales estaban implicados en el 20 de julio». Cada vez son más las noticias que llegan desde el frente informando de unidades de la policía militar y de las SS disparando por la espalda

[20] *Interrogation: Giesing, Dr. Erwin*, 16 de junio de 1945..., *op. cit.*

o ejecutando sin juicio previo a cientos de desertores que intentan huir hacia las líneas aliadas en el frente occidental.

Los últimos días de agosto de 1944 son bastante tediosos, según el diario de Morell, sin nada que destacar, hasta el 31 de agosto. Tras enumerar a los miembros cercanos a Hitler que cumplían años, más la lista de medicamentos que administró ese mismo día, escribe: «Hitler ha intentado reducir toda su medicación». El médico sabía que el Führer y el doctor Giesing habían estado hablando sobre sus tratamientos. «Ahora Morell me está dando inyecciones solamente cada dos días. Espero que luego, cuando me encuentre bien de nuevo, las necesite dos veces por semana», le dijo Hitler a Giesing, pero cuando este propuso a Hitler reducir las dosis de Ultraseptyl, le respondió: «Seguiré usándolo [el Ultraseptyl]. [...] De cualquier forma, es bien sabido que la fe que un enfermo deposita en su médico y en su medicación es necesaria para restablecerse. Yo, personalmente, la tengo depositada en mi querido viejo médico de casa, Morell»[21].

El 14 de septiembre, Morell afirma que Hitler tiene una presión arterial «muy variable», entre 146-150, después de una grave agitación tras una importante discusión con sus generales del OKW. Realmente, Adolf Hitler acababa de anunciar a su Estado Mayor que había decidido no llevar a cabo una contraofensiva invernal contra los ejércitos aliados en el frente occidental en la zona de los Vosgos, en el noroeste de Francia. En una reunión secreta, el general Jodl informó que en ese momento contaban con 96 divisiones alemanas, frente a 55 divisiones aliadas. Tras escucharle atentamente, Hitler anunció su decisión: «Llevaremos a cabo un contraataque desde las Ardenas, con la ciudad de Amberes como objetivo». El mariscal Gerd von Rundstedt sería el elegido para liderar la ofensiva.

«Será relativamente fácil mantener la presente línea de frente. Mientras tanto, se creará una fuerza de ataque de divisiones Volksgrenadier y Panzer en las próximas semanas, que romperá la línea de frente en el punto preciso donde los grupos de los ejércitos británico y estadounidense se encontraban», precisó Hitler. El mariscal Von Rundstedt escribe en sus memorias: «Hitler soñaba con la posibilidad de un nuevo Dunkerque. Él deseaba que esta acometida se lle-

---

[21] «Hitler as Seen by his Doctors»..., *op. cit.*

vase a cabo a principios de noviembre, entonces debía haber allí una reserva de 1500 aviones de combate. [...] Estipuló que el ataque debería comenzar al amparo del mal tiempo, con lo que el poderío aéreo estratégico enemigo estaría en clara desventaja»[22].

Al día siguiente de esta decisión, Adolf Hitler muestra un serio deterioro de salud en la Wolfsschanze, en Rastenburg. Theodor Morell decide abrir una «nota especial» en su diario:

> Paciente A. A las seis de la tarde, presión arterial 150 mm, tonos cardíacos puros y regulares, 84 latidos por minuto. Pulso bueno y pleno; se queja de vértigo severo, palpitaciones en la cabeza, vuelven a temblarle las piernas, particularmente la izquierda, además de las manos. ¡Muchísimas preocupaciones!
>
> El tobillo izquierdo hinchado, particularmente sobre la tibia izquierda, por encima del tobillo. Hace algún tiempo tuvo un eccema en la tibia, que desapareció a causa de la cura con Mutaflor. Hasta el atentado contra su vida, la pierna izquierda particularmente ha venido mostrando un temblor transitorio cuando se sienta.
>
> Recomiendo: oxigenación adecuada, bien permaneciendo durante ocho o diez días en el Berghof, o bien dar paseos en coche descubierto cada dos días, con o sin interrupción para por lo menos media hora de paseo. También masaje para mejorar la circulación y tratamiento del pie izquierdo hinchado. En inyecciones, por el momento, concentrarse en la corteza suprarrenal, pruebas y combinaciones de vitaminas (Vitamultin-Forte).
>
> Brom-Nervacit puede ser la causa. ¿Es posible?
>
> Sí, porque contiene sacarina y levadura. Fermentación del azúcar. Debería hacerlo analizar.
>
> Debería intentar subir la pierna izquierda más a menudo, tanto como pueda. Solamente realizar las funciones necesarias él mismo. Descargarse tanto como sea posible.
>
> (Firmado) Profesor Morell[23].

Algo estaba afectando al Führer, pero Morell no sabía qué podía ser, así es que, en última instancia, decidió enviar una muestra del agua potable de la Guarida del Lobo al doctor Kurt Mulli, de Ham-

[22] Charles Messenger, *The Last Prussian: A Biography of Field Marshal Gerd von Rundstedt*, Pen and Sword Military, South Yorkshire, 2018.

[23] Theodor Morell, *The Diaries 1941-1945*..., *op. cit.*

burgo. Días después, el bacteriólogo envío el resultado del análisis a Morell:

> El agua que hemos recibido es mala. Aunque neutral, es excepcionalmente dura (carbonatos), y la muestra enviada tenía un excepcional número de gérmenes; en otras palabras, impurezas bacteriológicas. Envíenos una muestra adicional, más grande, en un vaso esterilizado. En términos bacteriológicos, esa agua es impura. Las bacterias no son *coli* ni *tíficas*, pero no se puede descartar la posibilidad de que, debido al contenido en bacterias no patógenas, si quienes la beben no tienen estómagos que produzcan el suficiente ácido clorhídrico (el caso de Hitler), puede dar lugar a serios problemas de digestión y dolores estomacales[24].

Para finales de septiembre, y mientras Adolf Hitler se encontraba en plena vorágine de la preparación de la ofensiva de las Ardenas, sufrió un fuerte ataque de espasmos intestinales, debido a la excitación y preocupaciones del momento. Los electrocardiogramas realizados el 20 de septiembre demuestran que la esclerosis coronaria avanza rápidamente y de forma progresiva. «A las cuatro de la mañana le inyecté [a Hitler] Eukodal y Eupaverin por vía intravenosa de nuevo, ya que los espasmos se repiten una vez tras otra», escribe Morell. Lo cierto es que las constantes discusiones le estaban haciendo enfermar a pasos agigantados.

Otto Günsche, asistente personal de Hitler, reveló a sus interrogadores de la inteligencia soviética tras la guerra: «En esos días el Führer se encontraba completamente apático respecto a los sucesos que ocurrían a su alrededor. No sabíamos qué hacer. Ni siquiera le importaba el frente del Este, a pesar de la crisis que estábamos teniendo»[25]. El 28 de septiembre, se anuncia la «gran movilización» de todos los reservistas. Joseph Goebbels acaba de adoptar severas medidas para cumplir con ese objetivo. Se ordena que todas las industrias consideradas «no indispensables» para los esfuerzos de guerra debían poner a todo su personal, propietarios incluidos, a disposición de las autoridades militares. Hitler estaba cada vez más convencido de que las discusiones con los generales, principalmente los de la Luftwaffe, le estaban haciendo enfermar.

---

[24] «Hitler as Seen by his Doctors»..., *op. cit.*

[25] Henrik Eberle y Matthias Uhl, *The Hitler Book...*, *op. cit.*

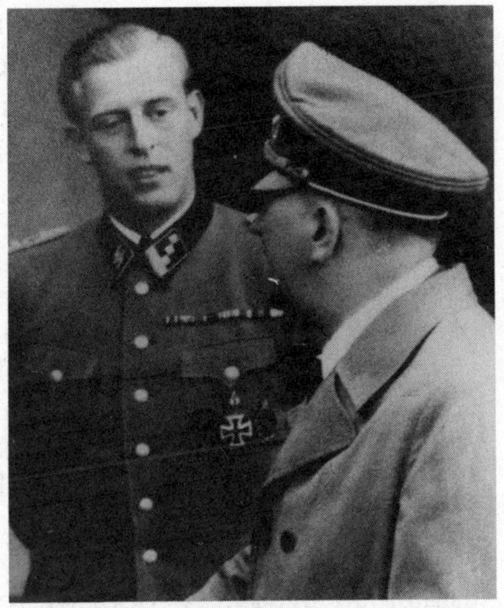
Gracias a las revelaciones de Otto Günsche, asistente personal de Hitler, podemos saber cómo fueron sus últimos días.

Aquel estado de ánimo exultante y optimista durante la planificación de la contraofensiva de invierno se había venido abajo tras los continuos informes de la nefasta actuación de la Luftwaffe en el frente oriental. Hasta estrategas como Guderian desaconsejaban a Hitler llevar a cabo semejante aventura en los bosques de la Ardenas. «El Führer pierde los nervios con facilidad y le causan auténtico furor los continuos fracasos de la Luftwaffe. [...] Incluso en las conferencias de guerra, el ambiente es gélido y soy totalmente ignorado por el resto de los altos mandos», escribió en su diario personal el general del aire Werner Kreipe. Él sabía a la perfección que la animadversión que todos sentían hacia él, incluido Hitler, no era realmente hacia su persona, sino hacia aquel gordo heroinómano en que se había convertido el comandante en jefe de la Luftwaffe, Hermann Göring. El 20 de septiembre, Kreipe fue finalmente despedido por el Führer y sustituido por el general Ritter von Greim. En estas fechas, Hitler está cada vez más enfermo.

El otorrino profesor Von Eicken llamó a su colega el doctor Giesing: «El Führer ha estado ronco estas tres últimas semanas. No es un buen signo. [...] Una radiografía ha revelado una sombra en el seno maxilar izquierdo. Los otros están limpios». Sin embargo, la ictericia, una coloración amarillenta de la piel y las mucosas debido al aumento de la concentración de la bilirrubina en la sangre, apareció en el cuadro clínico de Hitler.

Morell escribe el 27 de septiembre de 1944: «A las nueve de la noche, después del té de la tarde, comenté al Führer que parecía un poco amarillo. Le dije que vendría otra vez por la mañana y que le extendería una receta (Calomel)»[26].

[26] Theodor Morell, *The Diaries 1941-1945...*, *op. cit.*

Sobre las seis de la mañana, Morell recibió una llamada de urgencia de Willy Arndt, mayordomo del Führer. Hitler estaba sufriendo violentos espasmos, acompañados de cólicos y náuseas. El médico pudo comprobar que el líder alemán tenía el vientre muy tenso.

> El área cardial dolorosa y el píloro algo menos. El duodeno y la región vesicular también dolorosos. El pulso es de 78, tiene náuseas y la cara amarilla. No presenta fiebre pero me dice [Hitler] que su orina era tan marrón como si fuera cerveza. Le inyecto 0,005 de Eukodal y una ampolla de Eupaverin por vía intravenosa, a más de hígado y Glyconorm por vía intramuscular, y ordené almohadillas y té caliente sin azúcar. Más tarde el pulso bajó a 66. No debe beber ni leche ni alcohol[27].

Entre el 28 y 29 de septiembre la salud de Hitler se agravó. Esa misma madrugada, Theodor Morell volvió a ser llamado porque su paciente estaba sufriendo nuevamente violentos espasmos. El médico se puso frenético al encontrar a su paciente realmente enfermo y comenzó a escribir tres cuadernos de anotaciones en paralelo. En una nota separada, escribió: «Volví a la una y media de la mañana. Dice [Hitler] que ha tenido mucho por lo que enfadarse y preocuparse estos días. [...] Solo ha dormido tres horas hoy. Hasta las tres de la mañana. Meteorismo doloroso. Su cuerpo está aún muy tenso. Ha tenido calambres con considerable dolor. Para fortificarle le he inyectado glucosa por vía intravenosa»[28].

En esa época, su secretaria Christa Schroeder relata en sus memorias: «Hitler aparecía cada vez menos en público a medida que sus ejércitos sufrían serios reveses. Como un reptil que teme al sol, Hitler huía de la luz»[29]. También Helmuth Weidling, el general responsable de la defensa de Berlín durante la última etapa de la ofensiva soviética sobre Alemania, declaró a sus interrogadores: «[Hitler] era un completo desastre, estaba sentado en su silla totalmente abatido. Le temblaban las manos sobre el mapa. Hablaba con una voz apenas audible y de vez en cuando le salían babas de la boca»[30].

---

[27] *Ibidem.*

[28] *Ibidem.*

[29] Christa Schroeder, *He Was My Chief...*, *op. cit.*

[30] A pesar de haber recibido la orden de no rendirse y luchar hasta el último hombre, el general Weidling rindió la capital el 2 de mayo de 1945, dos días después del suicidio de Hitler. Murió en 1955, prisionero de los soviéticos.

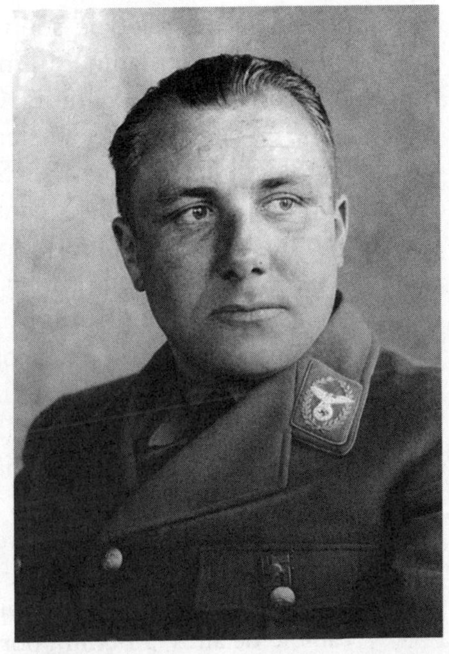

Martin Bormann, secretario personal de Hitler, se fiaba poco de la efectividad de los tratamientos de Morell.

Su médico Theodor Morell continúa relatando de forma pormenorizada en su diario: «De las once cuarenta y cinco de la noche a la una y media de la madrugada. Un enema de camomila (un litro) dio como resultado una evacuación mínima. Estuvo confinado en cama todo el día y no comió nada». Su personal está angustiado por él. El 30 de septiembre, Martin Bormann escribió una carta a su esposa Gerda Buch en la que le confirma que Hitler está sufriendo terribles dolores de estómago muy dolorosos y añade, no sin cierto sarcasmo, que Morell le está tratando «con aceite de hígado de bacalao». «El Führer ha perdido unos tres kilos en los últimos tres días. Aunque estoy convencido del tratamiento de Morell, le he dicho al Führer que preferiría otro tratamiento, más apoyado en la biología».

El problema fue que, por segunda vez en tres años, Adolf Hitler se encontraba decidiendo la vida y la muerte de miles de hombres luchando en diversos frentes, desde su cama. El general Alfred Jodl, jefe del Estado Mayor de Operaciones del Alto Mando de la Wehrmacht, recordaría a sus interrogadores durante los juicios de Núremberg: «Su cerebro no descansaba jamás. Cuando Hitler concibió la primera idea [de la contraofensiva en las Ardenas] estaba enfermo en la cama con ictericia. Para explicarnos su idea [a Keitel y a Jodl], Hitler desplegó el mapa de las Ardenas sobre su colcha y discutió cuál era la mejor dirección y profundidad de ataque».

A finales de septiembre de 1944 Hitler pidió al doctor Morell que ayudara a mejorar la salud del general Rudolf Schmundt, el fiel ayudante de campo del Führer, herido en el atentado del 20 de julio.

El militar sufría de erisipela séptica[31], y Hitler quería que Morell salvara su vida con penicilina. El médico pidió traer varias ampollas desde sus laboratorios de Olmütz. Cuando Hitler visitó a su ayudante de campo en el hospital, se le llenaron los ojos de lágrimas. Cuando parecía que iba a recuperarse, Schmundt murió repentinamente el día 1 de octubre de 1944 a causa de sus heridas. «Me llamaron demasiado tarde. De otro modo, podía haberle salvado la vida con penicilina», escribe Morell. Hitler recibió a su viuda en la Guarida del Lobo. Esta escribió: «El Führer me recibió en la cama. Está enfermo. Dice haber perdido a su mejor hombre»[32]. «La muerte de un ser humano le era absolutamente indiferente, menos cuando conocía al fallecido. Él [Hitler] veía a la humanidad como una larga cadena de hombres y él mismo se veía como el primer eslabón», escribe la secretaria Christa Schroeder. En la primera anotación del mes de octubre de 1944, Theodor Morell escribe:

> Le propuse de nuevo [a Hitler], de la manera más insistente, un cambio de aires (a Berlín), por dos o tres días, y después a la montaña durante doce o catorce días, o solo Berlín por ocho o diez días; él descartó el Berghof y dijo que Berlín no es recomendable; ya que él tendría que bajar a menudo al búnker, y no puede caminar mucho ahora; está demasiado débil. Me referí a lo inadecuado que es para él el nuevo búnker; el salón de estar y los dormitorios son minúsculos y, pese al sistema de ventilación, hay muy poco oxígeno. Pide demasiado poco, siendo el líder del Reich. Me prometió que iría a dar más paseos. «Lo dice, pero no lo hace», argumenté y continué: «Considero de vital importancia que cree una reserva física, tomando tanto oxígeno como le sea posible, creando mejores condiciones de combustión de los alimentos de cara a los

---

[31] Es un tipo de infección de la piel. Afecta a la capa superior de la piel y a los ganglios linfáticos locales. La erisipela generalmente es causada por las bacterias estreptococos del grupo A. Sus síntomas pueden incluir fiebre, escalofríos, úlceras cutáneas con un borde definido y elevado. A medida que la infección se extiende, hay mucho dolor, enrojecimiento, hinchazón y calor en la piel, en la que se pueden incluso formar ampollas.

[32] Las detalladas notas escrupulosamente escritas por el general Schmundt en vida fueron halladas por las tropas estadounidenses en la caja fuerte del general Walter Scherff, historiador oficial de Hitler, y sirvieron como valiosos testimonios escritos en las acusaciones contra Wilhelm Keitel y Alfred Jodl en los juicios de Núremberg.

meses venideros». Cuando me iba, el Führer repentinamente se incorporó y dijo que tenía gases y que sentía opresión el corazón. Parecía un débil anciano[33].

«En la pesada atmósfera de esa habitación, su imaginación florecía como una planta venenosa, con la convicción de que podía lograr sus objetivos tan solo con su voluntad», escribe Christa Schroeder. El doctor Giesing recordaría años más tarde, sobre los últimos meses de vida del Führer, que «[Hitler] no era un hombre poderoso y temido con una personalidad fascinante o incluso hipnótica. [...] La impresión que me dio, en sus últimos meses de vida, fue la de un hombre prematuramente viejo, casi agotado y exhausto, que intentaba seguir adelante con los vestigios de su fuerza. No me impresionaron mucho sus ojos supuestamente penetrantes, ni su predicha personalidad magistral o incluso tiránica que yo esperaba tras lo afirmado por la prensa, la radio, los relatos personales o los informes de otros»[34].

Lo cierto es que Hitler, incluso en sus últimos meses de vida, intentó guardar su sufrimiento solo para él. Es muy interesante destacar la conversación que tuvo en la tarde del 3 de octubre de 1944 con su médico Theodor Morell y que este último reveló a los interrogadores estadounidenses:

> Me dijo que las semanas transcurridas desde el 20 de julio han sido las peores de su vida. Ha luchado y ha ganado una lucha heroica, tal como nadie, ningún alemán, pueda nunca imaginar. Pese a los dolores más intensos, y a horas de vértigo y náusea de las que nunca dijo nada a nadie, aun cuando le preguntaban, se mantuvo firme y luchó con determinación y energía de hierro. A menudo dice que ha estado a punto de hundirse, pero gracias a su fuerza de voluntad siempre ha conseguido sobreponerse.
>
> Estas revelaciones las hizo al decirle yo que consideraba su actual estado de salud, sin contar las apariencias exteriores, un trastorno menor derivado del 20 de julio, aunque algo retrasado. [...] La afección nerviosa de su pierna izquierda y de las manos no es, como [el doctor Karl] Brandt dice, consecuencia de la ingesta de estricnina, sino del traumatismo del hemisferio cerebral derecho, ya que tales síntomas se incrementaban con las preocupaciones[35].

---

[33] *Dr. Theo Morell*, Record..., *op. cit.*

[34] *Interrogation: Giesing, Dr. Erwin*, 16 de junio de 1945..., *op. cit.*

[35] *Ibidem.*

Pero la cuestión es que el doctor Brandt tenía razón sobre la estricnina, como así descubrió el doctor Erwin Giesing. Una mañana, Giesing pudo ver la bandeja de desayuno de Adolf Hitler: gachas de avena, dos rebanadas de pan, zumo de naranja y un pequeño plato con varias pastillas blancas (Vitamultin) y seis pastillas negras. Supuestamente, esas píldoras negras eran antigases de la empresa Doktor Koester. Según el vademécum, ciento veinte de esas píldoras contenían 0,5 gramos de *Nux Vomica* (estricnina), 0,5 gramos de belladona (atropina) y 1 gramo de *Extractum gentianae* (gentiana) utilizado como hierba amarga en el tratamiento de desórdenes digestivos y problemas de hígado. Según el cálculo del doctor Giesing, Hitler estaba tomando a diario una «sobredosis» de estricnina y atropina, ambos venenos mortales. Según el *Manual de farmacología* de E. Poulsson, «los efectos de la atropina sobre el sistema nervioso central son al principio estimulantes, y después paralizantes. En el humano afecta primeramente al encéfalo, con fuga de ideas, verborrea, intranquilidad, alucinaciones visuales y auditivas, y accesos de delirio, que, en ocasiones, pueden ser pacíficos y serenos, pero que pueden también degenerar en actos violentos y frenesí»[36]. Según el vademécum, la dosis máxima de extracto de belladona aceptada era de 0,4 gramos. Según el doctor Giesing, sabiendo que Hitler tomaba seis pastillas «negras» en el desayuno, diez contenían ya esa dosis máxima. También supo que la estricnina podía llegar a causar fuertes espasmos musculares en las extremidades. «1 o 2 gramos de estricnina no causan realmente un efecto perceptible en la gente, pero un examen más a fondo demuestra que ha surtido un claro efecto en la agudeza de los sentidos. [...] Después de recibir altas dosis, la sensibilidad acentuada a la luz puede muy bien transformarse en fotofobia manifiesta, alcanzando en los otros sentidos cambios similares. Se agudizan los sentidos del oído y tacto, y durante un rato los sentidos del olfato y el gusto pueden intensificarse más. Al tomar muchas dosis pequeñas durante un largo periodo de tiempo, puede resultar una intoxicación cumulativa súbita. [...] Para situaciones específicas de cansancio y debilidad, y para debilidades sexuales, se emplea estricnina como estimulante y fortificante», explica el libro de Poulsson. Giesing volvió a hacer el cálculo de la dosis de estricnina que estaba tomando el Führer, descubriendo que estaba ingi-

[36] E. Poulsson, *Manual de farmacología*, Editorial Labor, Barcelona, 1931.

riendo más del doble de la dosis permitida. Giesing comenzó a dosificarse las misteriosas pastillas negras y en pocas semanas mostró los mismos síntomas que Hitler: sensibilidad extrema, fotofobia, agudización del gusto y mucha sed. Erwin Giesing intentó entonces hablar con Theodor Morell sobre su descubrimiento, pero este se negó a aceptar tales resultados. Finalmente, el primero decidió revelarlo al servicio de seguridad, provocando que muchos de los que estaban en contra de aquel obeso médico de gafas de concha que estaba siempre detrás de Hitler, empezaran a rumorear sobre que «estaba tratando a Hitler de forma negligente». El «caso de la estricnina» supuso una oportunidad única para Brandt, Hasselbach y Giesing de acabar con la reputación de Morell ante los ojos del Führer; sin embargo, el poderoso Martin Bormann odiaba más a Brandt que a Morell. El motivo sencillamente era que Karl Brandt, como comisario de Salud y la Higiene Pública (Reichskommissar für Sanitäts- und Gesundheitswesen), dependía directamente de Albert Speer, que ascendía en la órbita de Hitler ante la figura descendente de Hermann Göring, y Bormann odiaba a Speer.

Karl Brandt decidió presentarse voluntario para mostrarle a Hitler todas las pruebas del envenenamiento al que le estaba sometiendo Theodor Morell, y al mismo tiempo exponer todas las pruebas a Heinrich Himmler. El Reichsführer Himmler no descartó la posibilidad de un complot orquestado por Morell para matar al Führer. Incluso llegó a hablar con el médico, indicándole que «por mucho menos, hombres más poderosos que él habían sido colgados por el cuello, y que uno más tampoco tenía mucha importancia». El doctor Richard Weber, ayudante de Morell en la consulta de Kurfürstendamm, fue interrogado por la Gestapo en el cuartel general de la Prinz-Albrecht Strasse sobre la posibilidad de que Theodor Morell pudiera estar envenenando al Führer. Este dijo a sus interrogadores: «Totalmente impensable. Morell es demasiado cobarde como para hacer una cosa así»[37]. El profesor doctor Ernst-Günther Schenck reveló al historiador David Irving que tanto Brandt, como Giesing y Hasselbach habían exagerado deliberadamente la toxicidad de las pastillas para intentar echar a Morell. «Las píldoras —según Schenck— eran el producto de una desconocida firma farmacéutica de Berlín, Doktor Koester & Co., domiciliada en 1937 en la ciudad

[37] Peter Padfield, *Himmler, Reichs Führer-SS…*, *op. cit.*

de Wilmersdorf. Mi propio cálculo sobre esas píldoras, sobre 120 unidades, es que habría realmente 0,075 gramos de hiosciamina (atropina) y 0,035 gramos de estricnina. Así que si Hitler se hubiese tomado una docena de píldoras, solamente habría consumido una décima parte de esas cantidades. Además, la estricnina no causa hepatitis. Lo más probable es que Hitler contrajera hepatitis infecciosa cuando visitaba a las tropas en el frente. No era infrecuente entre las tropas que viven en condiciones de hacinamiento»[38]. Theodor Morell escribe en su diario:

> Antes de ir a ver al Führer tuve una conversación con el doctor Brandt, que luego comenté con el Führer. Brandt dice que había estado tomando dieciséis píldoras antigases cada día, que tenían tanta estricnina como para acercarse peligrosamente a las dosis máximas; decía que la presente enfermedad, como las anteriores, era un caso crónico de envenenamiento por estricnina. Declaré que nunca receté tan intensa consumición de píldoras antigases y que me había enterado hacía unos pocos días, horrorizándome. En opinión de Brandt, el Führer ahora a causa de que durante los últimos cinco días había dejado de tomarlas, debido a que se habían agotado, el temblor pudiera muy bien atribuirse a esto. Soy de diferente opinión, ya que el temblor de la pierna y manos se quitó al instante de la explosión de la bomba, aunque, como sabemos, continuó tomando píldoras antigases. [...] Me gustaría decir que también el Führer, como él mismo mantenía esta tarde, viene sufriendo de espasmos y acumulación de gases desde 1929, a raíz de los disgustos de entonces. Más tarde volvió a sufrir de lo mismo, pero con bastante más intensidad, después de haber ingerido algunas cápsulas (Neo-Balestol) que le había recomendado Brückner y en las que el doctor Grawitz detectó restos de alcohol metílico. El Führer me confirmó que había estado tomando las píldoras antigases como unos dos años, y en los últimos meses unas dieciséis por día. Le dije a Brandt que yo no se las receté, y que las había estado ingiriendo por iniciativa propia y que [Hitler] siempre creyó que eran píldoras parecidas a tabletas de carbón vegetal.
>
> El doctor Brandt se regocijó con mi responsabilidad en esto, a pesar de que yo nunca hice tal prescripción. «¿En serio piensas que alguien se va a creer cuando digas que no las recetaste? ¿Crees que Himmler te tratará de forma diferente que a los demás? Se está

[38] David Irving, *Adolph Hitler: The Medical Diaries...*, *op. cit.*

colgando a tanta gente, que juzgarán fríamente este caso. Si algo le hubiera sucedido al Führer, puedes imaginarte lo que habría ocurrido. No le habrían echado la culpa a Hasselbach sino a ti, y probablemente a mí, sí. Por eso sería mejor mantenerme al corriente de todo. Tengo todo lo que necesito para probar que es un caso claro de envenenamiento por estricnina. Tú mismo puedes comprobar el nivel de estricnina en la orina [de Hitler]. Y te digo francamente que solo llevo aquí los últimos días porque el Führer está tan enfermo», me dijo[39].

El doctor Giesing consiguió hablar con Hitler sobre las «pastillas negras» y le dijo que se las había estado dosificando él mismo como prueba. Hitler montó en cólera y le respondió: «Usted jamás debía haber hecho eso. Diga lo que quiera de Morell, él es y va a seguir siendo mi médico. Mi fe en él es completa. Voy a ir hasta el fondo de esta cuestión [la estricnina y la atropina]. Le he ordenado a Brandt que se presente esta misma tarde». Ante la reacción de Hitler Giesing recurrió a Bormann, pero este prefirió no interferir, por lo que el médico tomó la opción de hablar con Himmler. El Reichsführer indicó a Giesing, Brandt y Hasselbach que no adoptaría ninguna medida contra Morell y que ellos deberían tener cuidado con las recomendaciones que elevaban al Führer. A la salida de su reunión con Himmler vieron al doctor Ludwig Stumpfegger esperando a la salida. Stumpfegger y Himmler salieron juntos rumbo al búnker para reunirse con Adolf Hitler. Aún bajo los efectos de paranoia del atentado del 20 de julio, el Reichsführer Heinrich Himmler advirtió a Hitler que corría peligro de ser envenenado por alguno de sus médicos. El todopoderoso jefe de las SS persuadió al líder del Tercer Reich para que despidiera de forma fulminante a Erwin Giesing, Karl Brandt y Hanskarl von Hasselbach. Estos fueron reemplazados, por recomendación de Himmler, por el doctor Ludwig Stumpfegger, teniente coronel médico de las Waffen SS. El doctor Theodor Morell recibió una carta escrita por el propio Hitler en la que aseguraba que el médico jamás había recetado las pastillas antigases que tomaba y que, por añadidura, Morell le había pedido repetidamente hacerse radiografías del tracto gastrointestinal, así como un examen del contenido gástrico, y que él nunca había dado permiso para ello.

---

39 Theodor Morell, *The Diaries 1941-1945…*, *op. cit.*

No es nada sorprendente que el «caso de la estricnina», y la sombra de ser ejecutado en la horca por las SS, hiciera que Theodor Morell cayera seriamente enfermo. Él mismo lo relata en su diario:

> En la medianoche del 5 al 6 de octubre estuve con el Führer. Al volver a casa, tuve un edema cerebral y una ligera hemorragia detrás del ojo izquierdo, con diplopía, cambio de ejes ópticos y visión restringida desde el extremo izquierdo a la parte inferior del campo visual, además de ligeras náuseas sin vómito y teísmo (pero una sola deposición durante la noche); no tuve dolor de cabeza, pero sí algo de mareo al andar. [...] Me hice una flebotomía, dejando derramar algo de sangre; desafortunadamente, las inyecciones intravenosas de glucosa y yodo no eran posibles al principio a causa de mis delgadísimas venas; sin embargo, lo conseguí pasadas 18 horas. Me fui a la cama, me apliqué una bolsa de hielo e hice dieta.
>
> El Führer ya me ha indicado que el doctor Von Hasselbach se marchaba, y que el doctor Brandt en el futuro se encargaría solamente de sus quehaceres de Berlín. Como cirujano de escolta, me dijo Hitler, se ocuparía un joven doctor que hasta ahora era médico personal del Reichsführer-SS [Himmler], llamado Stumpfegger.

Heinz Linge, ayudante de Hitler, señaló: «El Führer solo aceptaba medicamentos de mi mano. Su desconfianza se estaba volviendo excesiva. Desde principios de octubre podía escuchar el contenido de conversaciones susurradas a cinco o seis pasos de distancia, pero eso no ayudó en nada a aliviar sus sospechas, que hizo que la vida de todos fuera un auténtico infierno. Si no hubiera tenido los nervios fuertes, habría sido muy difícil sobrellevarlo»[40].

El Hitler del otoño de 1944 ya no era el hombre que había sido en 1939. El mariscal Gerd von Rundstedt deja una gran descripción suya de aquellos días, exactamente cinco meses antes de su suicidio en el búnker de la Cancillería, «Hitler, durante las conferencias de guerra, está constantemente jugueteando con las tabletas de Vitamultin entre sus manos o cualquier otra basura que le hubiera dado Morell. Está encorvado y le tiemblan ambos brazos, el derecho más que el izquierdo. Desde septiembre de 1944, Hitler se pierde en detalles intrascendentes, cuestiones tales como por qué una casama-

[40] Heinz Linge, *With Hitler to the End: The Memoirs of Adolf Hitler's Valet*, Skyhorse Publishing, Nueva York, 2014.

20 NOV 1945 021270

CONFIDENTIAL

OI-CIR/2
15 Oct 45

HEADQUARTERS
UNITED STATES FORCES EUROPEAN THEATER
MILITARY INTELLIGENCE SERVICE CENTER
APO 757

19433

OI CONSOLIDATED INTERROGATION REPORT (CIR) No 2

HITLER AS SEEN BY HIS DOCTORS

Sources	Position
"G" : GIESING, Dr Erwin	"G" : Oberstabsarzt
"vH": von HASSELBACH, Dr Hanskarl	"vH": Oberfeldarzt
"B" : BRANDT, Dr Karl	"B" : Reichskommissar fuer Sanitaets- und Gesundheitswesen

Table of Contents

Return to NAZI WAR CRIMES DISCLOSURE ACT 2000
Agence
File checked

CONFIDENTIAL

El informe «Hitler as Seen by his Doctors» ayudó a crear un perfil de salud de los últimos meses de Hitler.

ta ha sido o no fortificada»[41]. El doctor Karl Brandt relató durante su «juicio a los médicos» en Núremberg que la legendaria memoria de Hitler estaba seriamente dañada. «Algunas veces tenía dificultad para seguir el tema de una conversación. Se distraía visiblemente y peroraba sobre materias intrascendentes, solo para luego caer en el silencio. Hubo un tiempo [Hitler] en el que recordaba los nombres de miles de personas de toda clase y condición, pero desde el verano de 1944 no lograba ya situar a nadie»[42].

A finales de octubre de 1944 ya incluso Morell se daba cuenta de que Hitler estaba muy débil y pálido, mientras este preparaba la estrategia para la contraofensiva en las Ardenas. Además, su salud se complicó aún más cuando su barbero, August Wollenhaupt, le contagió una fuerte gripe que este aún no se había curado. En los días siguientes, un ganglio de su cuello comenzó a aumentar de tamaño, agravado con una inflamación en la laringe que le provocaba dolores al hablar y una considerable ronquera. Esa gripe continuó durante varias semanas haciendo empeorar aún más la salud del Paciente A, pero seguía negándose a ponerse bufandas y cataplasmas, baños de vapor, llevar una bufanda de lana durante la noche, beber leche con miel, parafina nasal, o mudarse a una habitación más caliente y sin corriente de aire. Pero todo esto fue inútil. Hitler rechazó todo ello.

Mientras, entre el 26 y 27 de octubre, ya podían verse en los caminos que rodeaban la Guarida del Lobo las primeras columnas de tropas alemanas que se batían en retirada ante el avance soviético en Prusia Oriental. Ese mismo día, el mariscal Wilhelm Keitel recomendó trasladar el cuartel general a Berlín, pero Hitler se opuso. El ejército soviético había irrumpido con fuerza en Prusia Oriental, provocando una oleada de refugiados que se dirigían hacia el oeste. Finalmente, el 20 de noviembre, y en parte por un pólipo que él creía canceroso y que debían extirparle, Hitler se decidió a abandonar la Wolfansschaze en Rastenburg y trasladar su cuartel general a Berlín.

El 16 de diciembre fue la fecha elegida para lanzar una gran contraofensiva contra los ejércitos aliados en el frente occidental y el bosque de las Ardenas, el frente de ataque. Theodor Morell sabía, desde comienzos de diciembre, que en las semanas venideras la

---

41 Charles Messenger, *The Last Prussian…*, *op. cit.*

42 Ulf Schmidt, *Karl Brandt: The Nazi Doctor…*, *op. cit.*

presión sobre Hitler alcanzaría su máximo grado. Temía que el Führer sufriera una crisis cardíaca, incluso un infarto, y si eso sucedía en mitad de la ofensiva, podría suponer la derrota total para Alemania. El médico redactó una carta dirigida al profesor de cardiología Karl Weber, en Bad Nauheim. Weber le respondió el 4 de diciembre de 1944:

> Contesto a su cortés carta desde mi sótano, mientras los bombardeos enemigos truenan sobre nuestras cabezas.
>
> [...]
>
> Sobre los electrocardiogramas del Paciente A, fechados en agosto de 1941, mayo de 1943 y septiembre de 1944, hay síntomas lentamente progresivos de insuficiencia coronaria izquierda y probablemente también retardo izquierdo. El Führer debería intentar tomarse días completos libres, así como comer una dieta baja en sal. Sobre todo, la nutrición vegetariana no debería derivar en una hipoalbuminemia[43]. Si el Yodo-Calcio-Diuretin no fuese compatible con este paciente, entonces intente, por favor, administrarle Deriphyllin, una o dos tabletas diarias. Naturalmente, no existe ningún estimulante que pueda reparar el daño causado por una forma insana de vida, pero esto es solo otro precio de esta guerra[44].

El 10 de diciembre, Willy Arndt, mayordomo de Hitler, llama de urgencia a Morell. El Führer está sufriendo fuertes espasmos de nuevo. Mientras el médico ponía sus manos sobre el abdomen de Hitler, este le dijo: «Estos son los días más dramáticos de mi vida. Tenemos que conseguir una gran victoria». Al día siguiente y mientras se dirigían en tren hacia el Obersalzberg, Hitler continuó con los espasmos musculares.

Los claros y concisos apuntes de Theodor Morell en su diario, en los últimos meses de vida de Adolf Hitler, muestran a la perfección las visitas cada vez más frecuentes de médicos. Morell todos los días;

---

43 La hipoalbuminemia es un déficit de la albúmina, la principal proteína de la circulación, responsable de un 60 % del total de la masa proteica del plasma. Puede provocar una enfermedad del hígado, incluyendo cirrosis severa, hepatitis o hígado graso. También enfermedad de los riñones o desnutrición.

44 Leonard D. Heston, Renate Heston y Albert Speer, *The medical casebook of Adolf Hitler: his illnesses, doctors, and drugs,* Cooper Square Press, Nueva York, 2000.

Stumpfegger y Richard Weber, ayudante de Morell, al menos una vez cada dos días. Cuando la caravana de vehículos del séquito llegó hasta el Berghof, el Paciente A parecía en buen estado de salud, pero Morell anotó que Hitler le había indicado en algún momento que le preocupaba ver cómo «orinaba líquido muy oscuro como si fuera cerveza negra», un claro síntoma de ictericia.

Hitler tenía razón al describir estos días como los más dramáticos de su vida. Él sentía pánico en su imperio sitiado y esta ofensiva era su última oportunidad para alcanzar la victoria. A las cinco treinta y cinco de la mañana del 16 de diciembre de 1944, sus divisiones se lanzaron al ataque sobre las líneas estadounidenses, que no sospechaban lo más mínimo. El Führer había elegido el frente occidental porque creía que los ingleses carecían de hombres y de material, además de tener una baja moral de combate tras su importante derrota en la ciudad holandesa de Arnheim, y a las tropas estadounidenses apenas las tenía en consideración, al contrario que a las tropas soviéticas, a las que daba mayor valor, ya que estas defendían a su propia patria. El lugar apropiado para ese contraataque sería el sector americano, unos doscientos kilómetros entre Aquisgrán y Metz, cortados a través de las Ardenas, una región montañosa y cubierta de bosque que los grandes fríos harían aún más difícil de defender. Ya en 1940 la Wehrmacht se había abierto paso hacia Francia a través de este mismo lugar. Divisiones enteras aliadas eran arrolladas por los Panzer alemanes. En el sector de las Ardenas, las tropas estadounidenses habían sido desbordadas.

El mismo día 16, Theodor Morell escribe en su diario:

> ¡A las cinco y media de esta mañana comenzó la gran ofensiva! Visité al Führer a las doce y treinta de la mañana, está muy alerta y vivaz, pero no consiguió dormir a causa de la ofensiva. Presión arterial: 147-153 mm variando según la hora: existe un temblor permanente en su mano izquierda. Gran crisis emocional a causa de la ofensiva. [...] A causa del esfuerzo mental que ha de tener, le inyecté 20 cc de glucosa por vía intravenosa y una inyección intramuscular de Vitamultin-Forte e hígado Hamma[45].

El 18, Morell vuelve a escribir: «El Führer se levantó a las once. La ofensiva va lenta pero segura. Sin tratamiento. El Führer está muy

[45] Theodor Morell, *The Diaries 1941-1945...*, *op. cit.*

bien». Las anotaciones del médico hasta el 24 se centran tan solo en apuntar las dosis y tipos de medicamentos que suministra al Paciente A. El taquígrafo Karl Thöt describe estos días en su cuaderno:

> Una gran cantidad de trabajo, nueve horas y tres cuartos de taquigrafía. En la Nochebuena no me fui a la cama hasta las dos y media de la madrugada; el día de Navidad terminó el trabajo a las tres de la madrugada y al día siguiente eran las cuatro y media cuando me acosté. Con esta sobrecarga de trabajo, es poco probable que la buena salud de Hitler aguante[46].

Según el plan elaborado por el propio Hitler, dos ejércitos Panzer garantizarían la rapidez y contundencia de la acción; su abastecimiento de combustible debía ser capturado en los depósitos del enemigo. La acción debía ser apoyada por 2000 bombarderos y cazas de la Luftwaffe. Cuando Hitler expuso este plan a sus generales en su búnker del Adlerhorst, en Hesse, solo recibió tibias respuestas. Los jefes militares, principalmente el mariscal Gerd von Rundstedt y Jodl, intentaron convencer al Führer de que en lugar de llevar a cabo una gran contraofensiva, y derivar enormes recursos que ya escaseaban, podían emprender «pequeñas operaciones» contra unidades aisladas. Hitler, airado, rechazó este plan acusando a sus dos altos mandos de cobardía y ordenó la ofensiva. Pero el 24 de diciembre, el Estado Mayor de la Wehrmacht comprendió que, a pesar de haber logrado algunos éxitos, no podían alcanzar su objetivo principal: Amberes; de modo que se tomó la decisión de marchar hacia Dinant, en la orilla izquierda del Mosa, y atacar a los aliados al norte de Aquisgrán[47].

El último día del año 1944, Morell hace varias anotaciones en su diario:

> A medianoche controlé su presión arterial: 154 mm; en otras palabras, había subido (a cuenta de los espasmos ligeros), así que

---

[46] *Thöt, Karl Interrogation*, Berchtesgaden Military Intelligence Records 1945-1950, University of Pennsylvania: Kislak Center for Special Collections, Rare Books and Manuscripts, Filadelfia, PA.

[47] Peter Schrijvers, *Those Who Hold Bastogne: The True Story of the Soldiers and Civilians Who Fought in the Biggest Battle of the Bulge*, TJ International, Padstow, Cornwall, 2014.

> le advertí que no tomara nada de Cardiazol. Seguidamente, leyó su discurso del día de Año Nuevo, después comprobó la calidad de transmisión, y pasado esto, nos sentamos a tomar el té hasta las cinco de la madrugada. A las cinco de la mañana le inyecté por vía intravenosa Eukodal y Eupaverin. Se fue a la cama en el búnker, ya que su sueño matutino se veía ahora interrumpido por los aviones enemigos.
>
> A las once y quince de la noche: el Führer se encontraba calmado casi completamente. El temblor de su brazo izquierdo y de la mano es muy tenue ahora. A las once de esta noche comenzó su segunda ofensiva importante en el frente del Oeste.
>
> Esta nueva ofensiva, con el nombre clave de «Nordwind», se inició con un poderoso golpe de toda la fuerza disponible de la Luftwaffe contra el poder aéreo aliado: 1035 aviones de caza y cazabombarderos atacaron los aeródromos aliados al despuntar el nuevo año de 1945. Sin embargo los aliados estaban informados por sus servicios de inteligencia. Este ataque fracasó, y la ofensiva no fue el éxito estratégico que el Führer hubiera esperado.

El mejoramiento de las condiciones climatológicas permitió a los aviones aliados el poder despegar de sus bases y unirse a las tropas que conseguían resistir. Para el 3 de enero, la ofensiva alemana se hundía en la ciudad belga de Bastogne. La batalla de las Ardenas terminó oficialmente el 25 de enero de 1945, día en el que los restos de las divisiones alemanas se replegaron a sus posiciones de partida. En realidad, su situación era aún peor que la del 16 de diciembre de 1944, fecha de inicio de la contraofensiva. La ofensiva aliada había sufrido un retraso de seis semanas, pero la moral de los alemanes y su voluntad de seguir luchando se había desmoronado en aquellos bosques de Francia. Los aliados habían perdido 76.000 hombres mientras que los alemanes casi 100.000 y, además, algunas de las mejores divisiones de Hitler. Los soldados alemanes, desalentados, comenzaban a rendirse en masa, hasta el punto de provocar un auténtico problema para poder alimentarlos a todos. Tres meses después, la guerra en Europa quedaba decidida. Los rusos, aprovechando la batalla de las Ardenas, invadieron Polonia y lograron llegar a las puertas de Berlín antes que los estadounidenses y británicos.

En esos últimos días de 1944 es el capitán de navío Heinz Assmann, adscrito al Oberkommando der Wehrmacht (OKW), quien mejor describe la situación de aquellos días:

> Hitler es físicamente una ruina. La descomposición ha tenido su origen el 20 de julio y solo empeoró su enfermedad en septiembre de 1944, a causa de los tratamientos y métodos cuestionables del doctor Morell.
>
> Stalingrado, la retirada de Rusia, las pérdidas de África y el Mediterráneo, el colapso en Normandía, los sucesos del 20 de julio, la desconfianza creciente de Hitler y finalmente la consciencia de que su ofensiva en las Ardenas ha fallado; esta cadena de circunstancias era una letanía interrumpida de catástrofes y debía tener un efecto destructor en el cuerpo y alma de Hitler.
>
> Sobre un hombre que creyó con fanatismo sin paralelo en su propia misión y en la victoria final, la consciencia cada vez más clara de la inevitable derrota tiene que haber tenido un efecto devastador[48].

Ese anciano de cincuenta y cinco años, cuyas piernas y brazos no paran de temblar, es ya un perfecto ejemplo del paralelismo en lo que Adolf Hitler ha convertido a Alemania: «Físicamente una ruina». A Hitler le quedan tan solo tres meses de vida, pero, no obstante, antes de morir seguirá arrastrando a miles de personas a la muerte en una resistencia inútil ante el empuje de las tropas soviéticas por el este y de las tropas angloestadounidenses por el oeste. Su suerte está echada, y la del pueblo alemán, que tan ciegamente siguió los designios de su Führer, también.

---

[48] Samuel W. Mitcham, *Retreat to the Reich*, Stackpole Books, Mechanicsburg, Pensilvania, 2007.

10
El cuerpo

El 20 de abril de 1945 Adolf Hitler cumplió cincuenta y seis años. ¿Cómo era el líder que había dominado Europa entera y que aún ordenaba a millares de hombres, mujeres y niños que marchasen hacia la muerte por su sola voluntad? Uno de los médicos que lo atendió, el doctor Erwin Giesing, dejó esta descripción del Führer. Era el 13 de febrero anterior a su cincuenta y seis cumpleaños:

> Estaba más viejo y encorvado que nunca. [...] Tenía la piel tan pálida como de costumbre y pronunciadas bolsas debajo de los ojos. Hablaba con claridad, pero en voz muy baja. Dos veces el Führer me preguntó dónde tenía a mi familia y las dos veces le contesté: «La tengo en Krefeld, *mein* Führer». Hitler parecía lejano y agotado. Tenía las manos blancas y uñas exangües. Dos veces me preguntó en qué hospital trabajaba, y le respondí también dos veces a esa pregunta[1].

Un poco posterior a los días de ese cumpleaños es esta descripción que sobre Hitler hace su fiel arquitecto Albert Speer:

> Ahora tenía ante mí a un decrépito anciano. Le temblaban las manos y andaba encorvado y arrastrando los pies; hasta su voz era insegura y había perdido su antiguo vigor. [...] Su forma de hablar era titubeante y monótona. Cuando se excitaba, lo cual le ocurría

[1] *Interrogation: Giesing, Dr. Erwin*, 16 de junio de 1945..., *op. cit.*

> con frecuencia, como a la mayoría de los ancianos, los sonidos casi se ahogaban en su garganta. Seguía mostrando accesos de testarudez, que no me recordaban ya a los de un niño, sino a los de un viejo. Tenía la tez descolorida y la cara hinchada. Su uniforme, antes impecable, en aquellos últimos tiempos estaba con frecuencia desaliñado y con manchas de la comida que se llevaba a la boca con mano temblorosa[2].

La fiesta de cumpleaños no existió. Otras veces se agolpaban ante la Cancillería las brillantes comitivas de gerifaltes del partido, gobernadores, ministros, militares y representantes extranjeros. En otros cumpleaños hubo fastos populares, recepciones, banquetes y discursos. Esta vez, con un Berlín en ruinas, con la artillería pesada soviética disparando sobre la capital del Reich, Hitler permaneció solo un rato en el destartalado jardín de la Cancillería, lleno de cráteres, de restos destrozados, de vainas de proyectiles antiaéreos. Allí le esperaba una representación de las Juventudes Hitlerianas. Un centenar de muchachos de poco más de catorce años que se habían distinguido en los combates del Oder, y que con sus *Panzerfaust* habían hecho estragos en las fuerzas blindadas soviéticas. Hitler, que no podía andar treinta pasos seguidos, hizo un simulacro de pase de revista. Luego, con la voz muy apagada, dijo algunas palabras de felicitación y estrechó algunas manos, o, tal era la juventud de algunos de aquellos voluntarios, repartió algunas caricias en sus rostros. Pronto regresó al búnker. Allí tuvo la última gran reunión para estudiar la situación. Junto a él estaban Wilhelm Keitel, Alfred Jodl, Hans Krebs, Hermann Göring, Heinrich Himmler, Joseph Goebbels, Albert Speer, Martin Bormann, Karl Saur, Robert Ley, Joachim von Ribbentrop, Karl Dönitz, Wilhelm Burgdorf (su principal ayudante para asuntos militares) y Karl Koller. Keitel manifestó que, dado el cariz que tomaba la situación, probablemente estaría cortada en pocas horas la última gran carretera que marchaba hacia el sur. Era el momento de que Hitler abandonara Berlín y se dirigiera hacia su refugio alpino, en torno al cual se concentrarían los ejércitos de Schoerner, Wenck y Kesselring. Hitler no dejó argumentar mucho más a Keitel: «Sé lo que quiero. Lucharé delante de Berlín, lucharé en Berlín, lucharé detrás de Berlín».

---

2 Albert Speer, *Inside the Third Reich…*, *op. cit.*

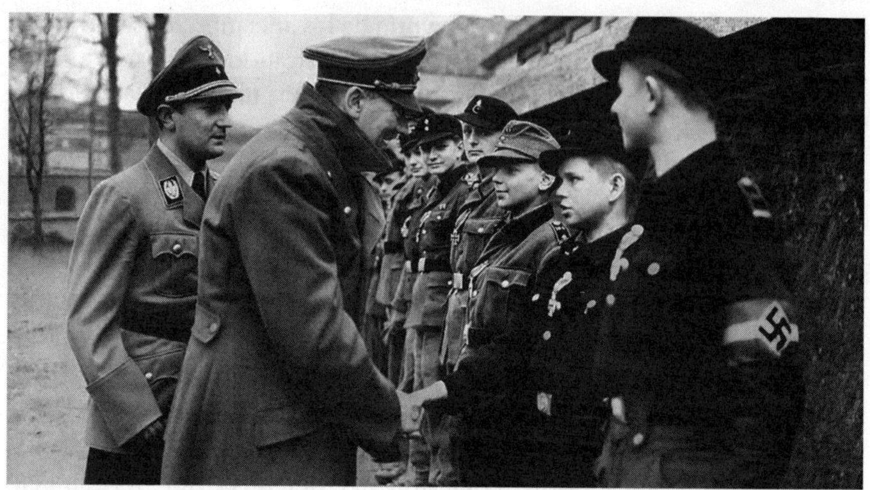

Hitler pasa revista a niños combatientes en el jardín de la Cancillería el 20 de abril de 1945, su última aparición pública.

Todavía en marzo de 1945, cuando la derrota era ya inminente, Hitler creía en Morell. «Si no hubiera tenido a mi fiel Morell estaría absolutamente inconsciente, y esos médicos idiotas querían deshacerse de él. Qué sería de mí sin Morell fue una pregunta que no hicieron». Solo en los últimos días de su vida, cuando sintió que todos estaban en su contra, Hitler insinuó alguna decepción con el cuidado que recibía de Theodor Morell, gritándole y amenazando con dispararle cuando el médico le ofreció una inyección de glucosa[3]. Para abril de 1945, con los soviéticos a las puertas de la Cancillería, Hitler era ya un hombre frágil, abatido y enfermo.

Entre 1940 y 1945, cuando tenía poco más de cincuenta años, Hitler mostró síntomas cada vez mayores de la enfermedad de Parkinson, muy probablemente relacionada con su consumo de metanfetaminas, como lo atestiguan quienes lo observaron de cerca y secuencias de películas documentales estudiadas por la neuróloga Ellen Gibbels[4]. En enero de 1945, el general Heinz Guderian, pionero y defensor del concepto de la *Blitzkrieg* (guerra relámpago) y que jugó un papel central en el desarrollo del concepto de «División Panzer», hace un retrato de lo que era ya un Hitler decrépito: «Ya no era solo su mano izquierda, sino todo el lado izquierdo del cuer-

[3] Hugh Trevor-Roper, *Last Days of Hitler…*, *op. cit.*

[4] Ellen Gibbels, *Hitler's Parkinson-Syndrom*, Springer, Berlín, 1990.

po lo que le temblaba. Caminaba con torpeza y estaba cada vez más cargado de espaldas. Sus ademanes eran lentos y como a tirones. Cuando quería sentarse, había que arrimarle una silla y empujar por detrás». Refiriéndose a esos temblores en el brazo, el propio Hitler bromeaba en una reunión con sus gobernadores y altos jerarcas nazis, a finales de febrero de 1945: «Antes tenía este temblor en la pierna, ahora lo tengo en el brazo. Solo me cabe esperar que no se me suba a la cabeza. Pero si así ocurriera, puedo asegurar que mi corazón nunca temblará»[5]. Para la enfermedad de Parkinson, Morell le recetó Homburg-680 y para el agotamiento Orchikrin, el elixir de testosterona, glucosa intravenosa y anfetaminas.

Exactamente el 20 de abril Hitler ordenó a Hermann Göring, Julius Schaub (edecán de las SS), al almirante Puttkamer (edecán naval), al doctor Hugo Blaschke (su dentista), a Albert Bormann, a sus secretarias Johanna Wolf, Christa Schroeder y Traudl Junge, a las enfermeras de la Cancillería Erna Flegel y Käthe Heusermann y a su médico Theodor Morell, que abandonaran Berlín en avión hacia el Obersalzberg. Durante los tres días siguientes, el grupo fue saliendo poco a poco de la cercada capital en diferentes vuelos de la *Fliegerstaffel des Führers*. Schaub tenía la misión de dirigirse hacia Austria para destruir todos los papeles y objetos personales de Hitler que se encontraban en su tren personal, el Amerika. Puttkamer fue enviado al Berghof con el mismo cometido[6].

La despedida se produjo entre el 20 y el 24 de abril de 1945 cuando, con la bendición de Hitler, Theodor Morell huyó hacia el sur desde el búnker en Berlín para no volver a ver jamás al Führer. Al dirigirse hacia el sector estadounidense el 23 de abril de 1945, pocos días antes de que el avance del ejército ruso bloqueara ya todas las salidas de la capital, las tropas estadounidenses lo hicieron prisionero, quedando registrado con el número 21.672 y enviado al campo de internamiento estadounidense número 29 (el antiguo campo de concentración de Dachau).

Alrededor de las dos y media de la mañana del 30 de abril de 1945 Hitler apareció en el corredor principal del búnker, donde una veintena de personas se reunían para despedirse de él. Caminó por la fila y estrechó la mano de cada uno de ellos antes de retirarse a sus

---

[5] Heinz Guderian, *Panzer Leader…, op. cit.*

[6] Traudl Junge, *Until the Final Hour…, op. cit.*

habitaciones. A última hora de la mañana, con los soviéticos a menos de quinientos metros del búnker, Hitler se reunió con el general Helmuth Weidling, comandante del área de defensa de Berlín, bajo el nombre clave de «Ciudadela», quien le reportó que la guarnición probablemente se quedaría sin municiones esa misma noche y que los combates en la capital terminarían inevitablemente en las siguientes veinticuatro horas. Weidling pidió nuevamente permiso a Hitler para una evasión, aunque este no respondió y por ello tuvo que regresar a su cuartel general. Alrededor de la una de la tarde recibió la autorización para intentar escapar esa noche. Hitler, sus dos secretarias y su cocinera personal, Constanze Manziarly, almorzaron, para luego despedirse de los miembros del personal del Führerbunker y otros ocupantes, entre los que estaban Bormann, Goebbels y su familia, las secretarias y varios oficiales. Alrededor de las dos y media de la tarde, Hitler y Eva Braun entraron en el estudio personal.

Varios testigos informaron de que escucharon un fuerte disparo, aproximadamente a las tres y media. Después de esperar unos minutos, el ayuda de cámara de Hitler, Heinz Linge, abrió la puerta del estudio acompañado de Bormann. Linge declaró a sus interrogadores soviéticos que notó de inmediato un aroma a almendras, una observación común en presencia de ácido prúsico o cianuro. El ayudante personal de Hitler, Otto Günsche, entró también en el estudio y encontró los dos cuerpos sin vida en el sofá. «Eva tenía las piernas estiradas, estaba a la izquierda de Hitler y se había desplomado lejos de él. Hitler estaba sentado, hundido, con sangre goteando de su sien derecha. Se había disparado con su propia pistola, una PPK 7,65». El arma yacía a sus pies y, según el ayudante del Führer, Rochus Misch, «la cabeza de Hitler estaba tendida sobre la mesa frente a él. La sangre que goteaba de la sien derecha y la barbilla había hecho una gran mancha en el brazo derecho del sofá y se acumulaba en la alfombra». Según Linge, el cuerpo de Eva no tenía heridas físicas visibles y su rostro mostraba cómo había muerto, por envenenamiento[7].

Günsche abandonó el estudio y anunció a todos que Hitler estaba muerto. De acuerdo con sus instrucciones escritas y verbales, los dos cuerpos fueron llevados escaleras arriba y, a través de la salida de

[7] Rochus Misch, *Hitler's Last Witness…*, op. cit.

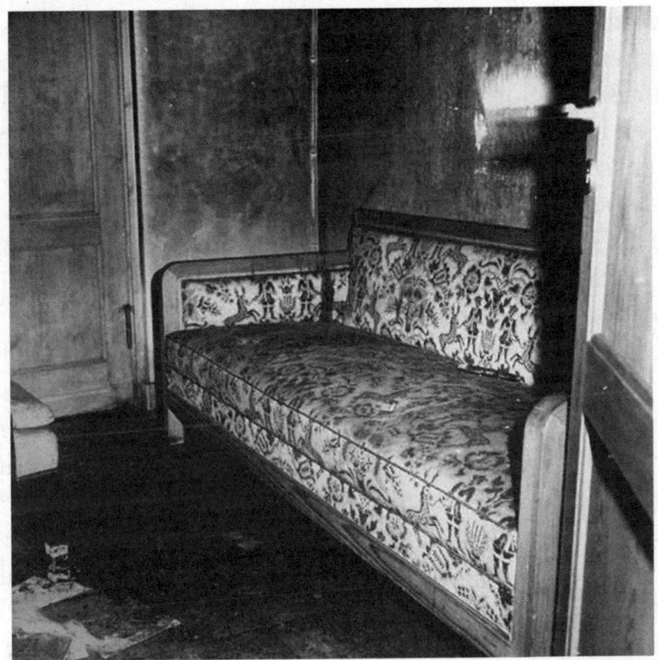

Sofá del búnker en el que se suicidó el matrimonio Hitler.

emergencia del búnker, hasta el jardín de la Cancillería del Reich. Otto Günsche buscó un cráter para depositar los dos cuerpos y luego los roció con gasolina y les prendió fuego. Debido a que los primeros intentos de encender la gasolina resultaron fallidos, Linge regresó al interior del búnker y volvió con un grueso rollo de papeles; Bormann los encendió y los arrojó sobre los cuerpos. Misch informó de la muerte del Führer al SS-Obersturmbannführer Franz Schädle, comandante de la guardia de Hitler, y regresó a la centralita telefónica. Más tarde recordaría que alguien gritaba que el cuerpo de Hitler estaba siendo quemado. Cuando los dos cadáveres empezaron a arder, un grupo que incluía a Martin Bormann, Otto Günsche, Heinz Linge, Joseph Goebbels, Erich Kempka, Peter Högl, Ewald Lindloff y Hans Reisser levantaron el brazo en señal de saludo justo antes de regresar al interior del búnker. A sus espaldas sonaron varias detonaciones. Martin Bormann, el que había sido el poderoso secretario de Hitler, llegó a decir: «Los rojos están ya muy cerca».

La artillería soviética bombardeó el área dentro y alrededor de la Cancillería del Reich durante toda la tarde. Los guardias de las SS trajeron más bidones adicionales de gasolina para quemar aún más los cadáveres. Linge luego notó que el fuego no llegaba a destruir completamente los restos, ya que los estaban quemando al aire libre, donde la distribución del calor variaba debido a los incendios que sucedían en los edificios de Ciudadela. Otto Günsche confirmaría a los agentes soviéticos de contrainteligencia del Smersh (acrónimo en ruso de «Muerte a los espías») que «los cadáveres estuvieron ardiendo desde las 16:00 horas hasta las 18:30 horas. Aproximadamente a las 18:30 horas, Lindloff y Reisser cubrieron los restos en un cráter de bomba poco profundo».

La impactante noticia que parecía anunciar el inminente fin de la Segunda Guerra Mundial, la desaparición del hombre que se había convertido ante los ojos de prácticamente todo el mundo en la encarnación del mal absoluto, fue recibida con total incredulidad. A las nueve y media de la noche del 1 de mayo de 1945, la radio de Hamburgo informó que en breve haría «un anuncio grave e importante para el pueblo alemán», tras lo cual comenzó a transmitir música solemne de Richard Wagner, el compositor predilecto del líder Adolf Hitler, seguido de un fragmento de la *Séptima sinfonía* de Anton Bruckner. «Nuestro Führer, Adolf Hitler, ha caído esta tarde en su puesto de mando en la Cancillería del Reich luchando hasta su último aliento en contra del bolchevismo y por Alemania», dijo a las diez y veinte de la noche un locutor antes de dar la palabra al comandante en jefe de la Armada alemana, Karl Dönitz, quien afirmó

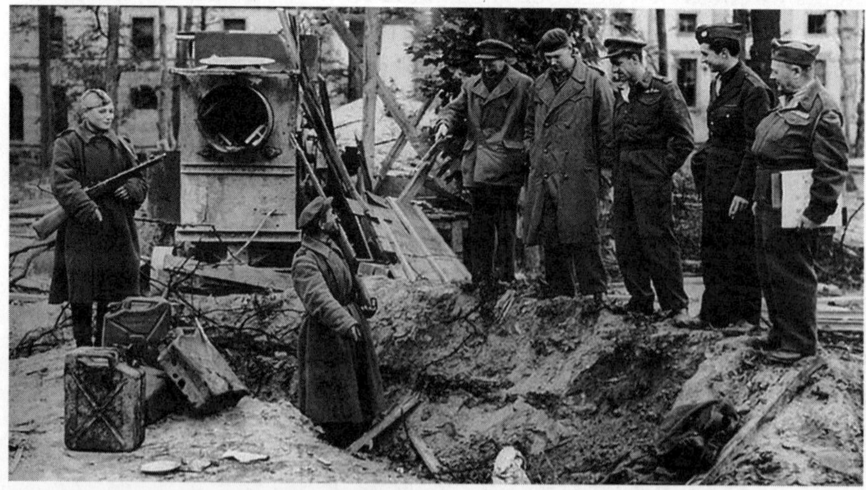

Los cuerpos de Hitler y de Eva Braun fueron enterrados y parcialmente quemados en una zanja abierta por una bomba en el jardín de la Cancillería alemana.

que el líder nazi había tenido «la muerte de un héroe» y que previamente le había nombrado su sucesor.

«Los nazis han usado tanto la mentira como parte de su política, y los informes sobre los supuestos dobles de Hitler están tan extendidos, que esos anuncios van a dejar en muchas mentes la sospecha de que el maestro de la mentira intenta cometer un gran fraude final ante el mundo en un esfuerzo por salvarse», advirtió *The New York Times* en una noticia publicada justo al día siguiente. En esa misma edición del rotativo daba cuenta de que los habitantes de la ciudad alemana de Weimar, así como los exprisioneros del cercano campo de concentración de Buchenwald, cuestionaban la noticia. «Los presos políticos alemanes con los que conversé, en general, no confían en la información. Sospechan que hay un truco detrás del anuncio. Hitler había sido tan mentiroso y manipulador que algunos creen que era incluso incapaz de morir honestamente», informó el corresponsal del *The New York Times* en Alemania.

Con la ocupación soviética de Berlín afloraron distintas versiones sobre lo ocurrido. Las historias cambiaban y se contradecían entre sí. El 3 de mayo de 1945 el Ejército Rojo informó que Hans Fritzsche, el número dos del ministro de Propaganda, Joseph Goebbels, había dicho que este y Hitler se habían suicidado en el búnker en la sede de la Cancillería en Berlín. Ese mismo día una emisora de radio en París afirmó haber recibido informes según los cuales el Führer había sido asesinado la noche del 21 de abril, tras una disputa con sus propios generales sobre la conveniencia de continuar la guerra.

Las versiones se multiplicaban con los días. La agencia de noticias del Imperio japonés Dōmei Tsushin comunicó que «había muerto durante un ataque de artillería soviética sobre su residencia». Otro despacho de la agencia United Press (UPI) citaba a un exalto funcionario del Ministerio de Exteriores alemán el cual creía que «Hitler había fallecido varios días antes a causa de una hemorragia cerebral y que había sido llevado a la capital alemana para morir como un héroe. Pueden estar seguros de que el cuerpo de Hitler no será descubierto», vaticinó.

Los esfuerzos por encontrar el cadáver parecían fracasar. El 4 de mayo, la prensa soviética indicó que el Ejército Rojo no había logrado entrar en la sede de la Cancillería alemana, «pues se encontraba en llamas y sus estructuras estaban al borde del colapso». Dos días más tarde los soviéticos afirmaron que habían hallado gran cantidad

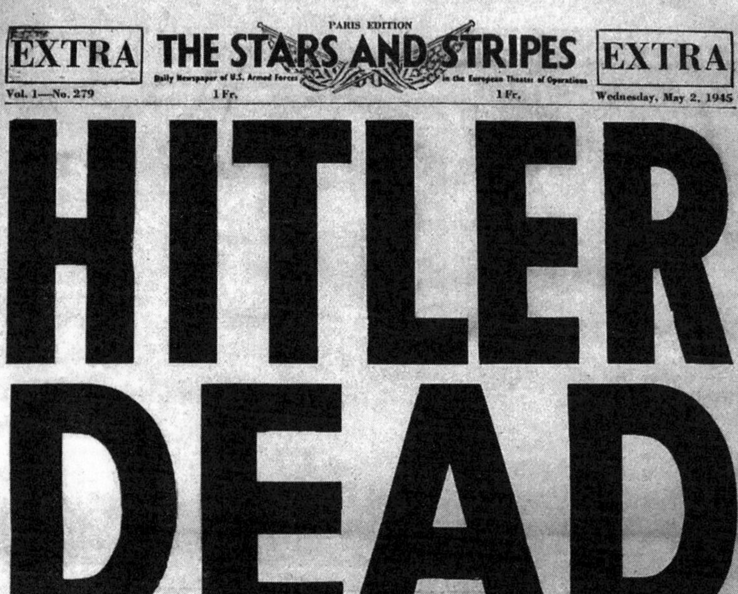

PARIS EDITION

EXTRA **THE STARS AND STRIPES** EXTRA

Daily Newspaper of U.S. Armed Forces in the European Theater of Operations

Vol. 1—No. 279 1 Fr. 1 Fr. Wednesday, May 2, 1945

HITLER DEAD

The German radio announced last night that Adolf Hitler had died yesterday afternoon, and that Adm. Doenitz, former commander-in-chief of the German Navy, had succeeded him as ruler of the Reich.

Doenitz, speaking later over the German radio, Reuter said, declared that "Hitler has fallen at his command post."

"My first task," Doenitz said, "is to save the German people from destruction by Bolshevism. If only for this task, the struggle will continue."

The announcement preceding the proclamation by Doenitz said: "It is reported from the Fuehrer's headquarters that our Fuehrer, Adolf Hitler, has fallen this afternoon at his command post in the Reich Chancellery, fighting to the last breath against Bolshevism and for his country. On April 30, the Fuehrer appointed Grand Adm. Doenitz as his successor. The new Fuehrer will speak to the German people."

The talk by Doenitz then followed, Reuter said. Doenitz said: "German men and women, soldiers of the German Wehrmacht, our Fuehrer, Adolf Hitler, has fallen. German people are in deepest mourning and veneration."

"Adolf Hitler recognized beforehand the terrible danger of Bolshevism," Doenitz said, "and devoted his life to fighting it. At the end of this, his battle, and of his unswerving straight path of life, stands his death as a hero in the capital of the Reich.

"All his life meant service to the German people. His battle against the Bolshevik flood benefited not only Europe but the whole world. The Fuehrer has appointed me as his successor. Fully conscious of the responsibility, I take over the leadership of the Ger-

(Continued on Page 8)

Churchill Hints Peace Is at Hand

Winston Churchill indicated in a brief address to Commons yesterday that peace in Europe might come before Saturday.

Although he declined to give any statement on the reported surrender negotiations, the Prime Minister acknowledged that an important announcement was possible before the House adjourned Friday night. The admission was regarded as confirmation that the negotiations are well under way.

In Stockholm, meanwhile, Count Folke Bernadotte, head of the Swedish Red Cross, gave virtual denial at a press conference that he was acting as go-between in peace negotiations between the Allies and the German government.

Count Denies Visit

"I have not seen Himmler during my last visit to Germany and Denmark, and I have not forwarded any message from Himmler or other authoritative German to the Allies," said the Swedish nobleman shortly after his return by plane from Copenhagen.

The count previously had been regarded as the intermediary through

(Continued on Page [illegible])

Truman Names New Aide

WASHINGTON, May 1 (AP).—President Truman today appointed Edward Daniel McKim, an Omaha, Neb., insurance executive, to be his chief administrative assistant.

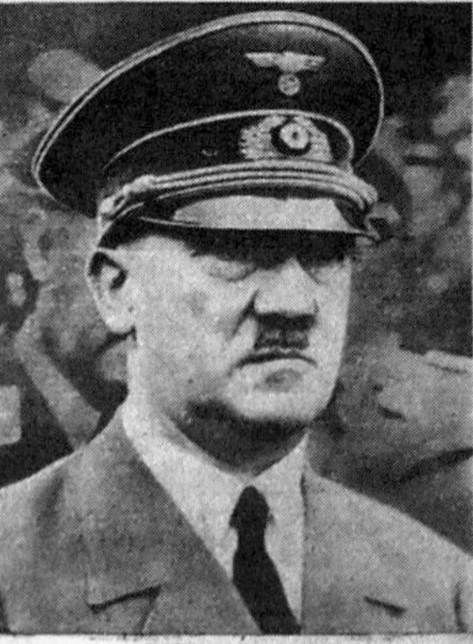

Adolf Hitler at his height

Story of Hitler's Life on Page 1.

Portada de *The Stars and Stripes*: «Hitler dead».

de cadáveres en la Cancillería, pero ninguno coincidía con Hitler ni con Goebbels. «Entre los rusos persiste la creencia de que la información sobre sus muertes es otro truco nazi y que Hitler y sus allegados están vivos y ocultos», señalaba desde Moscú la agencia Associated Press[8].

El 8 de mayo un general ruso anunció el hallazgo, entre las ruinas de Berlín, de un cuerpo acribillado a balazos que fue identificado como Hitler por miembros de su propio servicio de contrainteligencia, el Smersh, aunque un conductor aseguraba que era el cadáver de uno de los cocineros que también servía como «doble» del Führer. Dos semanas más tarde la inteligencia soviética reveló que, de acuerdo con el personal que atendía a Hitler, «este había recibido la eutanasia el 1 de mayo a manos de un médico de nombre [Theodor] Morell debido a que se hallaba medio paralizado y sufría mucho dolor». En junio de 1945, las autoridades soviéticas informaron de que los restos de Hitler no habían sido encontrados y que, probablemente, él aún estaba con vida.

Ese mismo verano empezaron a circular noticias según las cuales el líder nazi había sido visto en diferentes lugares y muy distantes entre sí. «Se informó de que Hitler estaba viviendo como ermitaño en una cueva cerca del lago Garda, en el norte de Italia. Otro informe indicaba que ahora era pastor en los Alpes suizos. Una tercera versión apuntaba que era *croupier* en un casino en Evian [Francia]. Fue visto en Grenoble, en St. Gallen [Suiza] e incluso frente a las costas de Irlanda», escribieron los historiadores Ada Petrova y Peter Watson en el libro *La muerte de Hitler*[9]. Las autoridades estadounidenses interceptaron, en julio de 1945, una carta en la que se aseguraba que Hitler vivía en una hacienda en Argentina, ubicada a unos setecientos kilómetros de Buenos Aires. El caso llegó incluso a manos del director del FBI, Edgar J. Hoover, quien terminó por desestimarlo. Una década más tarde, un informe del jefe de la oficina de la CIA en Venezuela daba cuenta de que una fuente de la agencia había sido contactada por un exmiembro de las SS para indicarle que se había encontrado a Hitler hacía un mes en Colombia. El documento aclaraba que esa oficina no estaba en condiciones de veri-

---

[8] Eric Frattini, *¿Murió Hitler en el búnker?*, Temas de Hoy, Madrid, 2015.

[9] Ada Petrova y Peter Watson, *The Death of Hitler: The Full Story With New Evidence from Secret Russian Archives*, W.W. Norton & Co. Inc., Nueva York, 1995.

ficar la veracidad de la información y adjuntaba una foto del exSS junto al supuesto Führer[10].

Pero ¿qué sucedió en realidad con Hitler? Tras el éxito de su ofensiva sobre Berlín, en abril de 1945, las fuerzas soviéticas se hicieron con el control del búnker que el Führer tenía en la sede de la Cancillería alemana. El 2 de mayo, miembros del Smersh sellaron el jardín de la Cancillería y el búnker donde el líder nazi se había instalado desde enero de 1945 cuando el Ejército Rojo avanzaba sobre Polonia rumbo a Alemania. La operación de búsqueda del cadáver fue ejecutada bajo el más absoluto secreto, hasta el punto de que, según el historiador Antony Beevor, incluso al mariscal Georgy Zhukov, comandante en jefe de las fuerzas soviéticas que llevaron a cabo el asalto sobre Berlín, le fue denegado el acceso con el argumento de que «el lugar no era seguro». Al mismo tiempo, iniciaron los interrogatorios a todo el personal que lograron identificar. De acuerdo con Beevor, el proceso era seguido con mucha atención e interés desde Moscú[11].

«[Iósif] Stalin estaba tan desesperado por recibir noticias que un general del NKVD, predecesor del KGB, fue enviado a supervisar los interrogatorios. Él recibió una línea telefónica segura con un codificador para que pudiera informar a Moscú después de cada entrevista», relató Beevor en un artículo publicado en *The New York Times*.

El 5 de mayo los agentes del Smersh hallaron por fin, semienterrados en un cráter abierto por una bomba en el jardín de la Cancillería, dos cadáveres. Los cuerpos habían sido rociados con gasolina y estaban parcialmente quemados. Sospechaban, con razón, que los cuerpos carbonizados podrían ser los de Hitler y su esposa, Eva Braun. Como lo que quedaba del cadáver del principal genocida nazi era irreconocible, los soviéticos procedieron a extraerle su dentadura, que había quedado intacta a pesar de las llamas. Esto pudo hacerse pocos días después, cuando los soviéticos consiguieron localizar y detener a Käthe Heusermann, enfermera asistente del dentista del Führer, quien les facilitó su historial médico y los datos requeridos con los que pudieron confirmar al Kremlin que, en efecto, se trataba del líder nazi.

---

[10] Eric Frattini, *¿Murió Hitler en el búnker?…*, *op. cit.*

[11] Antony Beevor, *The Fall of Berlin 1945…*, *op. cit.*

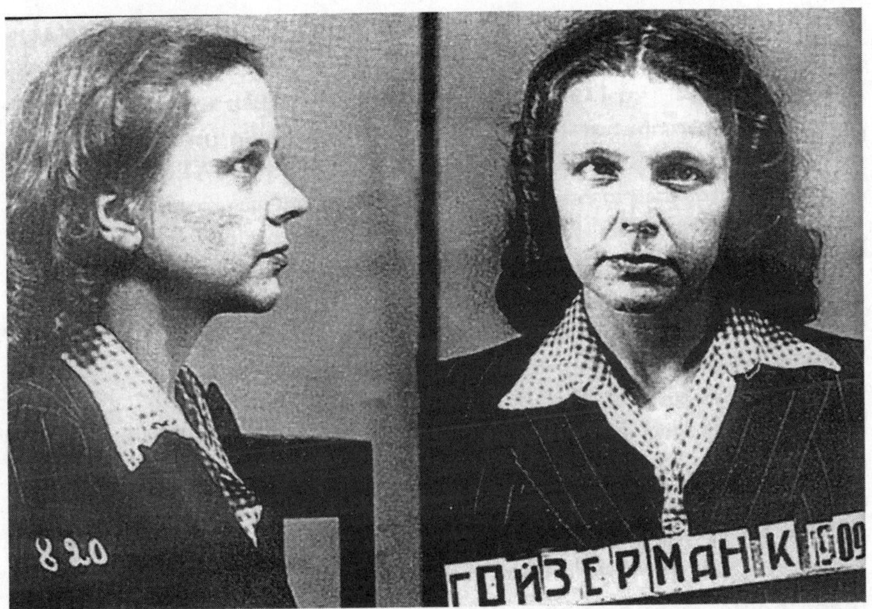

Foto del KGB de Käthe Heusermann, enfermera del Dr. Hugo Blaschke, dentista de Hitler.

El 8 de mayo de 1945 los soviéticos se propusieron identificar los cadáveres que sospechaban que eran los de Adolf Hitler y su esposa. Ese día, dos jefes rusos del departamento forense, el jefe de patología el doctor Fausto Sherovsky y la patóloga Anna Marantz, realizaron la autopsia a los restos en poder del Smersh, en su cuartel general en el suburbio berlinés de Buch. Según su informe, «el más importante descubrimiento anatómico para la identificación de la persona son los dientes, con mucho ¿¿?? la existencia de puentes, dientes postizos, coronas y empastes»[12]. De hecho, en la época anterior a las pruebas de ADN, el único medio seguro de obtener una identificación de un cadáver muy dañado era examinando los dientes y comparándolos con los registros dentales disponibles. Lamentablemente, no había documentos de fácil acceso que describiesen la dentadura de los dos cadáveres, ya que estos se encontraron el 5 de mayo[13].

Los primeros datos afectaban a sus dientes en el informe de la autopsia, que fue escrito tres días después. Si debemos creer el in-

---

[12] Jerome Corsi, *Hunting Hitler, New Scientific Evidence that Hitler Escaped Nazi Germany,* Skyhorse Publishing, Nueva York, 2014.

[13] Ada Petrova y Peter Watson, *The Death of Hitler…, op. cit.*

forme de Sherovsky y Marantz, la boca del cadáver de Hitler estaba completamente intacta, «Hay muchas pequeñas grietas en los maxilares superiores. La lengua está carbonizada, su punta firmemente bloqueada entre los dientes de la mandíbula superior e inferior»[14]. Los intentos de los soviéticos por localizar los registros dentales de Hitler dejaron los resultados finales de la autopsia en simples conjeturas.

En este momento entra en la historia un personaje que sería vital a la hora de narrar posteriormente los hechos que llevaron al reconocimiento de los restos de Hitler. Se trata de Elena Rzhevskaya, una militar rusa que trabajaba como intérprete de alemán para los hombres del Smersh. La mujer, de veinticinco años, había colaborado con los hombres de la contrainteligencia soviética para buscar el cuerpo del dictador nazi interrogando a los supervivientes alemanes del búnker, y luego ayudaría también a encontrar a Käthe Heusermann, la asistente del dentista de Hitler. Pero antes de ello, la joven Elena había recibido una misión inesperada: ser la portadora y la custodia de la dentadura del Führer. Elena Rzhevskaya recibió los restos dentales del dictador en una caja forrada en satén. «Ella llevaba siempre la caja bajo el brazo. Olía ligeramente a perfume. De pronto, vio su propio reflejo en un gran espejo y pensó: «Dios mío, ¡Estoy aquí parada sosteniendo en mis manos lo único que queda de Hitler!», confesó la propia nieta de la intérprete décadas después a un rotativo israelí[15].

Los soviéticos sabían que tan solo su dentista o alguien del personal de la clínica dental de la Cancillería podría identificar la dentadura de Adolf Hitler. «Me agobiaba y oprimía llevar eso conmigo. Ahora la tarea crucial era, a toda costa, encontrar al dentista de Hitler», escribió la traductora Elena Rzhevskaya en sus memorias[16]. Cuando iniciaron la búsqueda de alguien que pudiera analizar las piezas que supuestamente pertenecían al líder nazi, los rusos pensaron en su dentista que había huido junto a otros nazis del búnker.

---

[14] David Marchetti, «The Death of Adolf Hitler. Forensic Aspects», *Journal of Forensic Sciences* 50 (5), 2005, pp. 1147-1153.

[15] Julie Masis, «The Woman who Carried Hitler's Teeth on V-Day», *The Times of Israel*, 6 de septiembre de 2017.

[16] Elena Rzhevskaya, *Memoirs of a Wartime Intepreter, From the Battle for Moscow to Hitler's Bunker*, Greenhill Books, Londres, 2018.

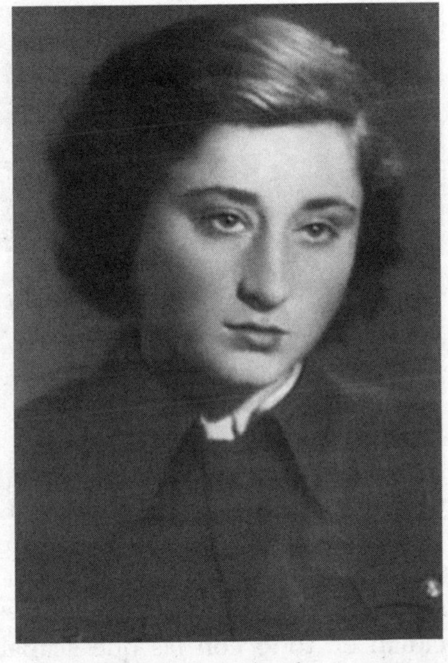

Elena Rzhevskaya trabajaba como traductora de alemán para las fuerzas rusas, y fue quien tomó contacto con Käthe Heusermann.

El 9 de mayo, un oficial del ejército soviético, una agente de inteligencia y la traductora Elena Rzhevskaya fueron en busca del dentista de Hitler, el general de las SS, Hugo Johann Blaschke, a su consulta en el 213 de la Kurfürstendamm. Cuando llegaron, se encontraron con que el profesor Blaschke no estaba allí y que de su consulta se había hecho cargo el doctor Fedor Bruck, un dentista judío que, con el fin de escapar a la deportación a un campo de concentración, había pasado dos años y medio escondido en los subterráneos de Berlín. Bruck había sido el anterior jefe de la enfermera del doctor Blaschke, Käthe Heusermann. Este dijo a los agentes de la contrainteligencia soviética que «ella [la enfermera] está en su apartamento, justo al lado de nuestra casa». La traductora se enteró también en ese momento de que el doctor Bruck había permanecido oculto de los nazis durante meses en diferentes casas de amigos de Berlín debido a su origen judío. Y que una de las personas que lo había escondido, aun a riesgo de su propia vida, había sido la propia Käthe Heusermann. La mujer, que en 1945 tenía treinta y cinco años, compartía con su exempleador las abundantes raciones de comida que le daban por formar parte del entorno de Hitler y como personal «estratégico» de la Cancillería.

Cuando finalmente los soviéticos dieron con la auxiliar del dentista, Heusermann no tuvo problema en colaborar. Condujo a los rusos a la clínica del dentista en el búnker, que se conservaba casi intacta, al igual que las radiografías dentales del Führer. Luego, hizo un impecable bosquejo en papel de la dentadura del dictador, con las piezas originales y las postizas. Cuando finalmente Elena Rzhevskaya abrió su caja forrada en satén delante de sus ojos, Käthe Heu-

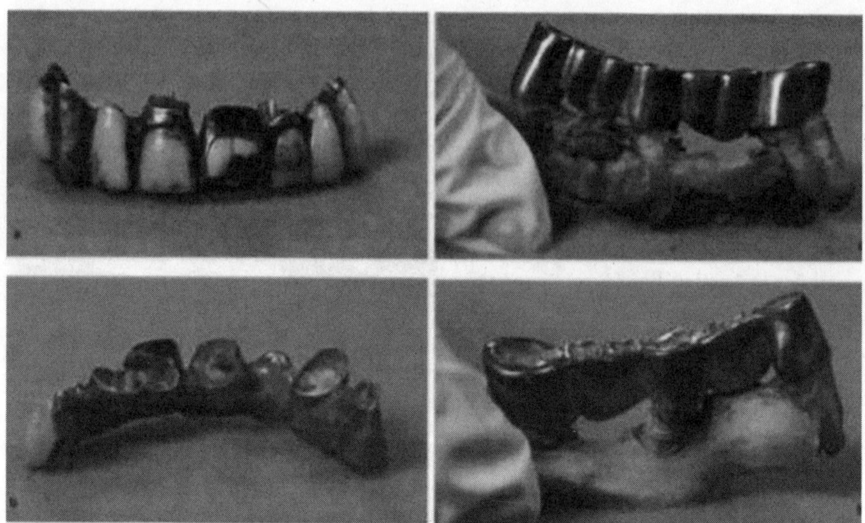

Piezas dentales de Adolf Hitler.

sermann reconoció de inmediato las piezas del Paciente A, que coincidían en todo con las que acababa de dibujar. «Tomé el puente dental en mi mano y busqué una señal inconfundible. La encontré de inmediato. Respiré hondo y solté: "...una corona superior que era un anclaje para un puente en las piezas superiores de Hitler. Estos son los dientes de Adolf Hitler". Entonces recibí una lluvia de expresiones de gratitud por parte de aquellos rusos»[17], recordaría décadas después la propia Heusermann en una entrevista con el diario *Die Welt*.

De acuerdo con el registro de su interrogatorio, llevado a cabo por oficiales de la NKVD soviética el 19 de mayo de 1945, Heusermann reconoció las marcas del taladro dejadas por el profesor Hugo Blaschke en el otoño de 1944, en el cuarto diente en la mandíbula superior izquierda de Hitler cuando tuvo que extraer dos dientes adyacentes. «Estuvo [Hitler] muy atento con un espejo en la boca y mirando todo el procedimiento con gran atención», declaró Käthe Heusermann, pero antes de discutir sobre las pruebas relativas a los dientes de Hitler había que evaluar las relativas a la dentadura del supuesto cadáver de Eva Braun Hitler, que eran bastante más problemáticas y los moldes existentes presentaban serias dudas.

---

[17] V. K. Vinogradov, J. F. Pogonyi y N. V. Teptzov, *Hitler's Death*..., *op. cit.*

El interrogatorio del 19 de mayo de 1945, por parte del teniente general Alexandr Vadis, jefe del Smersh del Primer Frente Bielorruso, duró casi cinco horas[18]. El registro parcial de este interrogatorio aparece en el libro de Vinogradov, Pogonyi y Teptzov, *Hitler's Death. Rusia's Last Great Secret from the Files of the KGB*. Según este documento, Heusermann declaró haber sido capaz de verificar que los dientes eran de Eva, porque ella reconoció una pieza de «oro y el puente de resina» que, con su ayuda, el profesor Hugo Blaschke había implantado en la parte derecha de la mandíbula inferior de Eva en el verano de 1944. En una fecha no antes del 23 de julio de 1947, Heusermann estaba siendo aún presionada por los soviéticos para que diera una descripción completa de la dentadura de Eva Braun y de Adolf Hitler. Esta declaración, en la que aseguraba que Eva tenía unos dientes postizos en su mandíbula superior-derecha, solo hubiera sido cierta si el puente de 1945 hubiera sido implantado en Berchtesgaden, cosa que no sucedió[19]. Si es así, ¿por qué preguntarle sobre el tema una y otra vez?

Al parecer, los agentes del MGB[20] soviético se dieron cuenta de que Käthe Heusermann mentía al afirmar que había ayudado al profesor Blaschke durante sus intervenciones a Hitler. De acuerdo con el testimonio que dio a los servicios de inteligencia soviéticos, la enfermera dijo haber trabajado en la clínica dental de la Cancillería del Reich desde diciembre de 1944 hasta el 20 de abril de 1945. Ella afirmó haber ayudado personalmente al doctor Hugo Blaschke a extraer un diente a Eva Braun en abril de 1945. Sin embargo, a pesar del relativamente largo período, no se encontró ninguna prueba que corroborase su presencia en la clínica dental de la Cancillería. Tampoco el protésico Fritz Echtmann (y no Eichmann, como dijo Heusermann a sus interrogadores) da ninguna prueba que confirme que ella realmente trabajó allí. La conclusión a la que llegaron los agen-

---

[18] El registro original de este interrogatorio de cinco horas de duración es solo de unas pocas páginas y da cuenta de no más de diez preguntas sobre el tema de la dentadura e implantes de Eva Braun. ¿Qué le preguntaron a Käthe Heusermann durante el resto del tiempo? Otro dato curioso es que el registro del interrogatorio en realidad combina evidencias dadas por la enfermera con dos años de diferencia, el 19 de mayo 1945 y el 24 de julio de 1947.

[19] Anton Joachimsthaler, *The Last Days of Hitler…*, *op. cit.*

[20] El Ministerio para la Seguridad del Estado, o MGB, operó entre 1946 y 1953.

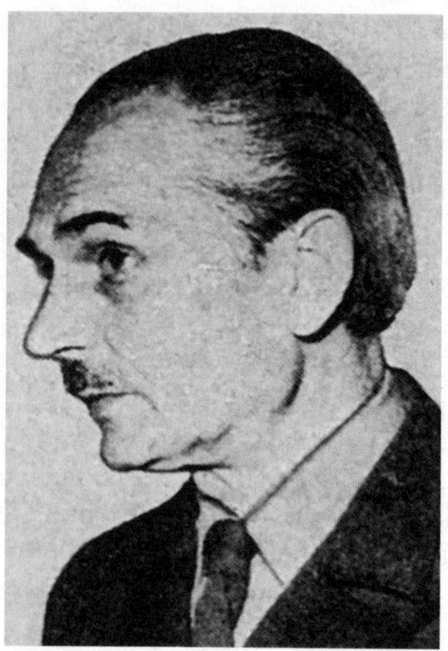

Hugo Blaschke, dentista de Adolf Hitler.

tes soviéticos es que Käthe Heusermann no era más que una mera oportunista que trató de sacar provecho de los conocimientos de los registros dentales que había visto en 1944 o 1945 en unas radiografías, mientras trabajaba para el profesor Blaschke.

En julio de 1945, los soviéticos se pusieron contentos cuando descubrieron que el SS-Brigadeführer profesor Hugo Blaschke había aparecido en Salzburgo, en un campo de prisioneros de guerra estadounidense para altos mandos del Tercer Reich. Blaschke había sido detenido por el ejército estadounidense en Austria, el 20 de mayo de 1945. Los agentes del Smersh enviaron al campo todo el equipo necesario y se le ordenó reconstruir, «tan perfectamente como su memoria lo permitiese», la mandíbula de Hitler. Blaschke unió el maxilar, identificado por Käthe Heusermann como perteneciente a Hitler[21].

La firme aseveración de la enfermera sobre la autenticidad de las piezas dentales extraídas supuestamente de los restos calcinados de Adolf Hitler sería ratificada varias veces por otros hombres de ciencia[22]. En 1973, un estudio de odontología forense realizado

[21] Después de su liberación en diciembre de 1948, el doctor Hugo Blaschke practicó la odontología en Núremberg. Reconstruyó los registros dentales de Martin Bormann de memoria y estos se utilizaron más tarde para identificar sus restos esqueléticos, que fueron descubiertos en Berlín en 1972. Blaschke murió en Núremberg en 1959.

[22] Para poder mantener la mentira de Stalin sobre Hitler, Käthe Heusermann era una testigo molesta que había que hacer desaparecer. Heusermann fue detenida por el NKVD y trasladada a Moscú, donde fue condenada a seis meses en la prisión de Lubyanka y luego a otros seis años en confinamiento solitario en la cárcel de Lefortovo, también ubicada en la capital rusa. En noviembre de 1951, por resolución del Consejo Especial del Ministerio del Interior, fue condenada a pasar

por los doctores Reidar F. Sognnaes, de la Escuela de Odontología de la Universidad de UCLA (California), y Ferdinand Strøm, de la Universidad de Oslo, refrendaron que el cadáver recuperado entonces por los agentes de la contrainteligencia soviética era, en efecto, el de Adolf Hitler. Dado que los soviéticos habían confirmado desde el principio la muerte del líder nazi, ¿por qué siguieron alimentando durante años la idea de que estaba vivo? «La estrategia de Stalin, evidentemente, era asociar a Occidente con el nazismo y hacer ver que los británicos o los estadounidenses debían estar ocultándolo», escribió Beevor en su libro *La caída de Berlín 1945*[23].

Otro misterio con relación al cadáver de Hitler son los restos óseos que se conservaban en el archivo especial del KGB en Moscú. Los periodistas Ada Petrova y Peter Watson, autores del libro *The Death of Hitler, The Full Story with the New Evidence from Secret Russian Archives*, descubrieron que la «tumba» donde fueron descubiertos los cuerpos de Hitler y Eva Braun, en el jardín de la Cancillería del Reich, era en realidad el cráter creado por el impacto de una bomba lanzada desde un avión, de tal manera que los fragmentos de cráneo de Hitler fueron encontrados a una profundidad de entre cincuenta y sesenta metros, mientras que los dos cuerpos fueron localizados supuestamente a una profundidad de uno a dos metros. Un documento en el archivo secreto de fecha 31 de mayo de 1946, registró la investigación de los fragmentos del cráneo de la siguiente manera:

> La tierra se mezcla a los fragmentos. La parte posterior del cráneo y la parte de la sien muestran signos del fuego; están carbonizados. Estos fragmentos pertenecen a un adulto. Hay un agujero de bala saliente. El tiro fue disparado, ya sea en la boca o en la sien derecha, a bocajarro. La carbonización es el resultado del efecto de fuego, que afectó gravemente el cadáver.

Se asumió que los fragmentos de cráneo eran de Hitler, a pesar de la herida de bala; el patólogo forense soviético ignoró este hecho

---

diez años en un *gulag* en Siberia. En 1955 tras la muerte de Stalin, la enfermera fue puesta en libertad regresando a Alemania. Käthe Heusermann falleció en 1995, a los ochenta y cinco años, en la ciudad alemana de Düsseldorf.

[23] Antony Beevor, *The Fall of Berlin 1945…*, *op. cit.*

cuando su equipo llegó a la conclusión de que Hitler había muerto a causa de «envenenamiento por cianuro»[24].

«Él [Stalin] sabía que los soviéticos habían hallado los restos del Führer cuando aseguraba incluso a Eisenhower, Churchill o Truman que Hitler podía haber escapado a España o a Argentina. Porque, afirmando esto, ayudaba a debilitar a sus oponentes políticos y fortalecía su posición en las disputas territoriales», escribió Luke Daly-Groves en la revista *The New Statesman*. Al fin de cuentas, la derrota del nazismo abrió las puertas al inicio de la guerra fría. Moscú contaba con una gran ventaja para defender su versión: tomaron y controlaron Berlín de forma exclusiva desde mayo hasta comienzos de julio de 1945, cuando se establecieron las cuatro zonas de ocupación: estadounidense, británica, soviética y francesa[25]. Además, detuvieron y mantuvieron cautivos durante años a varios de los supervivientes del búnker, incluyendo al ayuda de cámara de Hitler, el SS-Obersturmbannführer Heinz Linge; a su asistente de campo, el SS-Sturmbannführer Otto Günsche; o a su piloto, Hans Baur. En su empeño por

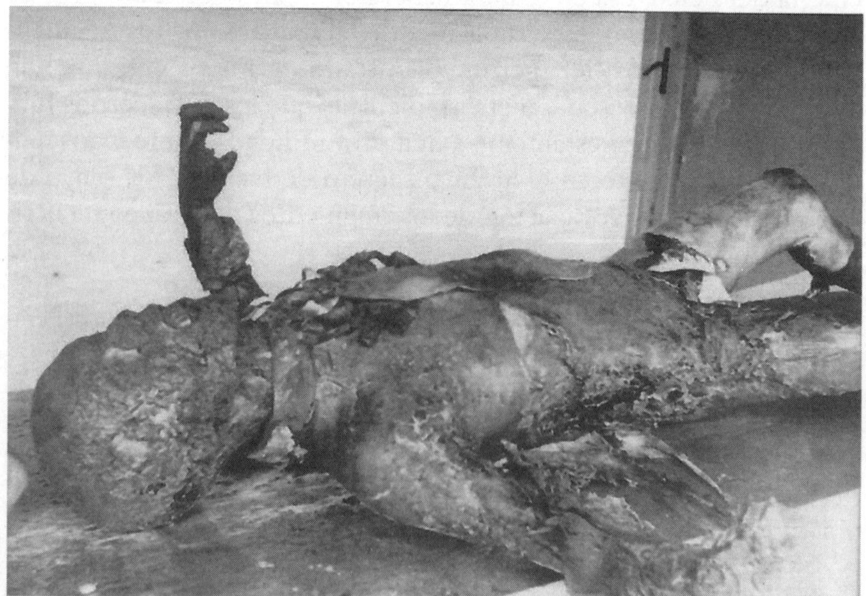

Cadáver de Joseph Goebbels antes de su autopsia.

[24] Jerome Corsi, *Hunting Hitler…*, *op. cit.*

[25] Luke Daly-Groves, *Hitler's Death: The Case against Conspiracy*, Osprey, Oxford, 2019.

ocultar la verdad, el Smersh detuvo en secreto a Käthe Heusermann, la ayudante de la clínica dental de la Cancillería, para que les ayudase a identificar el cadáver. Los restos de Adolf Hitler, Eva Braun, Joseph Goebbels, Magda Goebbels, los de los seis hijos de los Goebbels (Helga, Hildegard, Helmut, Holdine, Hedwig y Heidrun), el del general Hans Krebs, y los de Blondie y Wulf, los perros de Hitler, permanecieron al cuidado y protección de la unidad Smersh que los encontró. Cada vez que esta unidad de contrainteligencia se trasladaba, llevaba los restos de los trece cuerpos consigo.

Los trece cadáveres fueron inicialmente enterrados el 3 de junio de 1945, en un bosque cercano a Brandeburgo, pero, por miedo a que los fanáticos seguidores de Hitler pudieran dar con ellos, decidieron desenterrarlos y trasladarlos al cuartel general del Smersh en Magdeburgo y sepultarlos en su patio principal en enero de 1946. Tres días después, el diario *The Washington Times* publicaba un artículo bajo el titular, «Cadáver de Hitler encontrado por los rojos».

> Según una fuente militar rusa de alto nivel, el cuerpo de Adolf Hitler ha sido encontrado e identificado sin lugar a dudas.
>
> El cuerpo, ennegrecido por el humo y carbonizado, fue uno de los cuatro descubiertos en las ruinas de la gran fortaleza subterránea debajo de la nueva Cancillería del Reich después de la caída de Berlín.
>
> Estos cuatro cuerpos, uno de los cuales respondía perfectamente a la descripción de Hitler, fueron retirados y examinados cuidadosamente por los médicos rusos. Todos estaban seriamente calcinados por los lanzallamas con los que los soldados del Ejército Rojo limpiaron el puesto de mando subterráneo donde Hitler y sus líderes nazis habían gastado sus últimos recursos.
>
> Tras un cuidadoso examen de los dientes y otras características, los rusos destacaron que uno de los cuerpos, a su juicio, era casi seguro el del Führer nazi.
>
> Al preguntarle por qué todavía no se había realizado ningún anuncio oficial del descubrimiento por parte de Moscú, esta fuente rusa dijo que mientras haya un mínimo de incertidumbre, los rusos no darán una información definitiva sobre la aparición del cuerpo de Hitler.

Tras finalizar la Segunda Guerra Mundial en Europa, el mariscal Georgy Zhukov y Lavrenti Beria, todopoderoso jefe del servicio de inteligencia soviético, ordenaron la creación de una comisión con el fin de recopilar todas las declaraciones, pruebas periciales y forenses, informes y fotografías relacionadas con la muerte de Adolf Hitler. La investigación se llevó a cabo entre el 19 de mayo y el 23 de junio de 1945. Los resultados permanecieron clasificados hasta que, en agosto de 1946, Stalin entregó una copia a los estadounidenses. El informe decía:

> No han aparecido restos de los cuerpos de Hitler y Eva Braun. Tampoco había ningún rastro de una tumba impregnada con petróleo en la que Hitler y su compañera habrían sido supuestamente incinerados. Algunos testigos han confesado ahora que juraron a Hitler que, de ser capturados, dirían que habían visto los cuerpos de Hitler y Eva Braun siendo quemados en una pira en el jardín del búnker. Estos testigos han admitido ahora al comité investigador que no vieron ni la pira ni los cuerpos de Hitler y Eva Braun. [...]
>
> Se ha averiguado que Hitler trató de ocultar su rastro con la ayuda de falsos testigos. [...] Hay pruebas irrefutables de que un pequeño avión partió de Tiergarten con dirección a Hamburgo. Se sabe que había tres hombres y una mujer a bordo. Se ha descubierto también que un gran submarino dejó el puerto de Hamburgo antes de que llegaran las fuerzas británicas. A bordo había personas desconocidas entre las que figuraba una mujer[26].

Si Stalin sabía ya por aquellas fechas que tenían en su poder los restos de Adolf Hitler y Eva Braun, ¿por qué intentó engañar a sus aliados estadounidenses y británicos suministrándoles un informe falso? En 1968, un libro escrito por Lev Bezymenski, periodista y agente de inteligencia soviético que había estado destinado en el cuartel general de Zhukov durante la batalla de Berlín, causó un gran revuelo en muchas capitales del mundo. En él se daban a conocer públicamente detalles de los archivos que Moscú tenía sobre Hitler, así como de su autopsia[27]. Bezymenski reveló que en la tarde del 2 de mayo de 1945, el teniente coronel Ivan Isayevich Klimenko, comandante de la Sección de Contrainteligencia en el 79.º Cuerpo de Fusileros del Tercer Ejército de Choque, recibió órdenes de ins-

---

[26] Hans D. Baumann y Ron T. Hansig, *Hitler's Escape*, Piscataqua Press, Portsmouth, New Hampshire, 2014.

[27] Lev Bezymenski, *The Death of Adolf Hitler, Unknown Documents from Soviet Archives,* Harcourt, Brace & World Inc., Nueva York, 1968.

peccionar la Cancillería del Reich que el Quinto Ejército de Choque había conquistado la noche anterior. Cuando recibió sus órdenes Klimenko subió a un vehículo, seguido por otro que transportaba a testigos alemanes y soldados que declararon bajo interrogatorio «haber oído cómo Hitler y Goebbels habían cometido suicidio en la Cancillería».

«Nosotros nos dirigimos a la Cancillería, entramos en el jardín, y llegamos a la salida de emergencia del Führerbunker. Cuando nos dirigíamos a la salida, uno de los alemanes dijo: "Esos son los cuerpos de los Goebbels. Ese es el cuerpo de su esposa". Entonces yo decidí llevarnos esos cuerpos con nosotros. Ya que no teníamos una camilla, colocamos los cadáveres sobre una puerta arrancada; fueron depositados en el camión (que era un vehículo cubierto) y regresamos a Plötzensee. Al día siguiente, 3 de mayo de 1945, los cadáveres de los seis hijos de Goebbels y el cadáver del general Krebs se encontraron en el búnker. Ellos también fueron llevados a Plötzensee», declaró Klimenko a Bezymenski[28].

Los seis hijos de Goebbels fueron encontrados muertos en sus camas. Habían sido envenenados por sus padres. Al día siguiente, el vicealmirante Hans-Erich Voss identificó los cadáveres del matrimonio Goebbels y el del general Krebs, jefe del Alto Estado Mayor de la Wehrmacht. Krebs fue identificado por una etiqueta con su nombre en el interior de la guerrera de su uniforme. Pero lo cierto es que aquel 2 de mayo de 1945 habían fallado en encontrar el cuerpo de Hitler. Klimenko regresó a la Cancillería al día siguiente. «Naturalmente, nosotros preguntamos a Voss dónde podría estar Hitler. Voss no dio una respuesta clara y nos dijo solo que había dejado Berlín junto con el ayudante de Hitler, quien le había dicho que Hitler se suicidó y que su cadáver había sido incinerado en el jardín de la Cancillería», declararía Klimenko.

Klimenko continúa relatando: «Llegamos el 4 de mayo. Desde la mañana temprano buscamos prisioneros que nos sirviesen de testigos fiables. Alrededor de las once de la mañana retorné al jardín de la Cancillería, junto con seis testigos. Nos dirigimos hacia el tanque de agua, pero el cuerpo se había desvanecido». Fue en ese momento cuando Klimenko supo que dos soldados rusos habían desenterrado dos cadáveres más que creían que podrían ser los de Adolf Hitler y

---

[28] *Ibidem.*

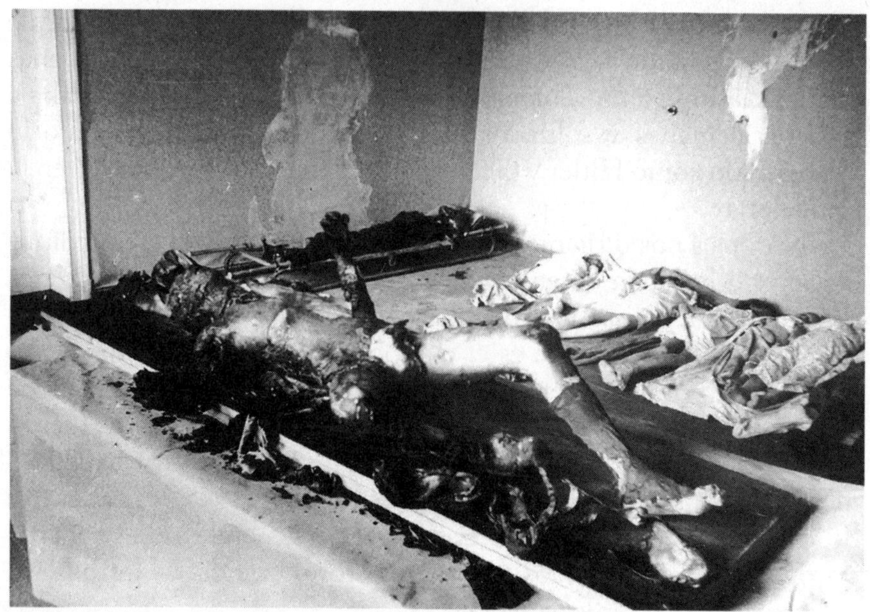

Cadáveres de Joseph Goebbels, Magda Goebbels (al fondo) y sus seis hijos.

Eva Braun. «Conmigo estaba el jefe de la patrulla Panassov y algunos soldados. Uno de mis soldados me preguntó: "¿Dónde encontró a los Goebbels?". Nosotros fuimos de nuevo al jardín, a la salida del búnker. El soldado Ivan Churakov escaló a un cráter cercano que estaba cubierto con papel y restos quemados. Me di cuenta de que allí había un proyectil de mortero sin explosionar y grité a Churakov: "Salga rápidamente, o puede salir volando en pedazos". Churakov respondió: "Camarada teniente coronel, ¡hay unas piernas aquí!". Empezamos a sacarlos y sacó dos cadáveres del cráter: los cuerpos de un hombre y una mujer. Por supuesto que, en principio, no pensamos que estos pudieran ser los cadáveres de Hitler y Eva Braun, ya que creía que el cadáver de Hitler ya estaba en la Cancillería y solo necesita ser identificado. Por lo tanto, ordené que los cadáveres volvieran a ser envueltos en las mantas y enterrados de nuevo», declaró Klimenko[29]. Al día siguiente, 5 de mayo de 1945, oficiales de la inteligencia soviética pertenecientes a la 79.ª Unidad Smersh supieron, por testimonios de prisioneros de alto rango, que los cuerpos de Hitler y Eva habían sido incinerados. Al reconsiderar

[29] *Ibidem.*

que los cuerpos eran los de Hitler y Eva Braun, la inteligencia soviética ordenó que los cadáveres semicarbonizados —uno de ellos claramente masculino y el otro femenino— fueran desenterrados de nuevo, introducidos en cajas de municiones y sacados de allí. Aun así, después de una investigación adicional, incluyendo la identificación por parte de Harry Mengershausen, guardaespaldas de Hitler, y una autopsia forense, se determinó que los restos pertenecían a Adolf Hitler y Eva Braun. El 5 de mayo de 1945 el equipo del Smersh redactó un informe del hallazgo:

> Berlín, Ejército de Campaña.
>
> Yo, el teniente de la guardia Panasow, Alexej Alexandrowitsch; y los soldados Churakov, Ivan Dimitriyevitsch; Olejnik, Jewgenij Stepanovitsch y Serouch, Ilja Jefremovitsch, hemos encontrado y puesto en lugar seguro dos cadáveres quemados.
>
> El hallazgo ha tenido lugar en la Cancillería del Reich de Hitler, junto al lugar donde fueron descubiertos los cadáveres de Goebbels y su mujer, no lejos del refugio antiaéreo privado de Hitler. Los restos eran los de un hombre y de una mujer.
>
> Los cuerpos estaban semiconsumidos por el fuego y resulta de todo punto imposible su identificación sin datos complementarios. Los cadáveres estaban en el embudo de una bomba, a unos tres metros de la entrada del refugio antiaéreo privado de Hitler y cubiertos ligeramente con tierra.
>
> Los cadáveres han sido conservados por la sección de contraespionaje militar Smersh, del 79.º Cuerpo de Protección.
>
> Firmado: Teniente en jefe del 79 C. de P. Smersh, Panasow; soldado Churakov; soldado Olegnik; soldado Serouch.

El mismo día, documentos secretos de la inteligencia soviética que sirvieron como material documental a Bezymenski para redactar su libro, aseguran que los cuerpos (los de Hitler y Eva Braun) fueron transportados desde el centro de Berlín a un suburbio al norte de Buch, donde varias divisiones del Alto Mando del Tercer Ejército de Choque habían instalado diversos acuartelamientos. El 8 de mayo de 1945, coincidiendo con el Día de la Victoria, el doctor Fausto Shkravaski, experto jefe de medicina forense del Primer Frente Bielorruso, al frente de un equipo de otros cuatro forenses, llevó a cabo una autopsia de los dos cuerpos que se sospechaba eran los de Hitler y su esposa. Dado lo desfigurados que estaban, los fo-

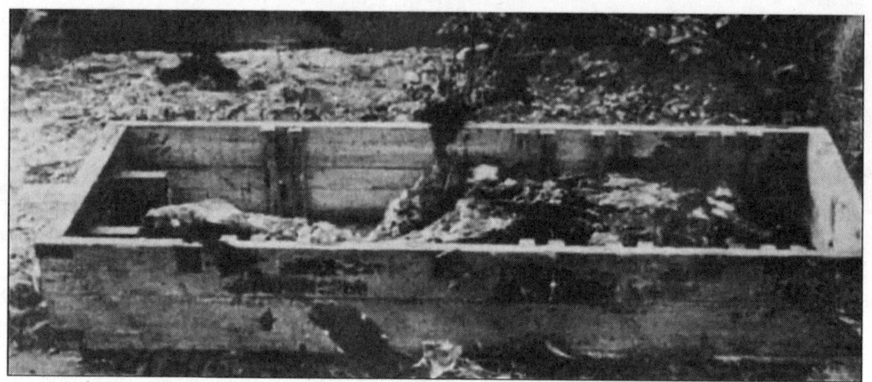

Imagen de los restos de Hitler en una caja de munición (foto de la KGB).

renses determinaron rápidamente que los dientes eran lo único que podría proporcionar una identificación positiva. El 9 de mayo Shkravaski redactó trece informes forenses, uno por cada cadáver, incluyendo los dos perros de Hitler. Las autopsias 12 y 13 aludían al Führer y a su esposa, «se presume que se trate de los cadáveres de Hitler-Eva Braun».

En el «Acta 12» (la del hombre, supuestamente Adolf Hitler), el doctor Shkravaski certifica que «el cuerpo estaba muy quemado, especialmente el lado derecho, donde al parecer más daño ha hecho el fuego». También se confirma que el cadáver presenta varias fracturas y se registra falta de huesos en ambos brazos; el derecho está fragmentado y «le falta parte del antebrazo y de la mano. [...] El izquierdo carecía de algunas partes y de la totalidad de la mano. Además, presenta fracturas en fémur y tibia de pierna derecha. No se encuentra pie izquierdo. Tampoco aparecen los huesos del cráneo. [...] Los maxilares estaban rotos y sueltos, aclarándose que se encontraron en la boca puentes odontológicos con coronas de oro. También se han encontrado en las mandíbulas fragmentos de vidrio que olían a almendras amargas, aroma característico del ácido prúsico. La altura de este cuerpo se estableció en 1,65, varios centímetros menos que el Führer, que medía 1,73»[30]. Curiosamente, el informe de la autopsia del cuerpo del hombre, publicado por Bezymenski, indicaba que el testículo izquierdo no había sido encontrado. Este dato dio una alerta a los soviéticos que sabían que

[30] E. Laurier, V. Hedouin, D. Gosset y P.H. Muller, «Étude critique médico-légale...», *op. cit.*

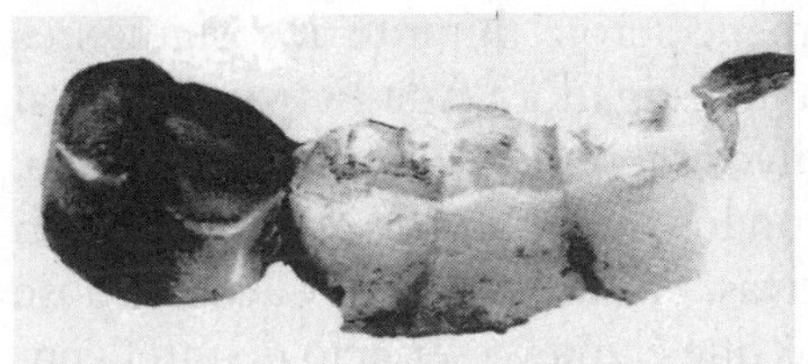

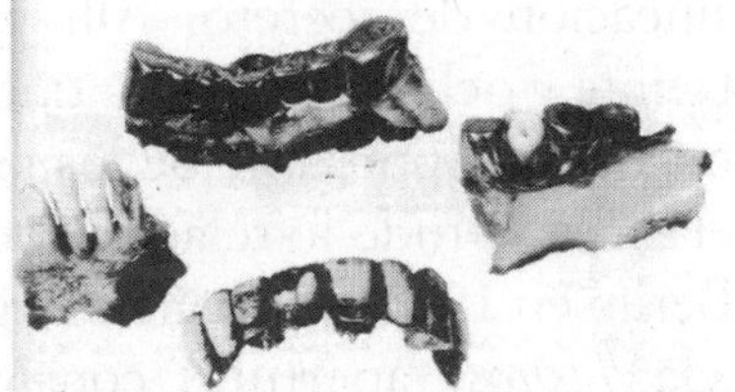

Moldes de las dentaduras de Hitler y Eva Braun, usados para la identificación de sus cuerpos.

Hitler sufría de un tipo de disfunción sexual. Estas evidencias no pudieron ser comparadas con el historial médico de Hitler para la identificación de su cuerpo, debido a que el Führer jamás permitió a ningún médico que le examinase esa zona del cuerpo.

En el «Acta 13» (la de la mujer, supuestamente Eva Braun), el doctor Shkravaski estableció que el esqueleto de la mujer estaba también carbonizado y que por esa razón resultaba imposible describir su fisonomía. «El cuerpo medía 1,50 cuando en realidad Eva Braun medía 1,63. Se comprueba la existencia de heridas profundas y se llega a la conclusión de que fue ametrallado, encontrándose varias esquirlas. Las principales contusiones habían sido en el corazón y en los pulmones. También se le encontró un puente de oro en la boca y fragmentos de vidrio con el olor característico del ácido prúsico», escribe el forense ruso[31]. Lo más probable es que los cadáveres, una vez semienterrados en el jardín de la Cancillería, hubieran recibido algún impacto de lleno por parte de la artillería soviética y provocase esos terribles destrozos en ambos cuerpos.

Lev Bezymenski asegura finalmente en su libro que estaba seguro de que las evidencias descubiertas por los médicos patólogos no tenían suficiente peso como para afirmar con toda seguridad que los cuerpos analizados eran los de Hitler y Eva Braun. El 17 de septiembre de 1954, Ivan Serov, primer presidente del Comité para la Seguridad del Estado (KGB), ordenó que todo el material relativo a los trece cuerpos encontrados por el Smersh justo después de la caída de Berlín, incluidos archivos, informes, autopsias, fotografías, uniformes de Hitler, trozos de la tapicería del sofá del búnker en el que se suicidó el líder alemán, dentaduras o huesos del cráneo debían ser almacenados en un depósito especial del KGB, bajo la más alta cla-

---

[31] *Ibidem*.

sificación de secreto. Allí permanecieron durante los siguientes treinta y ocho años, hasta que la investigadora Ada Petrova pidió al máximo responsable de los archivos secretos, Anatoli Prokopenko, el acceso a todo lo relacionado con los trece cuerpos encontrados en Berlín en 1945. Tras varias negativas, por fin, en 1993, y acogiéndose a la *glasnost* (apertura), consiguió que el nuevo servicio de inteligencia les permitiera a ella y al periodista británico Peter Watson el acceso a todo el material, e incluso a los huesos supuestamente de Adolf Hitler.

Ambos periodistas publicarían en su libro, *The Death of Hitler, The Full Story with the New Evidence from Secret Russian Archives*, las fotografías del fragmento de cráneo. También descubrieron que los dos cuerpos hallados en el jardín de la Cancillería habían sido removidos, enterrados y nuevamente desenterrados y vueltos a enterrar, en múltiples ocasiones, siguiendo las autopsias llevadas a cabo por el Smersh en la ciudad de Buch, el 8 de mayo de 1945. En un informe incluido en la colección del archivo de la operación Mito, y fechado el 3 de junio de 1945, se documenta que «los cuerpos de Hitler, Eva Braun, la familia Goebbels y el general Krebs, fueron removidos a la provincia alemana de Brandemburgo, en la vecina Rathenow, donde fueron enterrados a una profundidad de 1,7 metros de profundidad en un bosque cercano a la ciudad de Neu Friedrichsdorf». El 23 de febrero de 1946, siempre según los mismos documentos clasificados, las fosas fueron abiertas y los restos humanos extraídos, introducidos en cajas de madera para munición y trasladados desde ahí a la ciudad alemana de Magdeburgo, en el río Elba, donde oficiales de la contrainteligencia Smersh volvieron a enterrarlos cerca del lugar del despliegue del Tercer Ejército de Ocupación soviética. Los cadáveres fueron enterrados y desenterrados cerca del río Finow, en Rathenow y en Stendal. Toda la operación fue llevada a cabo por el capitán Ivan Terechenko y el sargento Ivan Blashtchuk[32].

Los enterramientos, en la zona del número 36 de la Westerndstrasse, estaban localizados cerca del muro sur de un patio, a dos metros de profundidad. Se pavimentó sobre las tumbas cuando la Westerndstrasse fue reestructurada y se le cambió de nombre por el

---

[32] Benjamin Fischer, «Hitler, Stalin, and Operation Myth», *CIA Center for Study of Intelligence Bulletin* 11, Langley, Virginia, 2000.

de Klausenerstrasse. Los cuerpos permanecieron allí hasta que una unidad de operaciones especiales del KGB fue activada misteriosamente en 1970 y enviada a una misión secreta a la República Democrática Alemana (RDA). La aparición del libro de Lev Bezymenski en 1968 hizo que el mando supremo del KGB tuviera que activar la llamada operación Archivo por orden de su máximo líder, Yuri Andrópov. El libro de Bezymenski especificaba el lugar de los enterramientos en Magdeburgo. Andrópov consultó la situación con el entonces secretario general de PCUS Leonid Brézhnev; con el primer ministro de la Unión Soviética, Alexei Kosygin; y con el presidente del Soviet Supremo, Nikolái Podgorny, mediante una carta fechada el 13 de marzo de 1970.

URSS
COMITÉ
PARA LA SEGURIDAD DEL ESTADO (KGB)
DEL CONSEJO DE MINISTROS DE LA URSS
COMITÉ CENTRAL DEL PARTIDO COMUNISTA DE LA URSS

13 de marzo de 1970
Nº 655-A/OB
Ciudad de Moscú

Coordinar
De gran importancia
Extremadamente secreto

En febrero del 1946, en la ciudad de Magdeburgo (Alemania del Este), sobre el territorio del pueblo militar ocupado antes del departamento especial del KGB del ejército n.º 3 del GSVG (Grupo de Tropas Soviéticas en Alemania), han sido enterrados *el cadáver de Hitler, de Eva Braun, de Goebbels, de su mujer e hijos (total diez cadáveres).*

En la actualidad, en el indicado pueblo militar, por motivos de conveniencia que corresponden a los intereses de nuestros ejércitos, el mando militar se entrega a las autoridades alemanas.

Teniendo en cuenta la posibilidad de que se realicen trabajos de construcción u otras obras sobre el terreno, que podrían provocar el descubrimiento de la tumba, se considera conveniente efectuar la recogida de los restos y eliminarlos vía combustión (*cremación*).

La acción indicada se realizará por las fuerzas de alta conspiración del grupo operativo del departamento especial del KGB del ejército n.º 3 del GSVG (Grupo de Tropas Soviéticas en Alemania) y obligatoriamente se aportarán pruebas visuales.

Presidente (Director) del Comité de Seguridad Estatal (KGB)
ANDROPOV

A mano abajo: *Secretariado Andrópov*
18-03-1970 *Comunicado*

Brezhnev, Kosygin y Podgorny dieron el visto bueno a la operación trece días después. Yuri Andrópov entregó órdenes precisas: «Desenterrar, quemar y disponer las cenizas». La instalación militar donde estaban enterrados los cuerpos, todavía controlada por el KGB, iba a pasar a manos de las autoridades de la República Democrática Alemana (RDA) y el temor de Andrópov seguía siendo que el lugar se convirtiera en destino de peregrinación para grupos neonazis. El 4 de abril de 1970 un equipo de operaciones especiales del KGB, al mando de Nikolái Kovalenko, jefe del Departamento Especial, con planos detallados de la ubicación de las trece tumbas (las de Krebs y los dos perros, además de los Hitler y los Goebbels), exhumó en secreto cinco cajas de madera con lo que quedaba de los trece cuerpos[33].

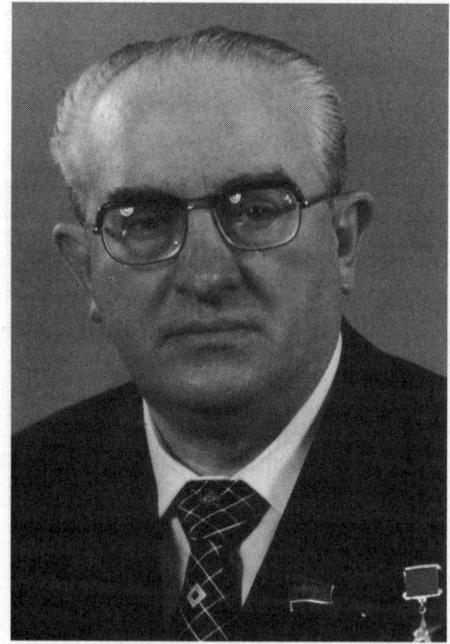
Yuri Andrópov, presidente del KGB (1967-1982).

El informe redactado ese mismo día por Kovalenko aseguraba que «sus instrucciones fueron llevadas a cabo el 4 de abril de 1970». Efectivamente, los fragmentos de huesos de Hitler y Eva Braun se habían mezclado con los de Krebs, la familia Goebbels y los dos perros, de tal

[33] Eric Frattini, *¿Murió Hitler en el búnker?...*, *op. cit.*

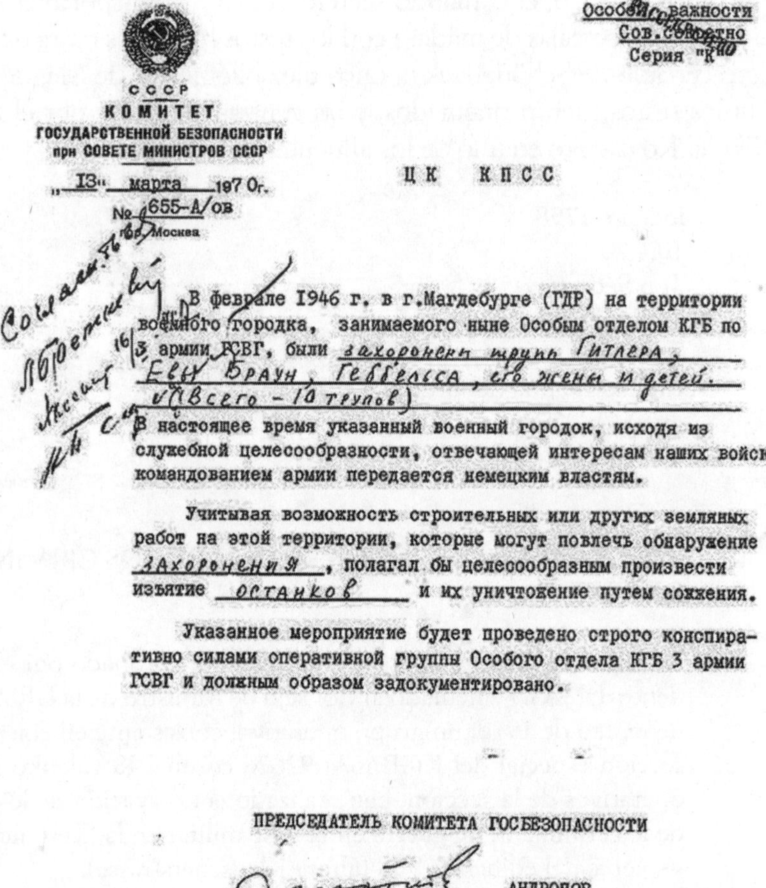

Особой важности
Сов. секретно
Серия "К"

СССР
КОМИТЕТ
ГОСУДАРСТВЕННОЙ БЕЗОПАСНОСТИ
при СОВЕТЕ МИНИСТРОВ СССР

„13" марта 1970 г.
№ 655-А/ов
гор. Москва

ЦК КПСС

В феврале 1946 г. в г.Магдебурге (ГДР) на территории военного городка, занимаемого ныне Особым отделом КГБ по 3 армии ГСВГ, были захоронены трупы Гитлера, Евы Браун, Геббельса, его жены и детей. (Всего – 10 трупов)

В настоящее время указанный военный городок, исходя из служебной целесообразности, отвечающей интересам наших войск командованием армии передается немецким властям.

Учитывая возможность строительных или других земляных работ на этой территории, которые могут повлечь обнаружение захоронения, полагал бы целесообразным произвести изъятие останков и их уничтожение путем сожжения.

Указанное мероприятие будет проведено строго конспиративно силами оперативной группы Особого отдела КГБ 3 армии ГСВГ и должным образом задокументировано.

ПРЕДСЕДАТЕЛЬ КОМИТЕТА ГОСБЕЗОПАСНОСТИ

АНДРОПОВ

Documento firmado por Andrópov con la orden de destruir los cadáveres de Hitler y Eva Braun.

manera que la clasificación se volvió prácticamente imposible. A Moscú serían enviados cuatro supuestos fragmentos del cráneo de Hitler y dos fragmentos de su mandíbula, los mismos que encontraron Ada Petrova y Peter Watson en los archivos del antiguo KGB. En la madrugada del 5 de abril de 1970, el comando secreto del KGB transportó en un vehículo las cinco cajas de madera con los restos humanos hasta un vertedero cercano de Schönebeck, a unos diez kilómetros de Magdeburgo. Allí los restos fueron quemados, y las cenizas arrojadas por el propio Nikolái Kovalenko en uno de los afluentes del río Elba.

inc. no. 1758
10.4.70
Top Secret
The only copy
Serie «K»
Ciudad de Magdeburgo
m/u p/b 92626
4 abril 1970

INFORME
(DE EXCAVACIÓN DE LOS RESTOS DE LOS CRIMINALES DE GUERRA)

Según el plan de operación «Archivo», aprobado por el presidente del KGB vinculado al Consejo de Ministro de la URSS, el 26 de marzo de 1970, un grupo operativo, consistente en el jefe de la sección especial del KGB m/u 92626 coronel Kovalenko N.G. y operativos de la sección, han realizado la excavación de los restos de los criminales de guerra en la base militar en la Westendestrasse, cerca del edificio n.º 36 (ahora Klausenerstrasse).

La excavación descubrió que algunos de los restos de los criminales de guerra habían sido enterrados en cinco cajas de madera, colocados uno sobre el otro en forma de cruz, tres de ellos de norte a sur, los otros dos, de este a oeste. Las cajas se habían descompuesto y convertido en madera podrida, los restos se mezclaban con el suelo.

Después de haber sido desenterrado, el suelo fue examinado a fondo y los restos (cráneo, tibias, costillas, vértebras, etc.) se colocaron en una caja.

Los restos estaban en un avanzado estado de descomposición, especialmente los de los niños, que presentó el recuento exacto de cuántos habían sido descubiertos. De acuerdo con un examen de las tibias y calaveras, los restos podrían pertenecer a entre diez y once cuerpos.

Después de la excavación, el lugar se volvió a poner en el orden correcto. La excavación se llevó a cabo durante el amplio aparcamiento en la mañana del 4 de abril 1970.

En la observación de la casa más cercana, donde viven los civiles alemanes locales, no se detectó ninguna acción sospechosa por su parte. Los ciudadanos soviéticos que viven en la base no mostraron interés directo en las obras o la carpa levantada sobre el lugar de trabajo.

La caja que contiene los restos de los criminales de guerra estaba bajo la custodia de los operativos hasta la mañana del 5 de abril, cuando se realizó la aniquilación física[34].

El 5 de abril de 1970 es el mismo coronel Kovalenko quien envía un nuevo informe secreto al mismísimo Yuri Andrópov, para «certificarle» la aniquilación de los restos de los once cadáveres (Hitler, Eva Braun, Krebs y los ocho miembros de la familia Goebbels).

INFORME
(DE ANIQUILACIÓN DE LOS RESTOS DE LOS CRIMINALES DE GUERRA)

Según el plan de operación «Archivo», el grupo operativo consistente en el jefe de la sección especial del KGB m/u p/b 92626 coronel Kovalenko N.G. y operativos de la sección, se realiza la quema de los restos de los criminales de guerra exhumados de la tumba en la base militar en la Westendestrasse, cerca del edificio n.º 36 (ahora Klausenerstrasse).

La aniquilación de los restos se llevó a cabo por incineración en la planta de residuos en las proximidades de la ciudad de Schönebeck, a 11 km de Magdeburgo.

Los restos, quemados con carbón vegetal, fueron aplastados hasta convertirlos en polvo, recogidos y arrojados al río en Biderítz, según confirma este informe[35].

---

[34] V. K. Vinogradov, J. F. Pogonyi y N. V. Teptzov, *Hitler's Death…*, *op. cit.*

[35] *Ibidem.*

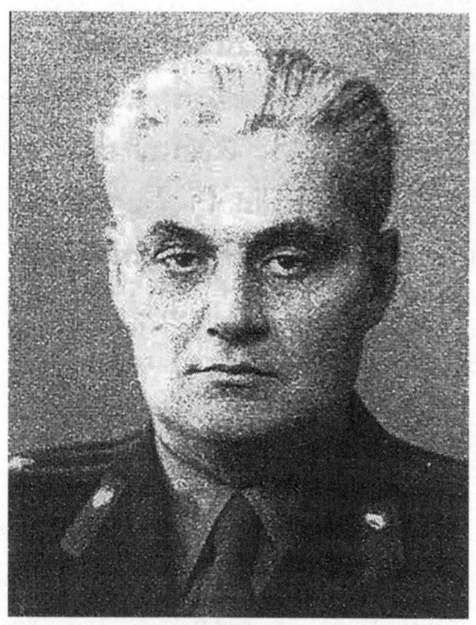

Nikolái Kovalenko, jefe del Departamento Especial del KGB durante la operación Archivo.

El jefe del operativo, Nikolái Kovalenko, guardó el más absoluto secreto hasta que el 8 de mayo de 2001 decidió hablar públicamente sobre la operación Archivo. «Hay muchos nazis en el mundo. Habría peregrinaciones, llegarían incluso a construir un monumento. […] Hice lo que se llama dispersar las cenizas. Un instante y se acabó: una pequeña nube oscura que desapareció después de algunos segundos», revelaría el ya retirado coronel del KGB Kovalenko a la Agencia France-Presse (AFP).

En el año 2000, cuando se celebraba el cincuenta y cinco aniversario de la caída de Berlín, los cuatro fragmentos del cráneo de Hitler, uno de ellos con un agujero de bala, fueron expuestos al público tras un cristal blindado, en el Archivo Estatal de la Federación Rusa en Moscú, como parte de una exposición titulada «La agonía del Tercer Reich: la retribución». También se permitió por vez primera la publicación de una extensa colección de documentos sobre Hitler, incluyendo los informes de campo redactados por los militares soviéticos sobre el descubrimiento de los cuerpos de Hitler y Eva Braun, los informes de las diferentes autopsias, así como una extensa lista de declaraciones firmadas por varios testigos de los últimos días de Hitler y recogidas en el informe de la llamada operación Mito[36].

En 2005, tres académicos rusos, Vinogradov, Pogonyi y Teptzov, obtuvieron el pleno acceso a los archivos del KGB, incluyendo los documentos de las operaciones Mito y Archivo, que hicieron públicos en el magnífico libro *Hitler's Death. Rusia's Last Great Secret from the Files of the KGB*[37]. Antes del descubrimiento del ADN era

---

[36] Henrik Eberle y Matthias Uhl, *The Hitler Book…*, *op. cit.*

[37] V. K. Vinogradov, J. F. Pogonyi y N. V. Teptzov, *Hitler's Death…*, *op. cit.*

muy difícil, casi imposible, concluir acertadamente que los restos encontrados en el profundo cráter de una bomba en el jardín de la Cancillería del Reich eran los de Adolf Hitler y Eva Braun. El historiador británico Andrew Roberts escribió en el prólogo del libro de los académicos rusos: «Sin embargo, el trabajo de los servicios de inteligencia soviéticos [principalmente el Smersh] juntando todas las pruebas sobre los momentos finales de la pareja —así como la controvertida evidencia dental que figura en las páginas 95 a 107— estableció la confirmación histórica (de la muerte de Hitler y su esposa en Berlín) más allá de toda duda razonable».

En el año 2009 tras intensas negociaciones con el Gobierno de la Federación Rusa, el doctor Nicholas Bellantoni, antropólogo forense de la Universidad de Connecticut, tuvo acceso durante una hora a los fragmentos del cráneo de Hitler y a los trozos de tapicería manchados de sangre del sofá donde supuestamente se suicidó. También tuvo permiso para revisar los documentos de la operación Mito. Bellantoni se centra más en el cráneo y la tela del sofá. El antropólogo forense estadounidense llevó también a cabo una excavación exploratoria de un pedazo de tierra donde se decía que los restos de Hitler habían sido enterrados por los soviéticos en las décadas posteriores a la Segunda Guerra Mundial. En el Centro de Genética Aplicada de la Universidad de Connecticut, Linda Strausbaugh cerró su laboratorio durante tres días para trabajar única y exclusivamente en el ADN del «Proyecto Hitler» y realizar análisis de sangre a los restos de la tela del sofá y de los fragmentos de cráneo extraídos por Bellantoni en los archivos estatales rusos. Los especialistas de la Universidad de Connecticut aseguraban haber desacreditado la historia del cráneo, argumentando que los exámenes de ADN demostraban que pertenecía a una mujer, probablemente de entre veinte y cuarenta años. Pero Alexander Bortnikov, el poderoso director del FSB (Servicio Federal de Seguridad), y Vasily Khristoforov, jefe del Departamento de Archivos y Registros del FSB, no estaban dispuestos a aceptar las pruebas de ADN llevadas a cabo por los estadounidenses y mucho menos tener que decir a sus ciudadanos que los restos que durante tantas décadas habían significado el máximo símbolo de la derrota del Tercer Reich por el glorioso Ejército Rojo eran falsos. En una entrevista a la publicación rusa en internet *Mail Online*, Khristoforov confirmó: «Los archivos del FSB tienen la mandíbula de Hitler y el archivo estatal un fragmento de cráneo de

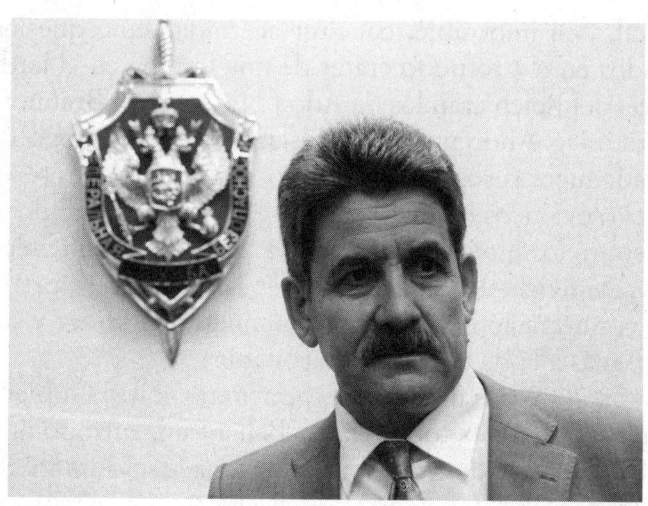

Vasily Khristoforov negó la veracidad del análisis de ADN realizado por Bellantoni.

Hitler. Con la excepción de estos restos, incautados el 5 de mayo de 1945, no existen otros fragmentos del cuerpo de Hitler».

En el año 2016, los periodistas Jean-Christophe Brisard y Lana Parshina, a quienes el Gobierno de Vladimir Putin dio acceso parcial y controlado a los archivos de Estado de la Federación Rusa, así como a archivos militares y del KGB relacionados con el caso, señalaron que en la dentadura de Hitler se hallaron trozos de vidrio —lo que sugeriría que él tomó cianuro—, y pusieron en duda que se hubiese pegado un tiro. En una entrevista en 2018 con el diario *The Times of Israel*, Lana Parshina afirmó que el líder nazi daba ya muestras de sufrir párkinson severo durante sus últimos días, por lo que se preguntaba cómo pudo dispararse con su mano derecha en esas condiciones. Brisard, por su parte, destacó que no hallaron rastros de bala en la boca de Hitler, aunque cree posible que él haya pedido a alguien de confianza, como su asistente Heinz Linge, que le disparara un tiro de gracia tras tomarse el veneno[38].

En 2018, un grupo de patólogos forenses de la Universidad de París tuvieron acceso a las piezas dentales que se encuentran aún guardadas en Moscú. Los resultados de estos análisis fueron publi-

[38] Jean-Christophe Brisard y Lana Parshina, *The Death of Hitler: The Final Word on the Ultimate Cold Case: The Search for Hitler's Body*, Hodder Paperbacks, Nueva York, 2019.

cados en el *European Journal of Internal Medicine* y los científicos no dejaron dudas de que se trataba de los restos dentales del dictador nazi[39]. «Los dientes son auténticos, no hay ninguna duda. Nuestro estudio demuestra que Hitler murió en 1945», confirmó el patólogo jefe Philippe Charlier a la Agencia France-Presse (AFP)[40]. En el citado informe se detallaba de forma pormenorizada las piezas halladas y analizadas: «Un fragmento de mandíbula superior, caracterizado por un maxilar de nueve unidades, un puente de metal amarillo (¿oro?) que culmina en el segundo premolar derecho y tres fragmentos de mandíbula inferior, caracterizadas por otras prótesis, reabsorción ósea y erosión dentaria en la región incisiva».

De acuerdo con el informe de la autopsia soviética, del cadáver habrían desaparecido las costillas del lado derecho y el pie izquierdo. Si bien esto no prueba que el cadáver no fuera el de Hitler, también es cierto que podría haber impactado algún proyectil soviético en el mismo lugar en el que fueron enterrados su cuerpo y el de su esposa Eva[41].

En segundo lugar, los cadáveres descubiertos por los soviéticos no pudieron haber sido incinerados a cielo abierto, como afirman todos los testigos. El teniente coronel William F. Heimlich, jefe de la inteligencia militar estadounidense en Berlín, se preguntaba: «¿Quién dijo que me habían mostrado los verdaderos restos poco después de haber sido encontrados? Además, no eran dos esqueletos completos y ninguno de los principales huesos estaban intactos». Según Heimlich, los cadáveres probablemente tendrían que haber sido quemados en un horno crematorio cerrado para lograr la condición de desintegración casi total. En el libro *The Murder of Hitler: The Truth about the Bodies in the Berlin Bunker*, el científico forense Hugh Thomas apoya esta conclusión. Thomas señala que «el daño descrito en el cráneo, en el informe de la autopsia soviética, algunas de cuyas partes no fueron publicados hasta 1968, se po-

---

[39] Charlier, Philippe & Raphael Weil, P. Rainsard, Jöel Poupon y J. C. Brisard, «The Remains of Adolf Hitler: A Biomedical Analysis and Definitive Identification», *European Journal of Internal Medicine* 54 (12), 2018. 54.10.1016/j.ejim.2018.05.014.

[40] «Un estudio confirma que Hitler murió en 1945, según el análisis de sus dientes», Agencia France-Presse (AFP), 19 de mayo de 2018.

[41] David Marchetti, «The Death of Adolf Hitler…», *op. cit.*

dría haber producido solo en temperaturas superiores a 1000° C, mucho más altas que cualquiera que pudiera haberse producido en el jardín abierto de la Cancillería»[42].

Pero el trabajo de reconocimiento de la dentadura de Hitler realizado por Käthe Heusermann, que debería haberse tomado como un aporte real para la historia contemporánea, se convirtió en una condena para ella. Por una razón tan simple como difícil de comprender, el líder soviético Iósif Stalin no quería que nadie se enterara de la muerte de Adolf Hitler. Los historiadores aún discuten por qué Stalin decidió esconder la información. «Si Hitler estaba vivo, el nazismo aún no había sido vencido y el mundo todavía estaba en peligro. Para él [Stalin] era tácticamente importante ese concepto para las discusiones que se avecinaban en el mundo de postguerra. Stalin se sentó sobre la verdad», escribió Robert Payne. El historiador británico Antony Beevor, por su parte, presentó su hipótesis durante una entrevista con la BBC: «La estrategia de Stalin, evidentemente, era la de asociar a Occidente con el nazismo y hacer ver que los británicos o estadounidenses debían estar ocultándolo para sus propios intereses»[43].

El especialista forense David Marchetti escribió en 2005: «La literatura disponible sobre la causa de la muerte de Hitler es incompleta porque el fragmento de hueso del cráneo con una herida de arma de fuego, posiblemente del cadáver de Hitler, no ha sido adecuadamente examinada»[44]. Los rusos claramente no consideraban los fragmentos del cráneo de Hitler como una prueba absoluta, pero está claro que tenían miedo de lo que pudiese descubrirse una vez que los fragmentos fueran sometidos a pruebas científicas. La mejor explicación para estos temores era que los rusos ya sabían que los fragmentos no eran los de Hitler. Hasta ese momento habían hecho inmensos esfuerzos para obtener el ADN mitocondrial (ADNmt) a partir de los restos del cráneo para compararlo con el ADN extraído del cadáver de cualquiera familiar del Führer, su hermana Paula o de su madre

[42] Hugh W. Thomas, *The Murder of Adolf Hitler: The Truth about the Bodies in the Berlin Bunker*, St Martin's Press, Nueva York, 1996.

[43] Joe Sommerlad, «Adolf Hitler: How the Nazi Leader Died 75 Years Ago and Why There was so Much Mystery about the Final Fate of His Body», *Independent*, 30 de abril de 2020.

[44] David Marchetti, «The Death of Adolf Hitler…», *op. cit.*

Klara, como la única forma de salir del actual callejón sin salida[45]. En cuanto a las fuentes escritas, todo lo que tenemos es una oscura entrada del «30.4.45» de un escueto diario escrito por el Reichsleiter Martin Bormann desde el 1 de enero al 1 de mayo de 1945:

> 30.4.45
> Adolf Hitler D.
> Eva H. (Hitler)

No solo es difícil de creer que, incluso en la entrada más superficial, Bormann no lo hubiera hecho en el momento preciso de la desaparición del Führer, pero únicamente han llegado hasta nuestros días testimonios que prueban que el «diario Bormann» podría incluso ser una falsificación. En todo caso, todos los expertos coinciden en señalar en que los cadáveres hallados por las fuerzas soviéticas eran los de Hitler y su esposa Eva Braun y en que la versión que ofreció Radio Hamburgo y el almirante Dönitz aquel 1 de mayo de 1945 erraba en dos cuestiones importantes: el líder nazi no había muerto aquel día y, más importante aún, no lo hizo en combate. No estaba en la vanguardia, sino más bien «se batía en retirada» mediante el suicidio para evitar sufrir la misma suerte que su aliado Benito Mussolini, de cuya ejecución sumaria había sido informado dos días antes, y tampoco tenía pensado rendir cuentas por sus actos ante la justicia. El hombre que había prometido construir un imperio que duraría mil años abandonaba el mundo tras pasar en el poder doce años en los que sacudió al mundo a sangre y fuego, dejando una Europa en ruinas y una Alemania destruida y ocupada por las potencias vencedoras.

---

[45] Jerome Corsi, *Hunting Hitler...*, *op. cit.*

FUENTES CONSULTADAS

BIBLIOGRAFÍA

ASSMANN, Heinz, «Some Personal Recollections of Adolf Hitler», *Proceedings US Naval Institute* 79 (12), diciembre de 1953.

BARNETT, Corelli, *Hitler's Generals*, Grove Press, Nueva York, 2003.

BAUMANN, Hans D. y HANSIG, Ron T., *Hitler's Escape*, Piscataqua Press, Portsmouth, New Hampshire, 2014.

BAXTER, Ian, *Wolf's Lair, Inside Hitler's East Prussian HQ*, History Press, Cheltenham, Reino Unido, 2009.

BEEVOR, Antony, *The Fall of Berlin 1945*, Viking Penguin, Nueva York, 2002.

—, *Stalingrad*, Penguin, Londres, 2007.

BEZYMENSKI, Lev, *The Death of Adolf Hitler, Unknown Documents from Soviet Archives,* Harcourt, Brace & World Inc., Nueva York, 1968.

BOER, Sjoerd J. de, *The Hitler Myths: Exposing the Truth Behind the Stories About the Führer*, Frontline Books, Barnsley, 2022.

BOESELAGER, Philip Freiherr von; FEHRENBACH Florence y FEHRENBACH, Jerome, *Valkyrie: The Story of the Plot to Kill Hitler*, Knopf, Nueva York, 2009.

BOLDT, Gerhard, *Hitler: The Last Ten Days: An Eyewitness Account*, Penguin, Londres, 1973.

BRAMWELL, Anna, *Blood and Soil: Richard Walther Darré and Hitler's «Green Party»*, Kensal Press, Londres, 1985.

BRAUN, Eva y BARTLETT, Alan, *The Diary of Eva Braun, With a Commentary by Alan Bartlett*, Amolibros, Somerset, 2000.

BRISARD, Jean-Christophe y PARSHINA, Lana, *The Death of Hitler: The Final Word on the Ultimate Cold Case: The Search for Hitler's Body*, Hodder Paperbacks, Nueva York, 2019.

BROWN, George R., *Introducción a las parafilias y a los trastornos parafílicos*, East Tennessee State University, Johnson City, Tennessee, 2023.

BROWNING, Christopher, *Ordinary Men: Reserve Police Battalion 101 and the Final Solution in Poland*, HarperCollins, Nueva York, 1992.

BULLOCK, Alan, *Hitler, A Study in Tyranny*, Harper Perennial, Nueva York, 1991.

—, *Hitler and Stalin: Parallel Lives*, Knopf, Nueva York, 1992.

CHARLIER, Philippe; WEIL, Raphael; RAINSARD, P.; POUPON, Joël y BRISARD, J. C., «The Remains of Adolf Hitler: A Biomedical Analysis and Definitive Identification», *European Journal of Internal Medicine* 54 (12), 2018.

CHILDERS, Thomas, *Reevaluating the Third Reich*, Holmes & Meier Publishers Inc., Nueva York, 1993.

CIANO, Galeazzo, *Complete Diaries of Count Galeazzo Ciano 1939-43*, Fonthill Media Limited, Stroud, 2015.

CONRADI, Peter, *Hitler's Piano Player: The Rise and Fall of Ernst Hanfstaengl, Confidant of Hitler, Ally of FDR*, Carroll & Graf, Nueva York, 2004.

CORSI, Jerome, *Hunting Hitler, New Scientific Evidence that Hitler Escaped Nazi Germany*, Skyhorse Publishing, Nueva York, 2014.

COSNER, Shaaron y COSNER, Victoria, *Women under the Third Reich. A Biographical Dictionary*, Bloomsbury Academic, Londres, 1998.

CRASNIANSKI, Tania, *Le pouvoir sur ordonnance. Ces drogués qui ont fait le XXe siècle*, Grasset, París, 2017.

—, *Locura y poder. Los enfermos que gobernaron el mundo*, La Esfera de los Libros, Madrid, 2018.

D'ALMEIDA, Fabrice, *High Society in the Third Reich*, Polity Press, Cambridge, 2008.

DALY-GROVES, Luke, *Hitler's Death: The Case against Conspiracy*, Osprey, Oxford, 2019.

DEFALQUE, Ray J. y WRIGHT, Amos J. «Methamphetamine for Hitler's Germany: 1937 to 1945», *Bulletin of Anesthesia History* 29 (2), 2011, pp. 21-24.

DIMBLEBY, Jonathan, *Barbarossa: How Hitler Lost the War*, Penguin Books, Londres, 2021.

DIMEO, Paul, *A History of Drug Use in Sport: 1876-1976: Beyond Good and Evil*, Routledge, Nueva York, 2008.

DOYLE, James, «Adolf Hitler's Medical Care», *J.R. Coll Physicians Edinb* 35 (1), 2005, pp. 75-82.

EBERLE, Henrik y UHL, Matthias, *The Hitler Book: The Secret Dossier Prepared for Stalin from the Interrogations of Otto Gunsche and Heinze Linge, Hitler's Closest Personal Aides*, Bristol Park Books, Nueva York, 2014.

ENGEL, Gerhard, *At the Heart of the Reich: The Secret Diary of Hitler's Army Adjutant*, Skyhorse, Nueva York, 2016.

ENLOE, Cortez, *The Effect of Bombing on Health and Medical Care in Germany*, Morale Division, United States Strategic Bombing Survey, Medical Branch Report, 30 de octubre de 1945.

EVANS, Richard J., *Lying Hitler: History, Holocaust, and the David Irving Trial*, Basic Books, Nueva York, 2022.

FEST, Joachim, *Hitler*, Harcourt Brace, Nueva York, 1973.

—, *Inside Hitler's Bunker: The Last days of the Third Reich*, Pan Books, Londres, 2005.

FISCHER, Benjamin, «Hitler, Stalin, and Operation Myth», *CIA Center for Study of Intelligence Bulletin* 11, Langley, Virginia, 2000.

FLEMING, Gerald, *Hitler and the Final Solution*, Oxford University Press, Oxford, 1986.

FRATTINI, Eric, *¿Murió Hitler en el búnker?*, Temas de Hoy, Madrid, 2015.

GEGGEL, Laura, «The Science Behind Hitler's Possible Micropenis», *Live Science*, 23 de febrero de 2016.

GELLATELY, Robert, *Backing Hitler: Consent and Coercion in Nazi Germany*, Oxford University Press, Oxford, 2009.

GIBBELS, Ellen, *Hitler's Parkinson-Syndrom*, Springer, Berlín, 1990.

GLANTZ, David M., *When Titans Clashed: How the Red Army stopped Hitler*, University Press of Kansas, Lawrence, Kansas, 1995.

GOEBBELS, Joseph, *The Goebbels Diaries*, Penguin, Nueva York, 1984.

GOLDHAGEN, Daniel J., *Hitler's Willing Executioners: Ordinary Germans and the Holocaust*, Knopf Publishers, Nueva York, 1996.

GÖRTEMAKER, Heike B., *Eva Braun. Life with Hitler*, Knopf Books, Nueva York, 2011.

GUDERIAN, Heinz, *Panzer Leader*, Penguin Books, Londres, 2018.

GUN, Nerin E. *Hitler y Eva Braun, un amor maldito*, Editorial Bruguera, Barcelona, 1974.

HAFFNER, Sebastian, *La dimensión de Hitler*, Lasser Press Mexicana, México DF, 1980.

HAMANN, Brigitte, *Winifred Wagner. A Life at the Heart of Hitler's Bayreuth*, Houghton Mifflin Harcourt, Londres, 2006.

HAMANN, Brigitte y THORNTON, Thomas, *Hitler's Vienna, A Dictator's Apprenticeship*, Oxford University Press, Oxford, 2000.

HASTE, Cate, *Nazi Women*, Channel 4 Books, Londres, 2002.

HAYMAN, Ronald, *Hitler and Geli*, Bloomsbury, Nueva York, 1998.

HEATH, Tim, *Sex Under the Swastika: Erotica, Scandal and the Occult in Hitler's Third Reich*, Pen and Sword History, Barnsley, South Yorkshire, 2023.

HEIDEN, Konrad, *Der Fuehrer. Hitler's Rise to Power*, Haughton Mifflin, Boston, 1944.

HESTON, Leonard D., HESTON, Renate y SPEER, Albert, *The Medical Casebook of Adolf Hitler: His Illnesses, Doctors, and Drugs,* Cooper Square Press, Nueva York, 2000.

HIGGINS, David R., *Guderian 1941: The Barbarossa Campaign*, Pen and Sword Military, South Yorkshire, 2023.

HIRSCHFELD, Magnus, *Berlin's Third Sex*, Rixdorf Editions, Berkeley, California, 2017.

HOFFMANN, Heinrich, *Hitler Was My Friend. The Memoirs of Hitler's Photographer*, Frontline Books, Nueva York, 2012.

HOTRUM, Jay P., *Drugs and Politic: Hitler, the Third Reich and the Methamphetamines*, Hotrum Productions, Victorville, California, 2020.

IRVING, David, *Adolph Hitler: The Medical Diaries. The Private Diaries of Dr. Theo Morell*, MacMillan Publishing Company, Nueva York, 1983.

JOACHIMSTHALER, Anton, *The Last Days of Hitler: The Legends, Evidence, and Truth*, Brockhampton Press, Leicester, 1995.

JOHNSON, Gaynor, *Our Man in Berlin: The Diary of Sir Eric Phipps, 1933-1937*, Palgrave MacMillan, Nueva York, 2008.

JUNGE, Traudl, *Until the Final Hour: Hitler's Last Secretary*, Arcade Publishing, Nueva York, 2004.

KALLIS, Aristotle, *Nazi Propaganda and the Second World War*, Palgrave MacMillan, Nueva York, 2005.

KAMIENSKI, Lukasz, *Shooting Up: A Short History of Drugs and War*, C Hurst & Co Publishers Ltd., Londres, 2017.

KATZ, Ottmar, *Théo Morell, médecin de Hitler*, Éditions France-Empire, París, 1986.

KERRIGAN, Michael, *Hitler. The Man behind the Monster*, Amber Books Limited, Londres, 2023.

KERSHAW, Alex, *The Longest Winter: The Battle of the Bulge and the Epic Story of World War II's Most Decorated Platoon*, Da Capo Press, Nueva York, 2007.

KERSHAW, Ian, *Hitler: 1889-1936. Hubris*, W. W. Norton & Company, Nueva York, 2000.

—, *Hitler: 1936-1945. Nemesis*, W. W. Norton & Company, Nueva York, 2001.

—, *Hitler, Germans and the Final Solution*, International Institute for Holocaust Research, Yad Vashem, Jerusalén, 2009.

—, *The End: Hitler's Germany, 1944-45,* Penguin, Londres, 2011.

KNOPP, Guido, *Hitler's Women*, Routledge, Nueva York, 2003.

KOONZ, Claudia, *Mothers in the Fatherland: Women, the Family, and Nazi Politics*, St. Martin's Press, Nueva York, 1987.

KRUGER, Kurt, *I was Hitler's doctor: From the German of Kurt Krueger*, Biltmore Publishers Company, Asheville, Carolina del Norte, 1943.

KUBIZEK, August, *The Young Hitler I Knew: The Memoirs of Hitler's Childhood Friend*, Greenhill Books, Nueva York, 2023.

LANG, Jochen von, *The Secretary: Martin Bormann - The Man Who Manipulated Hitler*, Random House, Nueva York, 1979.

LANGER, Walter C., *The Mind of Adolf Hitler*, Basic Books, Nueva York, 1972.

LANGER, Walter C. y GIFFORD, Sanford, «An American Analyst in Vienna during the Anschluss, 1936-1938», *Journal of the History of the Behavioral Sciences* 14 (1), 1978, pp. 37-54.

LAURIER, E.; HEDOUIN, V.; GOSSET, D. y MULLER, P. H., «Étude critique médico-légale du rapport d'autopsie d'Hitler», *Journal de Médecine Légale Droit* 37 (1), 1994, pp. 65-67.

LEWIS, David, *The Secret Life of Adolf Hitler*, Heinrich Hanau Publications, Londres, 1977.

LIFTON, Robert Jay, *The Nazi Doctors: Medical Killing and the Psychology of Genocide*, Basic Books, Nueva York, 1986.

LINGE, Heinz, *With Hitler to the End: The Memoirs of Adolf Hitler's Valet*, Skyhorse Publishing, Nueva York, 2014.

LITCHFIELD, David, *Hitler's Valkyrie: The Uncensored Biography of Unity Mitford*, The History Press, Cheltenham, 2015.

LONG, Tania, «Doctor Describes Hitler Injections; Says He Used Caffeine, Glucose and Vitamins to Restore Energy of Chancellor Describes Final Meeting Tremor Developed in Limbs Split with Goering on Planes», *The New York Times*, 22 de mayo de 1945.

LONGERICH, Peter, *Goebbels*, Random House, Nueva York, 2015.

LUKACS, John, *The Hitler of History*, Vintage Books, Nueva York, 2011.

MACHTAN, Lothar, *The Hidden Hitler*, Basic Books, Nueva York, 2002.

MARCHETTI, David, «The Death of Adolf Hitler. Forensic Aspects», *Journal of Forensic Sciences* 50 (5), 2005, pp. 1147-1153.

MASER, Werner, *Hitler: Legend, Myth & Reality*, Harper & Row, Nueva York, 1973.

—, *Hitler's Letters and Notes*, Harper & Row, Nueva York, 1974.

MASIS, Julie, «The Woman who Carried Hitler's Teeth on V-Day», *The Times of Israel*, 6 de septiembre de 2017.

MAYO, Jonathan y CRAIGIE, Emma, *Hitler's Last Day Minute by Minute*, Short Books, Londres, 2016.

MEISSNER, Hans-Otto, *Magda Goebbels: The First Lady of the Third Reich*, Dial Press, Nueva York, 1980.

MEND, Hans, *I Served With Hitler in the Trenches: In the Field, 1914-1918*, Frontline Books, Nueva York, 2022.

MESSENGER, Charles, *The Last Prussian: A Biography of Field Marshal Gerd von Rundstedt*, Pen and Sword Military, South Yorkshire, 2018.

MILTON, Giles, *When Hitler Took Cocaine and Lenin Lost His Brain: History's unknown chapters*, Picador Books, Nueva York, 2016.

MISCH, Rochus, *Hitler's Last Witness: The Memoirs of Hitler's Bodyguard*, Frontline Books, Nueva York, 2014.

MITCHAM, Samuel W., *Retreat to the Reich*, Stackpole Books, Mechanicsburg, Pensilvania, 2007.

MUSMANNO, Michael A., *Ten Days to Die: The Authoritative and Dramatic Story of Hitler's Mad Finale Told for the First Time in this Sensational Account Drawn from Direct Eyewitnesses*, Doubleday, Nueva York, 1950.

NEUMANN, Hans-Joachim y EBERLE, Henrik, *Was Hitler Ill? A Final Diagnosis*, Polity Press, Cambridge, 2013.

O'DONNELL, James, *The Bunker: The History of the Reich Chancellery Group*, Houghton Mifflin, Boston, 1978.

OHLER, Norman, *Blitzed: Drugs in the Nazi Germany*, Penguin, Londres, 2016.

OVERY, Richard, *Interrogations. The Nazi Elite in Allied Hands, 1945*, Penguin Books, Nueva York, 2002.

PADFIELD, Peter, *Himmler, Reichs Führer-SS*, MacMillan, Nueva York, 1990.

PATEL, Kiran Klaus, *Soldiers of Labor*, Cambridge University Press, Nueva York, 2005.

PAYNE, Robert, *The Life and Death of Adolph Hitler*, Praeger Book, Nueva York, 1973.

PEIS, Günter, «Uneven Romance», *Time Magazine*, 29 de junio de 1959.

PETROVA, Ada y WATSON, Peter, *The Death of Hitler: The Full Story With New Evidence from Secret Russian Archives*, W.W. Norton & Co. Inc., Nueva York, 1995.

PINE, Lisa, *Life and Times in Nazi Germany*, Bloomsbury Publishers, Londres, 2016.

PITT, Barrie, *Montgomery, and Alamein: The Crucible of War Book 3*, Sharpe Books, Londres, 2020.

PLANT, Richard, *The Pink Triangle*, Henry Holt, Nueva York, 1988.

POULSSON, E. *Manual de Farmacología*, Editorial Labor, Barcelona, 1931.

PRYCE-JONES, David, *Unity Mitford: An Enquiry into Her Life and the Frivolity of Evil*, Dial Press, Nueva York, 2003.

RATHKOLB, Oliver, *Baldur von Schirach: Nazi Leader and Head of the Hitler Youth*, Frontline Books, Nueva York, 2022.

RIBBENTROP, Rudolf von, *My Father Joachim von Ribbentrop*, Pen & Sword Military Books, South Yorkshire, Reino Unido, 2009.

RIEFENSTAHL, Leni, *Leni Riefenstahl: A Memoir*, Picador Books, Nueva York, 1995.

ROBERTS, Stephen Henry, «The riddle of Hitler», *Harper's Magazine,* febrero de 1938.

ROLAND, Paul, *Nazi Women of the Third Reich: Serving the Swastika*, Arcturus Publishing, Londres, 2014.

ROSEMAN, Mark y ZELLIEN, Werner, *The Wannsee Conference and the Final Solution: A Reconsideration*, The Folio Society, Londres, 2012.

ROSENBAUM, Ron, *Explaining Hitler: the Search for the Origins of his Evil*, HarperCollins, Nueva York, 1999.

ROUDINESCO, Elisabeth, *Freud, in his Time and Ours*, Harvard University Press, Cambridge, Massachusetts, 2016.

RZHEVSKAYA, Elena, *Memoirs of a Wartime Intepreter, From the Battle for Moscow to Hitler's Bunker*, Greenhill Books, Londres, 2018.

SAYER, Ian y BOTTING, Douglas, *Hitler and Women. The Love Life of Adolf Hitler*, Robinson, Londres, 2004.

SCHENCK, Ernst Günther, *Patient Hitler*, Weltbild Verlag, Augsburg, 1980.

—, *Dr. Morell. Hitlers Leibarzt und sein Pharmaimperium: Biographie*, Lindenbaum Verlag, Schnellbach, 2019.

SCHIRACH, Henriette von, *The Price of Glory*, Frederick Müller, Berlín, 1960.

SCHMIDT, Ulf, *Karl Brandt: The Nazi Doctor: Medicine and Power in the Third Reich*, Bloomsbury, Nueva York, 2007.

SCHRIJVERS, Peter, *Those Who Hold Bastogne: The True Story of the Soldiers and Civilians Who Fought in the Biggest Battle of the Bulge*, TJ International, Padstow, Cornwall, 2014.

SCHROEDER, Christa, *He Was My Chief: The Memoirs of Adolf Hitler's Secretary*, Frontline Books, Barnsley, South Yorkshire, 2009.

SIGMUND, Anna Maria, *Las mujeres de los nazis*, Plaza & Janés Editores, Barcelona, 2000.

SMELSER, Ronald, *Robert Ley: Hitler's Labour Leader*, Berg Publishers, Oxford, 1992.

SMITH, Jean Edward, *The Liberation of Paris: How Eisenhower, de Gaulle, and von Choltitz Saved the City of Light*, Simon & Schsuter, Nueva York, 2019.

SOMMERLAD, Joe, «Adolf Hitler: How the Nazi Leader Died 75 Years Ago and Why There was so Much Mystery about the Final Fate of His Body», *Independent*, 30 de abril de 2020.

SONNENBORN, Ulrich, «*Escherichia coli* Strain Nissle 1917, from Bench to Bedside and Back: History of a Special *Escherichia coli* Strain with Probiotic Properties», *FEMS Microbiology Letters* 363 (19), 2016, fnw212.

SPALDING, Frank, *Methamphetamine: The Danger of Crystal Meth*, Rosen Publishers, Nueva York, 2007.

SPEER, Albert, *Spandau: The Secret Diaries*, MacMillan Publishers, Nueva York, 1976.

—, *Inside the Third Reich: Memoirs*, Ishi Press, Nueva York, 2009.

STAHEL, David, *Operation Barbarossa and Germany's Defeat in the East*, Cambridge University Press, Cambridge, UK, 2009.

STEINKAMP, Peter, *Pervitin (Methamphetamine) Test, Use and Misuse in the German Wehrmacht*, Government Sponsored Medical Research, Franz Steiner Verlag, Stuttgart, 2006.

STREATFEILD, Dominic, *Cocaine: A unauthorized biography*, Picador Books, Nueva York, 2003.

THOMAS, Hugh W., *The Murder of Adolf Hitler: The Truth about the Bodies in the Berlin Bunker*, St Martin's Press, Nueva York, 1996.

TREVOR-ROPER, Hugh, *Last Days of Hitler*, Palgrave MacMillan, Londres, 2014.

ULRICH, Andreas, «The Nazi Death Machine: Hitler's Drugged Soldiers», *Der Spiegel*, 6 de mayo de 2005.

VERNON, W. H. D., «Hitler, the Man: Notes for a Case History», *The Journal of Abnormal and Social Psychology* 37 (3), 1942, pp. 295-308.

VILLATOUX, Paul y AIOLFI, Xavier, *The Final Archives of the Führerbunker: Berlin in 1945, the Chancellery and the Last Days of Hitler*, Casemate Publishers, Havertown, Pensilvania, 2020.

VINOGRADOV, V. K., POGONYI, J. F. y TEPTZOV, N. V., *Hitler's Death, Russia's Last Great Secret from the Files of the KGB*, Chaucer Press, Londres, 2005.

VV. AA. *The Holocaust Chronicle*, Publications International Limited, Morton Grove, Illinois, 2002.

VV. AA. *Gran crónica de la Segunda Guerra Mundial*, 3 Tomos, Selecciones Reader's Digest, Madrid, 1965.

VV. AA. *Who's Who in Nazi Germany*, Hart & Son Publishers, Londres, 1944.

WAITE, Robert G. L., *The Psychopathic God: Adolf Hitler*, DaCapo Press, Nueva York, 1993.

WARD PRICE, George, *I Know These Dictators*, George Harrap & Company, Londres, 1937.

WILSON, James, *Hitler's Alpine Retreat*, Pen & Sword Military Books, South Yorkshire, 2006.

ZWEIG, Stefan, *The Right to Heresy: Castellio Against Calvin*, Plunkett Lake Press, Lexington, Massachusetts, 2013.

ARCHIVOS

Agricultural Research Service (USDA), US Department of Agriculture, Washington DC.
Bundesarchiv, Coblenza, Alemania.
Central Intelligence Agency (CIA), Archivo Histórico, Langley, Virginia.
Counter Intelligence Corp. (CIC), Washington DC.
Deutsche Nationalbibliothek (DNB), Leipzig, Alemania.
Donovan Nuremberg Trials Collection, Cornell University Law Library, Ithaca, NY, 1943.
Federal Bureau Investigation (FBI), Archivo General, Washington DC.
Interrogation of Hitler Associates Collection: A Sub-Group of the Honorable Michael A. Musmanno Collection, Duquesne University, Pittsburgh, Pensilvania.
Jewish Virtual Library, Chevy Chase, Maryland.
Library of Congress, Washington DC.
National Archives and Records Administration (NARA), Maryland, MD.
Nazi War Crimes and Japanese Imperial Government Records Interagency Working Group (IWG).
National Archives and Records Administration (NARA), Washington DC.
Stadtarchiv München, Múnich, Alemania.
Strategic Services Unit, War Department, Mission for Germany, Washington DC.
Berchtesgaden Military Intelligence Records, 1945-1950, University of Pennsylvania: Kislak Center for Special Collections, Rare Books and Manuscripts, Filadelfia, PA.
US Naval Institute, Annapolis, MD.

DOCUMENTOS

Dr. Erwin Giesing - Sketches of the «Wolf's Lair», Report on Treatment of Hitler after bombing, and Hitler's ongoing medical care, Historical Archive, Original Typescript, 178 pp. Legal Folio, Wiesbaden, 12 de junio de 1945.
Dr. Theo Morell, Record of Private German Individuals, Captured German Records, Microfilm Publication T253, 62 Rolls, Rolls 34-45, 62, Alexandria, VA.
Final Report to the United States Congress, April 11, 2007, Nazi War Crimes & Japanese Imperial Government Records Interagency Working Group, Washington DC.